Methfessel · YOGA LEICHT GEMACHT

Körper, Seele, Geist vereinen

Elly Hoekstra / Doke van der Neer, Ismakogie-Lehrerinnen: **Der aktive Beckenboden.** Die Spannkraft erhalten, wiederherstellen und fördern – mit sanften Übungen zu mehr Lebensfreude im Alltag. ISBN 3-0350-5061-9

Evi Hohenester-Ströhm, Journalistin / Coach: **Das Buch der Geist-Seele-Körpersprache.** Vom Rhythmus des Denkens und Fühlens. ISBN 3-0350-0032-8

Gerhard Leibold, Heilpraktiker: **Ich bin, was ich denke.** Vom *Das bringt doch nichts* zum *Ich will es wissen:* Besser und gesünder leben. Neu. ISBN 3-0350-0036-0

Resi Meier, Kneipp-Therapeutin: **Praktische Kneipp-Anwendungen.** Waschungen, Bäder, Dämpfe, Güsse, Wickel, heiße Rolle, Auflagen, Heilkräuter, Kneippen mit Kindern ISBN 3-0305-5100-3

Thomas Methfessel, Tai-Chi-, Qigong- und Yoga-Lehrer: **Qigong für Anfänger.** Illustrierte Einführung in Theorie und Praxis der chinesischen Gesundheitsübungen. ISBN 3-0350-5060-0. – **Tai Chi für Anfänger.** Illustrierte Einführung in die chinesische Bewegungsmeditation. 10. Auflage. ISBN 3-0350-5028-7

Thorre Schlaméus, Physiotherapeut, Bogenschütze, Kung-Fu-Lehrer: **ZEN oder die Kunst, vom Rauchen zu lassen.** 2. Auflage. ISBN 3-0350-3019-7

Matthias Schramm, Heilpraktiker / Ayurveda-Lehrer: **Ayurveda.** Das Wissen vom langen Leben. 2. Auflage. ISBN 3-0350-5052-X

Dieter Stahl, Lebensberater: **Gesund und fit durch Reiki.** Entspannung, natürliche Heilung und Persönlichkeitsentwicklung. 4. Auflage. ISBN 3-0350-5030-9

Kellina Stewart, Pilates-Trainerin: **Pilates leicht gemacht.** Geschmeidiger Körper: flacher Bauch, schlanke schöne Beine, straffer Po. 3. Auflage. ISBN 3-0350-3001-4

Thomas Methfessel

YOGA LEICHT GEMACHT

Einfach zu neuer Lebensfreude,
Schönheit und Kraft

Basis- und Aufbauprogramm
für das Training zu Hause
und in der Gruppe

Fotos von Thomas Methfessel

Oesch Verlag

1. Auflage 2005

Umschlagbild: Thomas Methfessel
Illustration von Brigitte Braun-Dähler
Druck- und Bindung: Ebner & Spiegel, Ulm
Printed in Germany

ISBN 3-0350-0037-9

Gern senden wir Ihnen unser Verlagsverzeichnis:
Oesch Verlag, Jungholzstraße 28, 8050 Zürich
E-Mail: info@oeschverlag.ch
Telefax 0041/44 305 70 66 (CH: 044 305 70 66)

Unser Buchprogramm finden Sie im Internet unter:
www.oeschverlag.ch
www.joppverlag.chp

Inhaltsverzeichnis

Anhang

Je intensiver man lebt,
desto deutlicher sieht man,
dass die einfachen Dinge
die wahrhaft größten sind.

Mahatma Gandhi

Vorwort

Wenn Sie dieses Buch aufschlagen, haben Sie vermutlich schon von Yoga gehört und möchten nun mehr darüber wissen. Vielleicht haben Sie auch schon etwas genauere Vorstellungen davon oder bereits eigene Übungserfahrungen gemacht. – Was ist also Yoga? Ist es eine wohltuende Fitnessgymnastik zur Entspannung des Körpers, die unsere stressgeplagte westliche Welt gerade zur rechten Zeit erreicht hat? Oder ist es ein mysteriöses System von geistig-meditativen Praktiken, das die Menschen im Westen niemals ganz begreifen können? Yoga kann als Beides wahrgenommen werden, weist jedoch noch viele andere Aspekte auf.

Ich möchte Sie mitnehmen auf eine Entdeckungstour durch das Haus des Yoga und Ihnen in seinem Inneren möglichst viele Räume zeigen. Im 1. Kapitel geht es um die kulturhistorischen Hintergründe und den Weg des Yoga zu uns in den Westen. Das 2. Kapitel bietet eine Einführung in die Theorie des Yoga und seiner Vorstellung vom menschlichen Organismus als einem komplexen System subtiler Energien. Das 3. Kapitel beschäftigt sich mit den vielfältigen gesundheitlichen Wirkungen des Yoga. Im 4. Kapitel beginnt der praktische Teil des Buches mit allgemeinen Hinweisen zum Üben und einigen Basisübungen. Im 5. Kapitel finden Sie zahlreiche Übungsfolgen mit einer detaillierten Anleitung in Wort und Bild. Im 6. und 7. Kapitel erkläre ich ausgewählte Atemtechniken und Meditationen. Das 8. Kapitel enthält typische Übungserfahrungen meiner Kursteilnehmer/-innen, und das 9. Kapitel stellt Yoga in den größeren Zusammenhang unseres Lebens. Im Anhang finden Sie nützliche Hinweise auf Yoga-Verbände, Bücher und Musik. Die im Text kursiv gesetzten Begriffe werden im ausführlichen Glossar erläutert.

Meine Darstellungen sind nicht auf eine bestimmte Schule oder Tradition des Yoga festgelegt, sondern bieten eine umfassendere Einführung. Theorie- und Praxisteil sollen einen gut verständlichen Einstieg in die Welt des Yoga ermöglichen und zugleich das nötige Hintergrundwissen vermitteln. Ich selbst habe schon früh mit Autogenem Training und *Hatha-Yoga* begonnen, ehe ich vor über 20 Jahren mit dem *Kundalini-Yoga* nach Yogi Bhajan in Kontakt kam. Mit dieser Richtung des Yoga konnte ich zahlreiche wertvolle Erfahrungen machen, die ich seit vielen Jahren in meine Kurse einfließen lasse. Außerdem habe ich mich über zwei Jahre lang in Indien, dem Ursprungsland des Yoga, aufgehalten. Dort war ich weder als Yoga-Schüler noch als Tourist unterwegs, sondern überwiegend zu Studienzwecken im Rahmen von zwei geographischen Forschungsprojekten. Auf diese Weise bekam ich Zugang zu vielen Aspekten des normalen Alltagslebens in

Indien, zumal ich dort versuchte wie ein ganz normaler Einheimischer zu reisen und zu leben.

Viele Menschen kommen zu einem Yoga-Kurs mit der Erwartung, etwas Gutes für ihren Rücken zu tun oder eine sanfte Entspannungsmethode zu erlernen. Manche von ihnen geben schnell auf, wenn der Kurs nicht ihren Erwartungen entspricht, und meinen dann, Yoga sei nicht das Richtige für sie. Dabei waren es nur die Gruppe oder der Lehrer, die für sie persönlich nicht stimmig waren. Ich habe selbst mitunter schmerzhaft erfahren, dass schlecht angeleitetes und falsch ausgeführtes Yoga mehr Schaden als Nutzen bringen kann. Viele Yoga-Bücher und -Videos zeigen nahezu perfekt durchtrainierte Körper, die auch schwierige *Asanas* scheinbar mühelos durchführen können. Dies schreckt ganz normale Menschen, die sich mit all ihren körperlichen Unvollkommenheiten um einen Einstieg in den Yoga bemühen, eher ab, als dass es ihnen nützt.

Deshalb werden in diesem Buch schwierige und problematische Übungen weitgehend weggelassen, und es wird ein besonderes Augenmerk auf die physiologischen Wirkungen gelegt. Ich beschränke mich auf langjährig bewährte und relativ einfach auszuführende Übungen, die teilweise gegenüber der traditionellen Yoga-Lehre leicht abgewandelt worden sind. Andererseits liegt mir viel daran, auch auf die geistig-spirituelle Seite des Yoga einzugehen und unterstützende Methoden für innere Ruhe und Konzentration vorzustellen. So können Sie sich mit Hilfe dieses Buches einen umfassenden Eindruck verschaffen, ob Yoga für Sie als Übungsweg geeignet ist.

Um dieses Buch schreiben und veröffentlichen zu können, war ich auf die Unterstützung zahlreicher Personen angewiesen, denen ich von Herzen dafür danken möchte. Zuallererst danke ich Yogi Bhajan, Meister des Kundalini-Yoga, dem ich selbst fünfmal begegnet bin, für die vielen Schätze, die er uns hinterließ. Während der Arbeit an diesem Buch hat er im Alter von 75 Jahren seinen sterblichen Körper verlassen. Weiter danke ich Amar Singh, Satya Singh und meinen anderen Lehrern des Kundalini-Yoga. Ebenso hätte dieses Buch nicht fertiggestellt werden können ohne die ständige Unterstützung meiner Partnerin Beate Zulauf bei der Textdurchsicht und der Aufnahme der Fotos sowie ihre sachkundige Beratung als Physiotherapeutin, wofür ihr mein besonderer Dank gilt. Ein großes Danke geht auch an all meine Kursteilnehmerinnen und Kursteilnehmer seit 1985, durch die ich immer wieder Neues lernen konnte. Dem Oesch-Verlag danke ich für das Angebot, ein weiteres Buch von mir zu verlegen, und für die gute Kooperation. Ellen-Gabriele Busch sei für ihr kompetentes Lektorat gedankt. Schließlich geht mein Dank auch an meine Mutter, die mir so Vieles ermöglicht hat und die auch ohne Yoga und Qigong in diesem Jahr 100 Jahre alt wird.

1. Einführung

1.1. Die Grundidee des Yoga

Yoga heißt Vereinigung – Vereinigung von Körper, Verstand und Seele, vom Einzelwesen mit dem ganzen Kosmos, vom individuellen Bewusstsein mit dem unendlichen Bewusstsein, von Mensch und Gott. Yoga ist die altindische Wissenschaft von der Seele, von der Meditation über das Göttliche. Sie sieht die wahre Identität des Menschen als göttlich an. Unser wahres Selbst ist *Atman* und die

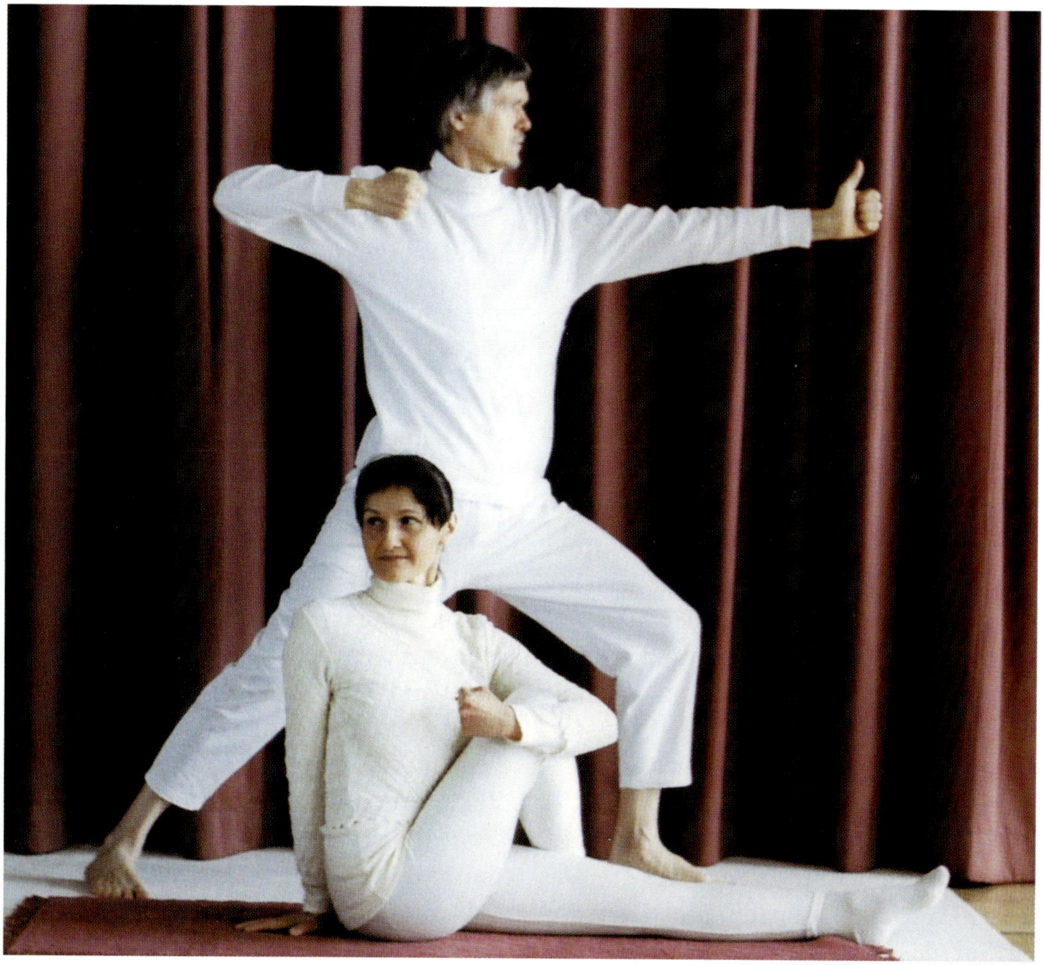

Yoga-Asanas – Thomas und Beate

göttliche Schöpferkraft ist *Brahman.* Beide waren nie voneinander getrennt. Wir haben es nur als Wesen in einem Körper aus Knochen, Fleisch und Blut vergessen. Darum brauchen wir einen Weg, eine Methode, dies wieder zu entdecken.

Der Yoga bietet ein umfassendes System aus Verhaltensregeln, Körperübungen, Atemregulierung und Meditation, das auf Jahrtausende altem Wissen basiert. Er hat sich entwickelt im Rahmen einer Kultur, die vom *Hinduismus,* später auch vom *Buddhismus* und *Jainismus* geprägt wurde. Dennoch ist er kein religiöses System im engeren Sinne, sondern lässt sich mit den Grundgedanken in allen Religionen und Weltanschauungen verbinden. Deswegen stößt Yoga auf ein großes Interesse überall in der Welt und vor allem im westlichen Kulturbereich.

Das Wort Yoga enthält den indogermanischen Wortstamm »Yuj« (lat. jungere = verbinden), der in »Konjunktion« (= Bindewort) vorkommt, und es ist verwandt mit unserem Wort »Joch«. Ein Joch verbindet zwei Ochsen oder Pferde miteinander zu einem Gespann. Der Bauer oder der Fuhrmann übernimmt damit die Kontrolle über ihre Kräfte. Genauso soll das Bewusstsein beim Yoga die Körper- und Verstandeskräfte einer gemeinsamen Disziplin unterordnen. Mit Willenskraft und regelmäßiger Übung lässt sich die Gesundheit erhalten und eine höhere Bewusstseinsstufe erreichen.

Yoga lernt man nicht aus Büchern, sondern aus der Erfahrung dessen, was geschieht, wenn wir ihn praktizieren – egal ob unser Interesse mehr dem körperlichen Training oder mehr der geistigen Disziplin gilt. Der Weg des Yoga ist undogmatisch, er steht allen Menschen offen, unabhängig von Alter, Geschlecht, Religion, Bildung und sozialem Status. Es gibt auch kaum eine Einschränkung aus gesundheitlichen Gründen. Da gilt es lediglich auf das richtige Maß zu achten und die geeigneten Übungen auszuwählen. Yoga hilft vor allem dabei, uns von der Illusion der Begrenztheit und von allen Gedanken der Schwäche, des Mangels und der Selbstverurteilung zu befreien. Er bringt uns zurück in den natürlichen Lebensfluss, falls wir diesen verlassen haben. Wir lernen wieder innezuhalten und freudige Momente der Besinnung auf uns selbst zu erschaffen. Wir können durch Yoga zurückfinden zu mehr Beweglichkeit, Lebenskraft, innerer Ruhe und Kreativität.

1.2. Ursprung und Geschichte des Yoga

Den alten Mythen zufolge soll Yoga schon viele tausend Jahre alt sein und wurde mündlich von Meister zu Schüler weitergegeben. Vermutlich handelte es sich dabei um magisch-schamanische Praktiken. Die ersten historischen Nachweise stammen aus der vedischen Epoche zwischen 1500 und 500 v. u. Z., die mit der Einwanderung arischer Völker aus Zentralasien begann. Als größte Kulturleistung dieser Zeit werden die in *Sanskrit* abgefassten *Veden,* die heiligen Schriften des Hinduismus, angesehen. Der *Rigveda* bildet den ältesten Teil und entstand etwa ab 1200 v. u. Z. Er wurde von den *Brahmanen*-Priestern gesungen und ist wie die späteren vedischen Texte in Form von Versen abgefasst. Auch sie wurden meist mündlich überliefert, weil dem Klang eine besondere Bedeutung gegeben wurde.

Die *Rishis*, die anonymen Verfasser der *Veden*, haben darin das gesamte Wissen ihrer Zeit zusammengefasst, das sie durch tiefe Meditation und einen intuitiven Zugang zur Funktionsweise des Kosmos erhielten. Yoga kommt als eines von sechs philosophischen Systemen vor, neben anderen wie Gesundheit, Astrologie und Naturwissenschaften. In den *Upanishaden*, oft als letzter Teil der *Veden* bezeichnet, wurde die Lehre des Yoga etwa ab 600 v. u. Z. erstmalig systematisiert. Darin werden unter anderem die Philosophie von *Brahman* und *Atman* (vgl. Kap. 1.1), von *Karma* und *Samsara*, von den fünf *Koshas* (vgl. Kap. 2.2) sowie zahlreiche Methoden der Meditation als Mittel zur Befreiung der Seele erläutert.

Die Lehre von Ursache und Wirkung (*Karma*) und vom Kreislauf der Wiedergeburten (*Samsara*) floss in die um 500 v. u. Z. neu entstandenen Religionen des *Buddhismus* und *Jainismus* ein. Ausgehend von den Erfahrungen asketisch lebender Waldeinsiedler ging es dabei um die Emanzipation des Menschen von den Opferritualen der *Brahmanen*-Priester. Als Ausweg aus dem Leiden, das durch aktives Handeln in der Welt entsteht, wurde der Rückzug aus dieser in Meditation oder Askese empfohlen. Yoga war jedoch niemals an eine bestimmte Religion gebunden und konnte sich deshalb unabhängig von allen Wechseln politisch-religiöser Dynastien in ganz Indien ausbreiten, von Kaschmir bis nach Assam, vom Himalaya bis nach Südindien und sogar bis nach Tibet hinein.

Als wichtigste Schrift des Hinduismus wird im allgemeinen die *Bhagavad Gita* angesehen, die vermutlich um 300 v. u. Z. niedergeschrieben wurde. Darin wird der Heer- und Stammesführer Arjuna von der göttlichen Inkarnation Krishna in verschiedenen Disziplinen unterwiesen, die zum *Karma-Yoga*, *Bhakti-Yoga* und *Jnana-Yoga* gehören (vgl. Kap. 1.5). In diesem Teil des umfangreichen Götterepos *Mahabharata* geht es vor allem um den Gedanken des selbstlosen Handelns als Mensch und die selbstlose Liebe. Etwa um 200 v. u. Z. entstanden die *Yoga-Sutras*, die dem großen Gelehrten **Patanjali** zugeschrieben werden. Sie umfassen 195 Merk- und Lehrsprüche und beschreiben erstmalig detailliert die Methoden des Yoga und der Meditation (vgl. Sacharow 1954 und Trökes 2004). Patanjali befasste sich mit akademischer Genauigkeit mit den Prozessen im Inneren des Menschen und gilt deswegen als Ur-Vater der Wissenschaft des Yoga. Auf seinen achtgliedrigen Yoga-Pfad, später auch als *Raja-Yoga* bezeichnet, wird in Kapitel 2.1 näher eingegangen.

In den folgenden Jahrhunderten wurden zahllose Kommentare zu den *Yoga-Sutras* geschrieben. Darin wurde der Körper nur als stoffliche Hülle des Geistes angesehen, die es zu überwinden galt. Erst mit dem Aufkommen der *tantrischen* Philosophie ab 500 u. Z. wurde der Körper wiederentdeckt und zum »Tempel Gottes« erklärt. Damit begann eine ganz neue Entwicklungsphase des Yoga, die zur Begründung des *Hatha-Yoga* etwa um 1000

u. Z. führte. Als seine bekannteste Schrift gilt die rund 600 Jahre alte *Hatha-Yoga-Pradipika* (»kleine Leuchte des Hatha-Yoga«). Sie enthält genaue Anweisungen über *Asanas, Pranayamas, Mudras* und Meditationen. Der körperliche *Hatha-Yoga* wird darin als eine Leiter zum geistigen *Raja-Yoga* beschrieben.

Seine Vorgeschichte führt zu einem berühmten Yogi namens **Gorakhnath**. Er lebte vor etwa 1000 Jahren und wird noch heute von vielen Indern verehrt. Zahlreiche Legenden ranken sich um ihn und seinen Meister Matsyendranath. Für seine Anhänger ist er ein *Avatar*, eine direkte Inkarnation des Gottes *Shiva*. Er gilt als einer der Begründer des *Hatha-Yoga* und verfasste mehrere Grundlagentexte dazu. Gemäß den tantrischen Lehren betonte er die Polarität des männlichen und weiblichen Aspekts des Göttlichen (*Shiva* und *Shakti*), deren Zusammenspiel für die Erweckung der *Kundalini* notwendig ist (siehe Kap. 2.5). Goraknath wird auch von den tibetischen Buddhisten als großer Heiliger verehrt. In ihre Übungspraktiken sind viele Elemente aus dem *Hatha-Yoga* und dem *Kundalini-Yoga* integriert.

Vor 500 Jahren lebte Guru Nanak während der längeren Epoche islamischer Vorherrschaft über weite Teile von Indien. Er lehrte Lebensweisheiten, Meditation und Yoga, die sich an alle Menschen wandten, egal welcher Kaste oder Religion sie angehörten, und trat für die Versöhnung von Hindus und Muslims ein. **Guru Nanak** gilt zugleich als Begründer der *Sikh*-Gemeinschaft, die für die Abschaffung des Kastensystems und die Gleichstellung der Frauen eintrat. Deshalb wurden die Sikhs von orthodoxen Hindus und Muslims gleichermaßen angegriffen. Ihre Yoga-Tradition hat in der Neuzeit durch Yogi Bhajan (siehe Kap. 1.3) eine Renaissance erfahren.

Jahrtausende lang wurde das alte Wissen des Yoga über die Funktionen von Körper und Geist mündlich weitergegeben. Nur wenige Eingeweihte verstanden sämtliche Zusammenhänge. So bildeten sich mit der Zeit verschiedene Zweige des Yoga, die voneinander getrennt existierten. In den überlieferten Schriften sind die Yoga-Techniken oft nur in Form von Analogien beschrieben. Ohne eine lange Praxis unter einem eingeweihten Meister konnten die Schüler vieles missverstehen. Deshalb bildeten sich Gemeinschaften, die sich zum Teil auf die Praxis einzelner Elemente des Yoga spezialisierten. Bis auf den heutigen Tag gibt es in Indien auch zahlreiche Yogis, Weise und Asketen, die zurückgezogen in den Bergen oder im Wald leben und nur wenig Kontakt zur Außenwelt haben. Einige von ihnen haben eine hohe Entwicklungsstufe erreicht und können zahlreiche Wunder vollbringen, wie sie z. B. in Yoganandas bekanntem Buch »Autobiographie eines Yogi« beschrieben werden.

1.3. Der Weg des Yoga in den Westen

Bis zum Ende des 19. Jahrhunderts war die Ausbreitung des Yoga noch auf sein Heimatland Indien begrenzt. Lediglich einige asiatische Länder wurden kulturell davon berührt. Dann bekamen mehrere indische *Yogis* von ihren Meistern den

Auftrag, den Yoga auch in Europa und Amerika bekannt zu machen. Sie stießen dort auf ein reges Interesse, das dazu führte, dass sich schon in der ersten Hälfte des 20. Jahrhunderts einige Sucher aus Europa und Amerika auf den Weg nach Indien machten, um dort mehr zu erfahren. Seither haben zahlreiche Meister das vorher streng gehütete Wissen einer größeren Gemeinschaft von interessierten Menschen weit über das Ursprungsland des Yoga hinaus zugängig gemacht. Offensichtlich stimmen sie darin überein, dass wir heute in einer Epoche leben, wo die Menschheit einen qualitativen Sprung in der Entwicklung ihres Bewusstseins machen muss, um zu überleben.

Swami Vivekananda (1863–1902), Schüler des berühmten Heiligen Sri Ramakrishna, war der erste Kulturträger Indiens, der dessen alte Weisheiten in den Westen brachte. Dort noch völlig unbekannt, reiste er 1893 zum »Parlament der Weltreligionen« nach Chicago und hielt ein Plädoyer für die Einheit und Toleranz aller Religionen. Bald war er in Amerika so beliebt, dass man versuchte ihn zu vermarkten, doch er blieb stets seinen yogischen Idealen treu. In den folgenden Jahren bereiste er auch England, Deutschland, Holland, Italien und Frankreich, um dort Vorträge über die verschiedenen Zweige des Yoga zu halten. Sowohl in Indien als auch in Amerika gründete er eine Reihe von Zentren zum Studium der *Vedanta*-Schriften und zur Praxis der angewandten Nächstenliebe, unter anderen die »Ramakrishna-Mission«. Im Alter von nur 39 Jahren verließ dieser Pionier des Yoga im Westen seinen sterblichen Körper.

Paramahansa Yogananda (1893–1952), war der erste indische Yogi, der für längere Zeit, nämlich über 30 Jahre lang, im Westen gelebt und unterrichtet hat. Er steht in einer Linie von berühmten Meistern des *Kriya-Yoga*, die mit dem *Avatar* Babaji begann, und wurde schon in früher Jugend in dessen tiefere Geheimnisse eingeführt. 1920 ging er nach Amerika, um die Menschen dort zu lehren, wie sie durch tägliche Praxis direkt mit dem Göttlichen in sich in Verbindung treten können. Er gründete in Kalifornien die »Self-Realization Fellowship«, die seit über 80 Jahren weltweit ihre Unterrichtsbriefe verbreitet. In Yoganandas Lehre geht es ähnlich wie bei Vivekananda um den Gedanken der Einheit aller Religionen und Menschen in der göttlichen Liebe. Die letzte Demonstration seiner Fähigkeiten hinterließ er den Menschen im Westen mit seinem physischen Tod. Denn entgegen allem medizinischen Wissen blieb sein Körper noch monatelang ohne eine Spur der Verwesung erhalten.

Sri Aurobindo (1872–1950) begründete gemeinsam mit der Französin Mira Alfassa (1878–1973) den »Integralen Yoga«, der eine Art von Essenz aus allen klassischen Yoga-Wegen darstellt. Darin geht es nicht vorrangig um die Befreiung von persönlichem Leiden, sondern um eine spirituelle Transformation als Schritt zur Evolution der ganzen Menschheit. Beide haben die vollständige Hingabe an die göttliche Mutter gelehrt, mit dem Ziel, zum Bewusstsein der Einheit zu gelangen, zum »supramentalen Licht«, wie sie es nannten. Mensch und Natur sollen in Harmonie miteinander leben, und es soll Einheit in der Vielfalt geben. In der Nähe ihres *Ashrams* im südindischen Pondicherry wurde 1968 die ökologisch-spirituelle Modellstadt »Auroville« gegründet. Dort lebt heute eine internationale Gemeinschaft aus 35 Nationen, darunter eine mir persönlich bekannte weit über 70-jährige Yoga-Lehrerin aus Deutschland.

Ramana Maharshi (1879–1950) gilt als einer der bedeutendsten Yogis der modernen Zeit. Schon mit 10 Jahren hatte er ein Erleuchtungserlebnis und mit 17 Jahren ließ er sich am heiligen Berg Arunachala in Südindien nieder, den er zeitlebens nicht mehr verließ. Bald sammelte sich eine Schar von Anhängern um ihn, die ihn als *Bhagawan* (= Gott, Herr) anredeten. Er selbst, der nie einen Meister hatte, blieb aber sehr bescheiden und wollte nicht als *Guru* bezeichnet werden. In den von ihm überlieferten Gesprächen mit Besuchern ging es immer um die zentrale Frage: »Wer bin ich – was bin ich nicht?« Zu seiner Lebenszeit kamen noch nicht so viele Menschen aus dem Westen zu seinem *Ashram*. Durch seine Schüler und deren Schüler übt er aber bis heute einen großen Einfluss auf den westlichen Yoga aus, vor allem auf die mehr geistige Richtung des *Jnana-Yoga*.

Sri Krishnamacharya (1888–1989) lernte als junger Mann 7 Jahre lang bei einem Lehrer in Tibet und studierte später den *Ayurveda*. 1924 eröffnete er seine erste Yoga-Schule in Mysore, die bald so berühmt wurde, dass schon in den 1930er Jahren Schüler aus Europa und Amerika kamen. Auch B. K. S. Iyengar und Pattabhi Jois, die später eigene Schulen begründeten, zählten zu seinen Schülern. Heute ist diese Richtung als *Vini-Yoga* bekannt.

Swami Sivananda (1887–1963) hatte schon von klein auf das Bedürfnis, der ganzen Menschheit zu dienen. Darum wurde er zunächst Arzt und arbeitete als solcher viele Jahre lang in verschiedenen Entwicklungsländern. Von der Heilung des Körpers kam er zur Heilung der Seele. 1932 gründete er seinen *Ashram* im nordindischen Rishikesh und 1936 die »Divine Life Society«. Er soll 300 Bücher und Broschüren geschrieben haben, in denen er die Yoga-Praxis erläuterte.

B. K. S. Iyengar (*1922) ist einer der bekanntesten lebenden Meister des *Hatha-Yoga*. Er begründete eine Yoga-Schule in Pune und war unter anderem der Lehrer des berühmten Musikers Yehudi Menuhin. Seine Werke »Licht auf Yoga« und »Licht auf Pranayama« gehören heute zu den Yoga-Klassikern. Darin wird vor allem den körperlichen Aspekten des Übens große Aufmerksamkeit gewidmet. Viele Yoga-Schulen im Westen beziehen sich auf die Lehren von Sivananda und Iyengar.

Yogi Bhajan (1929–2004) stammte aus einer wohlhabenden Familie im Punjab, die zur religiösen Gemeinschaft der *Sikhs* gehört. Schon mit 16 Jahren wurde er von seinem Lehrer zum Meister des *Kundalini-Yoga* erklärt. Parallel zu seiner weiteren spirituellen Ausbildung absolvierte er ein Wirtschaftsstudium. 1968 wurde er nach Kanada eingeladen, um an der dortigen Universität Yoga zu unterrichten. 1969 führte sein Weg in die USA, erst nach Los Angeles und später nach New Mexico. Seit 1971 war Yogi Bhajan zugleich der oberste Repräsentant der *Sikh*-Gemeinschaft im Westen. Sein erklärtes Ziel war es, viele kompetente Lehrer auszubilden, anstatt viele Anhänger um sich zu scharen. Er verband das traditionelle Yoga-Wissen mit der westlichen Psychologie und gab dem Yoga eine zeitgemäße Form, die eine weite Verbreitung fand. Heute gibt es mehrere tausend ausgebildete Lehrer und Lehrerinnen für *Kundalini-Yoga,* die der von ihm gegründeten 3H-Organisation (»happy, holy, healthy«) angehören.

Ich möchte hier noch ein paar weitere Persönlichkeiten aus Indien benennen, die dazu beigetragen haben, das alte Wissen über Yoga und Meditation in den westlichen Ländern bekannt zu machen. Von den 1960er Jahren ab zogen sie Abertausende von jungen Menschen, die mit der westlichen Lebenskultur unzufrieden waren, in ihren Bann. Viele davon pilgerten nach Indien, dem Traumland geheimnisvoller Mystik, und lebten dort vorübergehend in traditionellen oder neu gegründeten *Ashrams*. Auch wenn ihre neuen *Gurus* nicht immer Yoga-Lehrer im engeren Sinne waren, so unterrichteten sie doch verschiedene Aspekte davon, die den traditionellen Wegen des *Karma-Yoga*, *Bhakti-Yoga*, *Jnana-Yoga* oder *Raja-Yoga* entsprachen (siehe Kap. 1.5).

- **Jiddu Krishnamurti** (1895–1986) wurde in jungen Jahren von der internationalen *Theosophischen Gesellschaft* als neuer »Weltenlehrer« angesehen. 1929 wandte er sich jedoch von dieser ab und erklärte, dass jeder Mensch allein seinen Weg zur Wahrheit finden müsse. Bis ins hohe Alter hielt er Vorträge in fast allen Teilen der Welt, in denen er seine grundlegende Kritik an allen philosophischen und religiösen Strömungen artikulierte.
- **Maharishi Mahesh Yogi** (*1917) wurde weltweit bekannt, als die Beatles ihn 1967 in seinem Ashram in Rishikesh aufsuchten, um dort Inspiration für ihre Musik zu finden. Er brachte die Methode der »Transzendentalen Meditation« in den Westen und setzte sich für die Wiederbelebung des alten Wissens vom *Ayurveda* ein (vgl. Kap. 2.7).
- **Satya Sai Baba** (*1926) begründete einen großen Ashram in Puttaparthi, nicht weit von Bangalore, in dem seit Jahrzehnten täglich Tausende von Menschen seinen heilsamen Gebeten und Gesängen lauschen und Heilung von Krankheiten erfahren. Seine Fähigkeit, Gegenstände aus dem Äther zu materialisieren, hat ihn über seine Anhänger hinaus bekannt gemacht.
- **Bhagwan Shree Rajneesh** (1931–1990), später bekannt als Osho, wird noch heute von vielen Menschen als »Einstein des Bewusstseins« angesehen. Nach seiner Zeit als Universitätsprofessor sprach er fast 30 Jahre lang täglich zu seinen Anhängern über Philosophie, Meditation und Lebensweisheit. Sein Ashram befindet sich noch

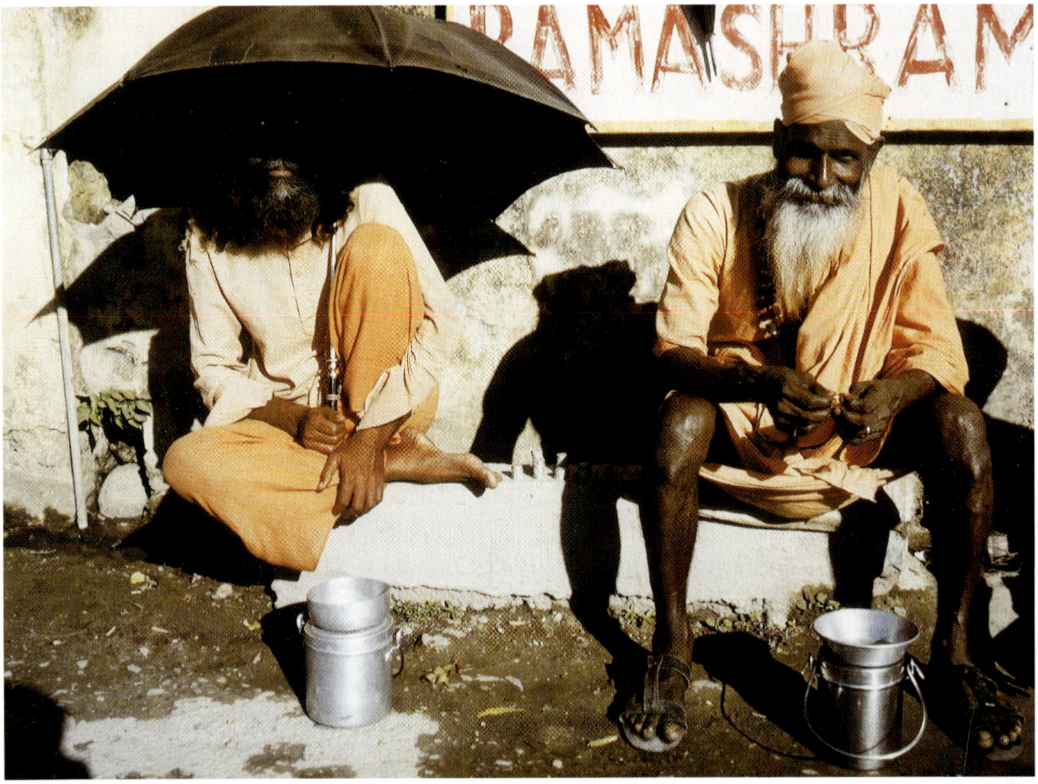

Sadhus in Rishikesh

immer in Pune, wohin er nach einigen Jahren Aufenthalts in den USA zum Ende seiner Lebenszeit zurückkehrte.

- **Sant Rajinder Singh** (*1946) reist heute als Hauptrepräsentant des *Surat-Shabd-Yoga* um die Welt, um die Menschen in eine einfache Form der Meditation auf das Dritte Auge einzuweihen. Durch diese kommen sie mit Licht und Klang in Kontakt und können höhere Bewusstseinsebenen erreichen. Die Botschaft des Friedens ist ein zentrales Element, das von den rund 1000 Zentren seiner Richtung verbreitet wird.
- **Mata Amritanandamayi** (*1953), genannt Amma, eine einfache Frau aus einem Fischerdorf in Kerala, erfuhr schon in früher Jugend Erleuchtung. Wenn sie nicht in ihrem dortigen Ashram weilt, reist sie ebenfalls um die Welt, um den Menschen überall ihren Segen durch eine einfache Umarmung zu geben und gemeinsam mit ihnen für die Liebe Gottes zu singen. In Indien rief sie zahlreiche wohltätige Organisationen ins Leben.

In Amerika und Europa wurden viele Institutionen und Zentren gegründet, um die Lehren ihrer jeweiligen Meister aus Indien zu verbreiten. Es fällt auf, dass anders als im Ursprungsland häufig Frauen diese Aufgabe übernahmen und zu Leiterinnen von Yoga-Verbänden oder einzelnen Yoga-Schulen wurden. Diese Tendenz zeigt sich auch in der Yoga-Literatur, die in deutscher Sprache veröffentlicht wurde. Während der Yoga in Indien als ein mehr traditionell geistig-spiritueller Weg vor allem von Männern praktiziert wird, ist er als ein stärker körperorientiertes Übungssystem im Westen bei Frauen besonders beliebt.

1.4. Yoga im heutigen Deutschland

Schon im 19. Jahrhundert gab es in Deutschland Menschen, die sich mit Yoga beschäftigt haben. Sie strebten vor allem nach einer spirituellen Entwicklung. In den 1920er Jahren entdeckten einige Psychologen und Mediziner den Yoga als ein gesundheitsförderliches System von Körperübungen, Atemtechniken und Entspannungsmethoden. Der bekannteste von ihnen war der Nervenarzt Johannes Heinrich Schultz (1884–1970), der vom Yoga inspiriert ab 1932 sein System des »Autogenen Trainings« vorstellte, das bis heute von vielen öffentlichen Bildungsträgern angeboten wird. Ein Pionier des körperorientierten *Hatha-Yoga* in Deutschland war der gebürtige Ukrainer Boris Sacharow (1899–1959), der 1921 die erste deutsche Yoga-Schule in Berlin begründete. 1947 erhielt er von Swami Sivananda (s. o.) als einer der ersten Westler den Titel eines Yoga-Meisters (*Yogiraj*). Sein Buch »Das große Geheimnis« gilt als Klassiker der Yoga-Literatur.

Während sich nach dem zweiten Weltkrieg zunächst nur wenige Menschen für Yoga interessierten, brach ab Mitte der 1960er Jahre ein regelrechter Yoga-Boom aus, der bis heute anhält. Dieser Yoga wurde als eine Kombination von moderner Gymnastik, Fitness und Entspannung im Westen ganz neu interpretiert. Die Fernsehserien mit der Amerikanerin Karen Zebroff (ab 1973) und ihre Bestseller brachten Yoga vielen Menschen auf eine zeitgerechte Weise und bequem ins Haus. Die Volkshochschulen nahmen diesen Trend auf, in allen größeren Städten schossen Yoga-Zentren aus dem Boden, und die schon bestehenden Yoga-Verbände kamen kaum nach mit der Ausbildung von neuen Yoga-Lehrenden.

Nach Anna Trökes (2003) sollen etwa 5 % der deutschen Bevölkerung schon in Kontakt mit Yoga gekommen sein, davon sind 75–80 % Frauen. Die Zahl der hierzulande ausgebildeten Yoga-Lehrer und -Lehrerinnen beträgt 12 000–15 000, und es kommen sicher noch einige tausend in Österreich und der Schweiz hinzu. Die Hauptaltersgruppe der Yoga-Praktizierenden liegt nach Trökes zwischen 25 und 45 Jahren, nach meiner eigenen Erfahrung eher zwischen 35 und 55 Jahren. Die Zahl von privaten Yoga-Zentren geht in die Hunderte, die Kursangebote von Volkshochschulen, Universitäten, Sportvereinen, Fitness-Studios und anderen Institutionen sind kaum noch zu zählen. So hat sich auch ein florierender Markt für Yoga-Versandhäuser entwickelt, die von der Yoga-Matte aus Naturstoffen bis zum Räucherstäbchen, von der modischen Yoga-Kleidung bis zur passenden Musik-Begleitung alles anbieten, was das Wellness-Gefühl verbessert.

Der 1967 gegründete »Bund deutscher Yoga-Lehrer« (BDY) war die erste berufsständische Organisation ihrer Art, die Ausbildungsstandards für ihre Lehrer festlegte. Es folgten andere Lehrer-Verbände wie der »Bund der Yoga-Vidya-Lehrer«, die »Deutsche Yoga-Gesellschaft«, der Verband der »Iyengar-Yoga-LehrerInnen«, der »3HO-Kundalini-Yoga-Lehrerverein« und andere. In unseren Nachbarländern entstanden der »Berufsverband Österreichischer Yoga-Lehrer« (BÖY) und die »Schweizer Yoga-Gesellschaft« (SYG). Die meisten privaten Yoga-Schulen sind einem dieser Verbände angegliedert, manche sind auch unabhängig davon geblieben. Viele Verbände sind wiederum in der »Europäischen Yoga-Union« (EYU) zusammengeschlossen. Im Anhang 1 finden Sie eine Liste nützlicher Adressen für den deutschsprachigen Raum.

Genau definierte Ausbildungsrichtlinien für Yoga-Lehrende sind eine neue Entwicklung im Westen und helfen Interessenten, qualitative Unterschiede zu erkennen. Eine gute Ausbildung sollte über 2–3 Jahre gehen, Theorie und Praxis miteinander verbinden, Lehrproben einschließen und spätere Fortbildungen ermöglichen. Der BDY schreibt eine Mindestausbildungszeit von 560 Unterrichtsstunden vor – weit mehr als die gesetzlichen Krankenkassen heute verlangen, um einen Yoga-Kurs als Präventivmaßnahme für die Gesundheit zu bezuschussen. Unabhängig von alledem sollte Yoga für alle Lehrenden und Praktizierenden ein Weg des lebenslangen Lernens und der inneren Weiterentwicklung sein.

Nun folgt eine kleine Geschichte zum Schmunzeln: Im August 2004 fand ich in unserer Tageszeitung einen Artikel mit der Überschrift: »Doga ist Yoga für Hunde – ein Trend geht um in Europa: innere Ruhe für großstadtgeplagte Tiere«. Ein Foto zeigt junge Hundehalterinnen bei Yoga-Übungen mit ihrem Hundeliebling auf dem Arm. Schon nach ein paar Minuten scheinen auch die widerspenstigsten Teilnehmer ausgeglichener zu sein, berichtet der Artikel. Leider kostet eine Stunde Kursteilnahme 68 Euro und wird vorerst nur in London angeboten. Vielleicht finden sich ja bald preisgünstigere Nachahmer in Berlin, Hamburg oder München. Übrigens – dass Hunde, Katzen und andere Tiere sehr positiv auf Menschen reagieren, die gerade Yoga, Qigong oder Meditation praktizieren, wurde mir schon des öfteren von Kursteilnehmern berichtet. Sie haben ja auch den Vorteil, dass sie nicht erst ihren Verstand abschalten müssen, um etwas zu spüren.

1.5. Die verschiedenen Zweige des Yoga

Wer sich für Yoga interessiert und versucht, einen passenden Kurs zu finden, könnte durch die vielfältigen Arten, die angeboten werden, leicht irritiert sein. Da gibt es *Hatha-Yoga*, *Kundalini-Yoga*, *Kriya-Yoga*, *Power-Yoga*, *Luna-Yoga*, *Tri-Yoga* – um nur einige zu nennen. Welcher Yoga ist geeignet für den Einstieg und was verbirgt sich hinter diesen und anderen Richtungen des Yoga? Um dem Ziel des Yoga – der Vereinigung von Körper und Seele, von Mensch und Gott – näher zu kommen, gibt es verschiedene Möglichkeiten. Die traditionellen Yoga-Wege heißen: *Karma-Yoga, Bhakti-Yoga, Jnana-Yoga, Raja-Yoga* und *Hatha-Yoga.* Sie ermöglichen von verschiedenen Seiten her den Zugang zum Haus des Yoga und sind nicht strikt voneinander zu trennen. Daher kann man sie ergänzend zueinander praktizieren.

Karma-Yoga ist der Weg der Tat, der selbstlosen Handlung und der Arbeit. *Karma* bezeichnet die Konsequenz vergangener Taten, Worte und Gedanken. Es hat etwas zu tun mit dem Verhältnis von Ursache und Wirkung, von Aktion und Reaktion. Was wir heute erleben, ist demnach kein Zufall, sondern hängt mit der Vergangenheit zusammen. Unsere Zukunft wiederum hängt davon ab, wie wir uns heute verhalten. Es gibt kein unabwendbares Schicksal, sondern wir haben es selber in der Hand. »Der Mensch erntet, was er gesät hat«, heißt es schon in der Bibel. Wenn wir uns Zufriedenheit, Glück und Liebe wünschen, dann sollten wir gute Taten vollbringen, freundliche Worte sprechen und harmonische Gedanken und Gefühle hegen. Konkret praktiziert heißt das dann zum Beispiel in einem Yoga-Camp, dass alle etwas zum Gelingen beizutragen haben – egal ob es sich um das Kochen oder das Geschirrspülen handelt, um die Finanzen oder die Reinigung der Toiletten. Es gibt dabei kein besser oder schlechter, und jede Aufgabe kann mit guten Gedanken verrichtet werden. Sie wird zur Meditation in der Aktion.

Bhakti-Yoga ist der Weg der Liebe, der Hingabe und der Gefühle. Er hat etwas zu tun mit der inneren Haltung und der Verschmelzung mit dem Objekt der liebevollen Gefühle. Viele Menschen verschreiben sich heute dem persönlichen Erfolg, der materiellen Bereicherung und dem Streben nach Macht – im Großen wie im Kleinen. Durch diese Art von Yoga lernt der Mensch, seine Motive zu überprüfen und sich auf Werte und Gefühle auszurichten, die wirklich wichtig sind im Leben. Dies kann sich dann als selbstloses Handeln ausdrücken, wie die echte christliche Nächstenliebe, im Einsatz für Arme, Kranke, Entrechtete, für Tiere oder die Natur im allgemeinen. Es kann sich auch zeigen als ekstatisches Singen, Tanzen oder Trommeln, das zu einem Zustand der Glückseligkeit führt. Eine Methode ist es, sich längere Zeit im Kreis zu drehen wie die tanzenden Derwische aus dem islamischen *Sufi*-Orden. Rituale mit vielen Lichtern, Gongs, Zimbeln, Räucherwerk usw. helfen dabei, das Göttliche in uns selbst zu empfinden. Auch die Liebe zu einem lebenden oder verstorbenen Meister gehört zu diesem Yoga.

Jnana-Yoga ist der Weg des Intellekts, der Intuition und der Erkenntnis. Hier geht es um die uralte Frage der Menschheit: »Wer bin ich? – Wer bin ich in meiner wirklichen Essenz?« Die Antwort darauf wird oft in der verneinten Form gegeben: Ich bin nicht mein Körper, ich bin nicht meine Gefühle, nicht meine Gedanken, nicht meine Wahrnehmung, nicht dies und nicht das. Es ist wie ein lebenslanges *Koan*, über das der Mensch nachzudenken hat. Ein bekanntes *Mantra* lautet: »Gott und ich – ich und Gott – sind eins.« Es bringt den Schlüssel von jedem Yoga auf den Punkt – die Vereinigung der Einzelseele mit ihrer universellen Natur. Die christliche Praxis der Kontemplation ähnelt dieser Art des Yoga, die das höchste Wissen, die Wahrheit hinter der Welt der Erscheinungen zu erfahren sucht.

Raja-Yoga ist der »königliche Pfad«, ein Weg der Geistesschulung und Meditation. Seit Vivekananda wird damit der von Patanjali beschriebene achtstufige Pfad zur Erleuchtung bezeichnet (siehe Kap. 2.1). Ähnlich wie im Buddhismus geht es um die Befreiung des Geistes von Leiden und Angst. Dafür gilt es, anderen Wesen kein Leiden zuzufügen und dem Wohl der größeren Gemeinschaft zu dienen. Als Meister seines Lebens herrscht der Mensch wie ein *Raja* (= König) über seine Gedanken, Gefühle, Worte und Taten. Uneigennützigkeit, Willenskraft, Toleranz und Freiheit von allen Dogmen und Ideologien sind erstrebenswerte Qualitäten auf diesem Weg.

Hatha-Yoga ist der Weg der Kraft, der Disziplin und ist hierzulande am weitesten verbreitet. Er konzentriert sich vor allem auf die Körper- und Atemübungen (*Asanas* und *Pranayamas*) aus dem achtstufigen Pfad. Die einzelnen Körperpositionen werden langsam oder sogar statisch ausgeführt. Sie sollen zu einem bewussten und achtsamen Umgang mit sich selbst führen, vor allem durch das Hineinspüren in langsame Dehnungen. Ziel ist nicht nur eine tiefe Entspannung, sondern auch die Vorbereitung zur Meditation und die Aktivierung aller Energiezentren. Die Silben *Ha* und *Tha* bezeichnen Sonne und Mond und damit die Polaritäten, die alles im Menschen und in der Welt in Bewegung halten, genauso wie das chinesische *Yin* und *Yang* (vgl. Kap. 2.6).

Kundalini-Yoga ist im Westen vor allem durch Yogi Bhajan bekannt geworden (vgl. Kap. 1.3). Im Gegensatz zum *Hatha-Yoga* beinhaltet es viele dynamische Bewegungs- und Energieübungen, welche die *Chakren* aktivieren und die *Kundalini* ins Fließen bringen (vgl. Kap. 2.3 und 2.5). Für Menschen im Westen ist es besonders gut geeignet, weil die meisten erst nach anstrengenden Körperübungen wirklich zu Entspannung und innerer Ruhe finden können. Jede Übungsstunde beinhaltet auch gesungene *Mantras*, die dabei helfen, das Herz zu öffnen.

Weißes Tantra-Yoga ist eine ebenfalls von Yogi Bhajan in den Westen gebrachte Form von Gruppenmeditation, bei der sich Männer und Frauen in langen Reihen gegenübersitzen. Gemeinsam praktizieren sie bestimmte Armbewegungen oder Handhaltungen (*Mudras*) in Kombination mit gesungenen *Mantras* oder anderen Konzentrationsübungen. An einem Tag wird 6–8 Stunden lang intensiv geübt, wodurch das Unterbewusstsein nachhaltig von belastenden Emotionen und Fantasien gereinigt wird.

Kriya-Yoga wird meistens in Verbindung mit dem indischen Meister Yogananda gebracht. Er ist eine alte Meditationsmethode, die lange Zeit geheim gehalten wurde und auch heute nur mündlich vom

Meister an den Schüler in Form einer Einweihung weitergegeben wird. Sie führt zu einer bewussten Beherrschung der Lebenskräfte mit Hilfe von Atemkontrolle und der Schwingung des OM-Lautes in allen Energiezentren. So soll der persönliche Kontakt zum Göttlichen erfahren werden.

Mantra-Yoga wird mit dem Singen von *Bhajans* geübt, meist aus dem *Sanskrit* stammende heilige Worte. Es ist auch bei uns zunehmend populär geworden durch Musikproduktionen, die westliche Stilelemente mit einbeziehen. Es ist Bestandteil des umfassenderen **Laya-Yoga**, einer alten Technik, die mit Hilfe von Konzentration auf die inneren Schwingungen die Gedanken zum Stillstand bringen soll. Im **Nada-Yoga** werden dazu Klänge, z. B. Gongs, eingesetzt, um Vibrationen im äußeren und inneren Energiefeld zu erzeugen. All dies sind Techniken für die höheren meditativen Stufen des Yoga.

Neben diesen traditionellen Yoga-Wegen gibt es auch neuere, die teils in Indien und teils in westlichen Ländern entwickelt wurden. Dazu gehören der schon erwähnte **Integrale Yoga** von Sri Aurobindo und der **Surat-Shabd-Yoga**, erstmals durch den 1974 verstorbenen Sikh-Meister Sant Kirpal Singh nach Amerika gebracht (vgl. Kap. 1.3). **Ashtanga-Vinyasa-Yoga** ist ein altes Yoga-System, das von Pattabhi Jois, einem noch heute in Mysore unterrichtenden Lehrer, auf alten indischen Palmblättern wiederentdeckt wurde. Es leitet sich aus dem *Hatha-Yoga* ab und besteht aus längeren Serien von *Asanas*, die, durch Atem und Bewegung verbunden, fließend ineinander übergehen. **Sahaja-Yoga** wurde 1970 durch die Gandhi-Schülerin Sri Mata Nirmala Devi begründet. Dabei geht es um die spontane Selbstverwirklichung durch die Erweckung der *Kundalini*. **Bihar-Yoga** (auch Satyananda-Yoga) stammt aus der 1964 von Swami Satyananda Saraswati gegründeten Yoga-Universität von Bihar. Dort bemüht man sich um eine Integration von traditionellem Yoga und moderner Wissenschaft.

Agni-Yoga (*Agni* = Feuer) wurde in den 1920er Jahren im Westen bekannt und zielt vor allem auf die Entwicklung des Herzens, seiner psychischen Energie und der menschlichen Ethik ab. **Luna-Yoga** entstand Anfang der 1980er Jahre in Mitteleuropa als eine Synthese von Yoga, Körpertherapie und tänzerischen Elementen und ist speziell auf die Bedürfnisse der Frauen ausgerichtet. **Power-Yoga** kam Anfang der 90er Jahre in Amerika auf als ein kraftvoll-dynamisches Übungssystem, das auf dem *Ashtanga-Vinyasa-Yoga* basiert. Es wurde von der Aerobic-Welle beeinflusst und schließt alle befremdlichen Elemente wie *Mantras* als zu esoterisch aus. Ähnliches gilt für die Methode des **Tri-Yoga** nach der Amerikanerin Kali Ray, eine fast akrobatische Form von *Hatha-Yoga*. Hierbei bilden die drei Elemente Bewegung, Atmung und *Mudras* eine Einheit. **Bikram-Yoga**, eine andere Anpassung von *Hatha-Yoga* an die westliche Sport- und Fitness-Welt, stammt ebenfalls aus Amerika und kam erst 1999 nach Deutschland. Es wird in saunaähnlich aufgeheizten Räumen bei 40°C durchgeführt, damit der Körper geschmeidiger wird und durch intensives Schwitzen entschlackt. Die erst 1997 von dem Amerikaner John Friend begründete Richtung des **Anusara-Yoga** findet derzeit rasanten Zulauf. Sie verbindet Übungen aus dem eher strengen Iyengar-Stil mit Herzenergie und *tantrischer* Philosophie.

Durch den Weg des Yoga in den Westen, der vor über 100 Jahren mit Vivekananda begann, ist Yoga vielgestaltiger geworden. Ein eher spirituell ausgerichtetes System ist durch physiotherapeutische Methoden modifiziert worden. Was die einen als Bereicherung empfinden, mögen andere als Verwässerung ansehen. Es besteht die Gefahr, dass Yoga im Westen zu einer verkäuflichen Massenware wird, um die Leistungsfähigkeit bei der Arbeit, im Sport und im Sex zu steigern. Zugleich bietet sich die Chance für den von Stress und Erfolgsdenken geprägten Westen, durch Yoga auch zu einer Erweiterung auf der Ebene des Herzens und des Bewusstsein zu gelangen.

1.6. Yoga im Alltag Indiens

In Indien, dem Mutterland der Yoga-Philosophie, praktizieren die Menschen eine natürliche Frömmigkeit, die viel weniger vom Alltag getrennt ist als im christlich geprägten Abendland. Gleich morgens im Bett wird beim Aufwachen ein *Mantra* gesprochen. Nach dem Aufstehen werden Himmel und Erde sowie die vier Himmelsrichtungen begrüßt als ein Zeichen der Verbundenheit und des Respekts. Noch vor Sonnenaufgang gehen Menschen aller sozialen Schichten zu ihren Tempeln, um dort zu beten und zu meditieren, darunter auch Staatsbeamte und Unternehmer. Wo es möglich ist, wird ein rituelles Bad in einem der vielen geheiligten Gewässer Indiens genommen. Ich habe selber in verschiedenen Städten am Ganges, an der Narmada und anderswo zahlreiche Menschen in der Morgensonne meditieren sehen. Die Frauen führen täglich eine rituelle Reinigung des Hauses durch, streuen mit buntem Pulver symbolische Schutzmuster vor die Eingangstür und ehren das Herdfeuer als Brücke zum Göttlichen. Diese und andere Tätigkeiten werden oft von laut oder leise gesprochenen *Mantras* begleitet. Auch für die Zubereitung des täglichen Essens gibt es genaue Vorschriften.

Es gibt Festtage, an denen Tiere und Bäume bunt geschmückt werden, um ihnen zu danken. Lebensfrohe Tänze zu Trommel- und Zimbelrhythmen (*Kirtan*-Tanz), die einem überall in den Dörfern begegnen, haben oft einen mythologischen Hintergrund. Kürzere Ausflüge oder längere Pilgerfahrten zu heiligen Stätten gehören ganz selbstverständlich zum Leben der meisten Inder. Dort sieht man viele *Sadhus* mit ihren langen Haaren, die dem weltlichen Leben abgeschworen haben und freiwillig von Almosen leben. Vielerorts gibt es auch Schulen oder *Ashrams*, in denen eine Mischung aus Yoga für den Körper und den Geist angeboten wird.

Yoga wird in Indien weniger als eine Methode zu körperlicher Entspannung

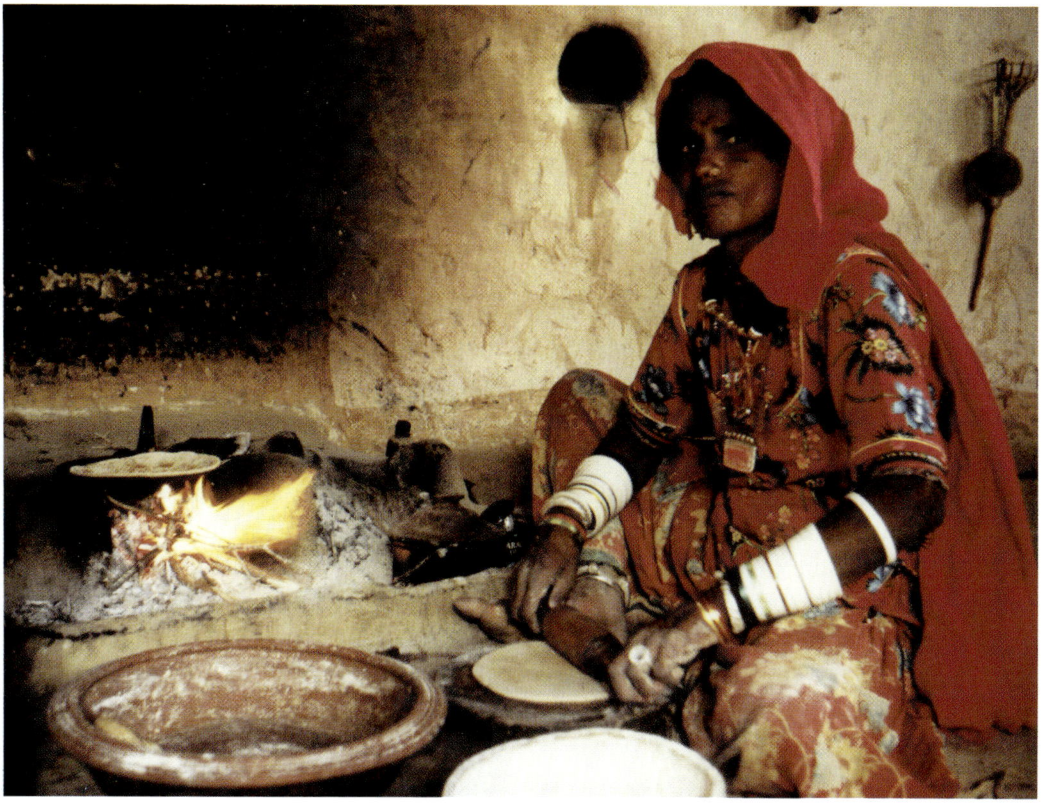

Hausfrau in Rajasthan als Hüterin des Herdfeuers

und Fitness angesehen, sondern mehr als eine geistig-spirituelle Praxis. Obwohl Yoga keine Religion im engeren Sinne ist, ist er Bestandteil einer traditionellen und religiös geprägten Kultur. Mahatma Gandhi, der berühmte Führer der indischen Unabhängigkeitsbewegung, hat jahrzehntelang ein asketisches Leben wie ein *Yogi* geführt und die Yoga-Prinzipien von Gewaltlosigkeit (*Ahimsa*) und Wahrhaftigkeit (*Satyagraha*) weltbekannt gemacht. Auch von Jawaharlal Nehru, seinem Nachfolger und ersten Premierminister Indiens, ist bekannt, dass er täglich Yoga und Meditation praktiziert hat.

2. Zur Theorie des Yoga

2.1. Der achtstufige Pfad

Die vor über 2000 Jahren verfassten *Yoga-Sutras* bilden die bekannteste theoretische Schrift des Yoga. Sie beschreiben den »achtstufigen Pfad« *(Ashtanga)*, der später als Weg des *Raja-Yoga* bezeichnet wurde. Er enthält vier Aspekte für den körperlichen Yoga und vier Aspekte für den geistigen Yoga. Man kann sie als eine Art von Stufenweg zur Erleuchtung ansehen oder sich eine Figur mit acht Armen vorstellen, die alle benutzt werden möchten. Diese acht Stufen, Glieder oder Disziplinen heißen:

- *Yama* — ethische Regeln, äußere Disziplin
- *Niyama* — Selbstreinigung, innere Disziplin
- *Asana* — Körperhaltung, Meisterung des Körpers
- *Pranayama* — bewusste Atemlenkung
- *Pratyahara* — Zurückziehen der Sinne nach innen
- *Dharana* — Konzentration
- *Dhyana* — Meditation, Versenkung
- *Samadhi* — Erleuchtung, Befreiung

Bei **Yama** geht es um unser Verhalten im Alltag, unsere Gewohnheiten und Lebensverhältnisse. Wenn wir damit beginnen, Verantwortung für unsere Erfahrungen zu übernehmen, anstatt andere dafür verantwortlich zu machen, verändert sich unsere Lebensqualität. Die fünf *Yamas* heißen: Wahrhaftigkeit, Gewaltlosigkeit, reiner und maßvoller Lebenswandel, Nicht-Besitzergreifen und Nicht-Stehlen. Damit wird ein inneres Loslösen von allen Verstrickungen in der äußeren Welt und ihren materiellen und ideellen Reizen angestrebt. Lügen, Begierden und Gewaltanwendung passen nicht zum Weg des Yoga.

Zu **Niyama** gehören Reinheit, innere Ruhe, Selbstdisziplin und das Studium förderlicher Texte. Ziel ist es, alle Körperteile, Emotionen und Gedanken kontrollieren zu lernen, anstatt sich von ihnen beherrschen zu lassen. In unserer Welt wird viel Werbung für Waschmittel, Deodorants usw. gemacht, und das Auto muss blitzen. Die Kehrseite davon bildet die Verschmutzung des Geistes durch achtlosen Konsum von Fernsehen, Videos und Illustrierten oder die des Körpers durch Alkohol, Zigaretten und übermäßiges Essen. Askese auf dem Yoga-Weg bedeutet keine totale Enthaltsamkeit, sondern eher eine zunehmende Bewusstheit dafür, was uns wirklich gut tut. Aspekte wie das regelmäßige Üben, der Wohnraum und Übungsplatz, die Kleidung, die Ernährung und die Körperhygiene sind Teil davon (siehe Kap. 4).

Durch **Asanas** wird der Körper optimal trainiert, so dass eine perfekt aufgerichtete Sitzhaltung in der Meditation kein

Problem mehr darstellt. Im Hatha-Yoga unterscheidet man über 80 Asanas mit zahllosen Varianten. Anfänglich für viele Menschen schwer ausführbar, erlangt der Körper durch regelmäßige Übung ein hohes Maß an Geschmeidigkeit und innerer Kraft. Die gesundheitlichen Wirkungen beziehen sich nicht nur auf den Bewegungsapparat, sondern auch auf die Funktionen sämtlicher innerer Organe. Bei uns im Westen wird das Üben von Asanas oft als das Kernstück des Yoga angesehen.

Beim **Pranayama** geht es um die Beherrschung der Lebensenergie *Prana,* deren Aufnahme durch eine bewusste Atemführung verbessert wird. Die Atemübungen führen allmählich zu einer Kontrolle der Gefühle und des Bewusstseins. Der Atem soll verlängert, vertieft und harmonisiert werden, was sich positiv auf das gesamte Leben auswirkt. Aus der Tierwelt wissen wir, dass die Lebenszeit von Kurzatmern (z.B. Mäuse) viel geringer ist als die von Langsamatmern (z.B. Schildkröte oder Elefant). Es gibt im Yoga auch schnelle Atemtechniken, die eine reinigende und energetisierende Wirkung haben (siehe Kap. 6.4).

Pratyahara meint die Beherrschung der Sinnesorgane, durch die wir die Welt als Farbe, Klang, Geruch, Geschmack oder sensorische Empfindung wahrnehmen. Oft verknüpft sich damit eine Bewertung in angenehm oder unangenehm – wir wünschen uns das eine und möchten das andere vermeiden. Unsere Stimmungen werden dann abhängig von der Reizen aus der Außenwelt. Wenn wir endlich einen stillen Raum gefunden haben und die Augen schließen, werden wir von unliebsamen Gedanken und Gefühlen, von Sorgen, Ängsten oder Ärger heimgesucht. Auch diese inneren Fantasien gilt es zu überwinden, um in einen Zustand der Stille zu gelangen. Ein Zurückziehen der Sinne ist also nicht mit einer Abschirmung von der Außenwelt zu verwechseln, sondern führt zu der Fähigkeit, auch im äußeren Trubel innerlich gelassen zu bleiben und negative Bewertungen durch eine positive Einstellung zu ersetzen.

So kann **Dharana** als Ergebnis dieser Bemühungen erreicht werden. Mit Hilfe der Willenskraft wird der Geist darin geübt, die Aufmerksamkeit auf ein einzelnes Objekt auszurichten, auf eine Handlung, ein Wort, einen Gedanken oder ein inneres Gefühl. Anfangs fällt es schwer, in diesem Zustand zu verweilen, und unerwünschte Gedanken durchkreuzen immer wieder unser Bemühen. Im Yoga benutzen wir verschiedene Energiezentren *(Chakren)* als Konzentrationspunkte, vor allem das Dritte Auge, aber auch das Herzzentrum, den Nabelpunkt und den Scheitelpunkt (vgl. Kap. 2.3). Oder wir benutzen monotone *Mantras,* um den Zustand des neutralen Beobachters in uns zu finden, der alles akzeptiert was ist.

Darauf aufbauend gelangen wir zu **Dhyana,** der Meditation im engeren Sinne. Die aktive Aufmerksamkeit des Bewusstseins ist jetzt zur Ruhe gekommen und braucht keine äußeren Techniken mehr. Ohne Anstrengung können wir jetzt in innerer Stille verweilen. In diesem Zustand sehen manche Menschen Lichterscheinungen, hören engelhafte Klänge in ihrem Inneren oder werden von überschäumenden inneren Glücksgefühlen durchflutet. Sie werden dabei mit einer starken psychischen Energie erfüllt, die reinigend wirkt auf die alten Strukturen im Unterbewusstsein. Mitunter kommen auch spontane Eingebungen wie von einem anderen Stern, die uns helfen, unsere Alltagssituationen aus einem anderen Blickwinkel zu betrachten.

Der Zustand des **Samadhi** entzieht sich weitgehend einer Beschreibung in Worten. Die Dualität von betrachtendem Subjekt und betrachtetem Objekt ist dabei vollständig aufgehoben. Ein Zustand des inneren Friedens wird erreicht, in dem wahre Freude und Erfüllung gefunden werden können. Wir erfahren unser wahres Wesen und erwachen aus dem Zustand der Unwissenheit und scheinbaren Getrenntheit. Wir erleben uns als einen Tropfen im Ozean des Bewusstseins und der Schöpfung. Damit ist das Ziel des Yoga-Weges erreicht – die Wiedervereinigung mit Allem-was-ist. Erleuchtung heißt dann, dass wir aufhören, uns selbst als ein begrenztes und festgelegtes Einzelwesen zu begreifen.

2.2. Die feinstofflichen Körper

Wenn wir von Körper, Geist und Seele reden oder von Leib, Verstand und Psyche, dann sind damit verschiedene energetische Ebenen gemeint. In der Yoga-Tradition werden diese genauer differenziert. Die *Yoga-Sutras* des Patanjali enthalten die Lehre von fünf verschiedenen körperlichen Hüllen *(Koshas)*, die sich um die Seele als innersten Kern legen. Der physische Körper bildet in diesem System die äußerste Hülle und ist am weitesten vom Wesenskern des Menschen entfernt. Er wünscht sich gutes Essen und viel Schlaf. Ist er innerlich gereinigt worden, z. B. durch Fasten oder regelmäßige Yoga-Übungen, dann lässt sich leichter zum zweiten Körper übergehen, den man sich als ein System von elektromagnetischen Feldern vorstellen kann. Auf seiner Basis funktionieren die *Chakren* oder Heilmethoden wie die Akupunktur. Durch natürliche und tiefe Bauchatmung wird seine Vitalität deutlich erfahrbar gesteigert. Der dritte Körper unterscheidet den Menschen vom Tier. Er kann aus seiner Erfahrung lernen, Zusammenhänge verstehen, Verantwortung übernehmen und so einen gereiften Charakter herausbilden. Der vierte Körper ist noch umfassender und subtiler

Tabelle 1: **Die fünf Koshas (Körperhüllen)**

1. Annamaya Kosha	physischer Körper	Hülle aus Nahrung
2. Pranamaya Kosha	ätherischer Körper	Hülle aus Atem
3. Manomaya Kosha	mentaler Körper	Hülle aus Gefühlen, Gedanken
4. Vijnanamaya Kosha	intuitiver Körper	Hülle aus Erkenntnis
5. Anandamaya Kosha	spiritueller Körper	Hülle aus Freude
Atman	Seele, wahres Selbst	innerster Kern

und entwickelt sich durch regelmäßige Meditation. Der fünfte Körper entspricht der Stufe des *Samadhi* im achtgliedrigen Pfad. Er führt zum Bewusstsein der Einheit mit dem Universum.

In einer anderen Betrachtungsweise bildet der grobstoffliche Körper den Kern und ist von immer feinstofflicheren energetischen Hüllen umgeben, je weiter außen sie sich befinden. In ihrer Gesamtheit werden sie als Aura des Menschen bezeichnet. Im Yoga wird der Mensch als ein vielschichtiges Wesen gesehen und nicht begrenzt auf den physischen Leib, wie wir es von der westlichen Schulmedizin und den Trainingsmethoden aus dem Sport kennen. Gesundheit oder Krankheit entwickeln sich in den subtilen Energiefeldern, die den physischen Körper umgeben. Was über Jahre hinweg lediglich als eine energetische Störung existiert, kann, wenn sie nicht behoben wird, zu einer massiven Krankheit auf der physischen Ebene werden. Umgekehrt kann ein nachhaltiger Heilprozess am besten über Korrekturen auf den feinstofflichen Ebenen in Gang gesetzt werden, also vom Geist über die Emotionen und Energiefelder zum grobstofflichen Körper hin.

Die amerikanische Physikerin und Heilerin Barbara A. Brennan ist durch langjährige Erfahrung zu einem einleuchtenden Modell gelangt. Sie unterscheidet sieben feinstoffliche Körper, die den physischen Leib als verschieden dichte Aura-Schichten umschließen. Diese haben eine Beziehung zu den sieben *Chakren*, die im nächsten Abschnitt näher beschrieben werden. Während sich die innerste Schicht (der ätherische Körper) nur wenige Zentimeter über der Haut befindet, hat die äußerste (der kausale Körper) einen Abstand von etwa einem Meter. Letzterer enthält sogar Spuren von vergangenen Leben und umhüllt alle anderen Schichten wie ein großes Ei.

Das kosmische Ei findet sich auch bei der Untergliederung in zehn Körper nach der Lehre von Yogi Bhajan. Beim mentalen Körper wird hier zusätzlich zwischen positiv, negativ und neutral unterschieden. Der negative Mentalkörper soll uns bei Gefahren alarmieren, kann aber leicht alles in düsterem Licht sehen. Der positive Mentalkörper rechnet sich alle Vorteile und Chancen aus, kann aber auch zu Blauäugigkeit führen. Der neutrale Mentalkörper hat keine Vorurteile und führt zu

Tabelle 2: **Die sieben Schichten der Aura**

1. Ätherischer Körper	Ebene der Körperenergien, Prana-Körper
2. Emotionaler Körper	Ebene der Gefühle
3. Mentaler Körper	Ebene der Gedanken
4. Astralkörper	Ebene der energetischen Beziehungen
5. Lichtbogenkörper	spirituelle Ebene – ätherischer Aspekt
6. Strahlungskörper	spirituelle Ebene – emotionaler Aspekt
7. Kausalkörper	spirituelle Ebene – mentaler Aspekt

einer ausgewogenen Sichtweise. Er entwickelt sich durch Yoga und alle Formen von Meditation. – Soweit ein kurzer Einblick in verschiedene *Kosha*-Lehren. Eine umfassendere Darstellung würde hier zu weit führen.

2.3. Das System der sieben Chakren

Die Chakren sind feinstoffliche Energiewirbel, die man sich wie Tore zwischen dem physischen Körper und den gerade beschriebenen Energiekörpern vorstellen kann. Sie entsprechen der Struktur und Bewegung im Mikrokosmos (Atomkern und Elektronen) ebenso wie im Makrokosmos (rotierende Galaxien). Wörtlich bedeutet *Chakra* das Rad, was auf eine Drehung hinweist. Die Chakren werden traditionell als Blüten mit einer unterschiedlichen Zahl von Blütenblättern dargestellt. Diese symbolisieren ihre von unten nach oben ansteigende Umdrehungszahl bzw. Schwingungsfrequenz. Dazu passt auch ihre Darstellung in den Farben des Regenbogens von Rot bis Violett, die dementsprechend eine abnehmende Wellenlänge aufweisen. Am Scheitelpunkt kann man sich auch weißes Licht vorstellen, welches das gesamte Farbenspektrum enthält.

Nach unserer Bibel ist die Schöpfungsgeschichte in sieben Tagen verlaufen. Auch die Qualität der sieben Chakren entspricht der Erschaffung der materiellen Welt. Ausgehend vom ursprünglichen Geist teilten sich zuerst Himmel und Erde (zwei Blütenblätter) und danach entstanden immer dichtere Formen von Materie von der Leere des Äthers, über den Atem (Luft), das Licht (Feuer), das Wasser bis hin zur fruchtbaren Erde. Die Summe der Blütenblätter zwischen dem ersten und sechsten Chakra beträgt 50, genau so viele, wie es Buchstaben im *Sanskrit*-Alphabet gibt. Vom OM, dem Ursprungslaut des Universums, hat sich über die Vielfalt von Schwingungen allmählich die materielle Welt gebildet. Wenn der Mensch nun Yoga übt, durchläuft er den umgekehrten Prozess, bei dem er seinen grobstofflichen Körper über die unterschiedlichen Chakra-Frequenzen wieder mit der feinstofflichen Seele verbindet. Dazu kann er unter anderem *Mantras* mit Lauten und Klän-

Tabelle 3: **Die Chakren und ihre Merkmale**

Name	Chakra	Blütenblätter	Farbe	Element
1. Muladhara	Wurzel-Chakra	4	rot	Erde
2. Svadhisthana	Sakral-Chakra	6	orange	Wasser
3. Manipura	Nabel-Chakra	10	gelb	Feuer
4. Anahata	Herz-Chakra	12	hellgrün	Luft
5. Vishuddha	Kehl-Chakra	16	hellblau	Äther
6. Ajna	Stirn-Chakra	2	indigoblau	
7. Sahasrara	Scheitel-Chakra	1000	violett, weiß	

gen und *Mandalas* mit visuellen Symbolen benutzen.

Die Wurzeln der Chakren befinden sich in der Wirbelsäule bzw. in den ihnen zugeordneten Drüsen, also im physischen Körper. Ihre Blüten sind wie Kelche, die Energie aus dem universellen Energiefeld ansaugen. Zugleich sind sie auch Stellen, wo Emotionen und Gedanken konzentriert sind, die aus den feinstofflichen Schichten auf den materiellen Körper einwirken. Aura-sichtige Menschen können dort Störungen wahrnehmen, lange bevor sie als Krankheit im Körper manifest werden. Das unterste und das oberste Chakra bilden zwei Gegenpole: Das am Beckenboden gelegene Wurzel-Chakra öffnet sich zur Erde hin und das Scheitel-Chakra am höchsten Punkt des Kopfes zum Himmel. Beide sind durch eine vertikale Energieachse im Inneren miteinander verbunden. Die anderen fünf Chakren liegen dazwischen in der Körpermitte und haben Ausgänge sowohl nach hinten an der Wirbelsäule als auch zur Vorderseite hin.

Da die Chakren nur in den feinstofflichen Körpern existieren, brauchen sie Verbindungsglieder zum grobstofflichen Körper, ähnlich wie Akupunkturpunkte und Meridiane in der Traditionellen Chinesischen Medizin. Über die *Nadis*, die subtilen Energiebahnen (siehe Kap. 2.4),

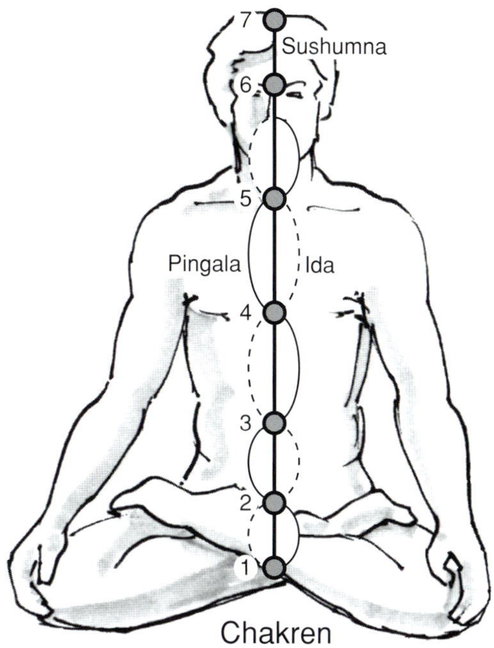

Die sieben Chakren und die drei Haupt-Nadis

Tabelle 4: **Die Chakren und ihre körperlichen Entsprechungen**

Chakra	Drüse	Körpersystem	Lage
1. Wurzel-Chakra	Hoden, Prostata	Skelett, Wirbelsäule	Damm, Steißbein
2. Sakral-Chakra	Ovarien	Urogenitalsystem	Unterbauch, Kreuz
3. Nabel-Chakra	Bauchspeicheldrüse Nebennieren	Verdauungssystem	Nabel, Solarplexus
4. Herz-Chakra	Thymusdrüse	Kreislaufsystem	Brustmitte
5. Kehl-Chakra	Schilddrüsen Nebenschilddrüsen	Atmungssystem	Hals, Kehle
6. Stirn-Chakra	Hirnanhangdrüse	Augen, Stammhirn	Stirn, Nasenwurzel
7. Scheitel-Chakra	Zirbeldrüse	Großhirn	höchster Kopfpunkt

werden Informationen ins Nervensystem übertragen, wo die feineren Impulse spürbar werden. Allen Chakren kann man bestimmte Gehirnareale bzw. Nervengeflechte zuordnen (wie z.B. den Solarplexus oberhalb vom Nabel). Die Nerven wiederum sind mit den Drüsen verbunden, welche die biochemischen Prozesse im Körper durch Hormone steuern. So wirkt jedes Chakra über eine bestimmte endokrine Drüse auf den Körper ein. Dies wirkt sich dann auf die verschiedenen Funktionssysteme im Körper aus (wie Atmung, Kreislauf und Verdauung) und auf ihre zugehörigen Organe.

Die Chakren weisen bestimmte Grundqualitäten auf, die sich als typische Erfahrungen, Emotionen und Gedanken kennzeichnen lassen. So hat das **Wurzel-Chakra** etwas mit unserer Sicherheit zu tun, mit Geld und materiellen Dingen. Wenn es um das nackte Überleben geht, wie bei Kriegen und Naturkatastrophen, wird das Basis-Energiezentrum schwer erschüttert. Die Bezeichnung **Sakral-Chakra** (lat. sacrum = heilig) verweist auf einen geheiligten Raum, in dem sich männliche und weibliche Energien treffen und in dem neues Leben entsteht. Hier geht es darum, wie wir unsere Sexualität ausleben. Im **Nabel-Chakra** zeigt sich unsere Kraft, mit der wir auf die Welt einwirken und mit welchem Erfolg. Dort geht es auch um alles, was mit dem Essen zu tun hat. Das **Herz-Chakra** bildet die Mitte zwischen den Energien, die mehr mit dem materiellen bzw. mit dem geistigen Leben zu tun haben. Hier am Eingangstor zu höheren Bewusstseinsstufen wird die Persönlichkeit eines Menschen deutlich. Das **Kehl-Chakra** bringt die inneren Impulse in Form von Sprache und Verständigung

Tabelle 5: **Die Chakren und ihre psychischen Entsprechungen**

Chakra	Grundqualität	Mangel	Übermaß
1. Wurzel-Chakra	Vitalität, Urvertrauen	Energiemangel	Starrheit
	normaler Wohlstand	Verlustangst	Habsucht
2. Sakral-Chakra	Lebenslust	Schuldgefühle	Begierde
	Sinnlichkeit	Destruktivität	Eifersucht
3. Nabel-Chakra	Selbstbewusstsein	Ohnmachtsgefühl	Aggressivität
	Durchsetzungskraft	Opferrolle	Dominanz
4. Herz-Chakra	Liebe, Mitgefühl	Verletzlichkeit	Sentimentalität
	Dankbarkeit, Freude	Gleichgültigkeit	Überfürsorge
5. Kehl-Chakra	Kommunikation	Distanziertheit	Hyperaktivität
	Selbstausdruck	Selbstablehnung	Kritiksucht
6. Stirn-Chakra	Konzentrationskraft	Tagträumerei	Mentalstress
	Klarheit, Intuition	Orientierungslosigkeit	Skeptizismus
7. Scheitel-Chakra	Verbundenheit	Einsamkeitsgefühl	spirituelles Ego
	Glückseligkeit	Depressivität	Konfusion

nach nach außen. Es gilt als Zentrum der Kommunikation und Kreativität. Das **Stirn-Chakra**, oft als Drittes Auge bezeichnet, hat eine Verbindung zu beiden Gehirnhälften – daher wird es mit zwei Blütenblättern dargestellt. Es koordiniert zielgerichtete Gedanken mit Intuition und inneren Bildern. Das **Scheitel-Chakra**, auch Kronen-Chakra genannt, öffnet uns für die Verbindung zum Göttlichen. Dies wird durch die Erweiterung oben am Kopf bei Buddha-Statuen oder durch den Heiligenschein bei christlichen Gemälden symbolisiert.

In einem Zustand der Ausgewogenheit funktionieren alle sieben Chakren gleich gut. Dies ist aber oft nicht der Fall. Hat ein Chakra zu wenig Energie, dann drückt sich das in einem Mangel der zugeordneten Eigenschaften aus. Auch bei einem Übermaß kommt es zu Problemen, wie aus der Tabelle 5 zu ersehen ist.

Zur Aktivierung und Harmonisierung der Chakren gibt es zahlreiche Möglichkeiten, von denen einige in den folgenden Kapiteln erläutert werden:

- Körperübungen *(Asanas)*
- Atemtechniken *(Pranayamas)*
- Meditationen *(Mantras* und *Mandalas)*
- Hand- und Fingerhaltungen *(Mudras)*
- Verwendung der Chakren-Farben (Kleidung, Wohnraum)
- Verwendung von Heilsteinen
- Chakra-Massagen (z. B. mit Klängen)
- Nahrungsmittelauswahl
- Aromatherapie
- Affirmationen
- Physischer Kontakt zu den entsprechenden Elementen

In Kapitel 7.5 finden Sie eine Übungsreihe für die sieben Chakren und eine einfache Chakren-Meditation. Empfehlenswerte Bücher dazu mit ausführlichen Texten, Übungsanleitungen und Meditationen zu jedem Chakra sind von John Selby und A. K. Seitz verfasst worden (siehe Literatur).

2.4. Energieaustausch und Energiebahnen

Der Prozess der Aufnahme von neuer und der Abgabe von alter Energie ist mit den Begriffen **Prana** und **Apana** verbunden. Der *Prana*-Körper ist identisch mit dem ätherischen Energiekörper (vgl. Kap. 2.2). Wir nehmen Lebensenergie (*Prana)* über die Chakren in uns auf. Als feinstoffliche Substanz gelangt sie auch mit der Nahrung und dem Atem in den Körper ebenso wie mit dem wärmenden Licht der Sonne. Aber sie ist nicht identisch mit dem Sauerstoff, den wir einatmen, und der Nahrung, die wir essen und trinken. Ist die Nahrung naturbelassen und die Luft sauber (z. B. am Meer oder in den Bergen), so gelangt mehr *Prana* in den Körper als durch degenerierte Nahrung und bei stickiger Luft.

Der Gegenpol zu *Prana* ist *Apana.* Wo etwas aufgenommen wird, muss auch etwas ausgeschieden werden. *Apana* ist jedoch mehr als der Stuhl, Harn oder Schweiß, den wir ausscheiden, und die ausgeatmete Luft. Es bezeichnet sowohl die stofflichen, als auch die energetischen Prozesse. Yoga kennt viele Reinigungstechniken zur Entschlackung des gesamten Organismus – für den Verdauungstrakt, für die Atemwege und für die Sinnesorgane. Es bezieht aber auch die feinstofflichen Körper, also die Ebene der Emotionen und Gedanken, in den Entgiftungsprozess mit ein.

Als *Nadis* werden die inneren Leitbahnen bezeichnet, auf denen *Prana* und *Apana* durch den Körper transportiert werden. Unter den Tausenden von Nadis gibt es drei zentrale von besonderer Bedeutung: **Ida, Pingala** und **Sushumna.** *Ida* steht für Mondenergie und beeinflusst die linke Körperhälfte, *Pingala* steht für Sonnenenergie und beeinflusst die rechte Körperhälfte. Die Energie von *Pingala* wirkt eher aktivierend, die Energie von *Ida* eher beruhigend. *Pingala* wird hell und *Ida* dunkel dargestellt. Sie ergänzen einander wie *Yin* und *Yang* in der chinesischen Philosophie oder die Silben *Ha-Tha* (Sonne-Mond). *Sushumna* bildet den zentralen Energiekanal zwischen Himmel und Erde und wird anatomisch mit dem Rückenmark in Verbindung gebracht. Alle drei Bahnen treffen sich am Steißbeinende. *Ida* kommt vom linken und *Pingala* vom rechten Nasenloch, während *Sushumna* zum Scheitelpunkt führt. *Ida* und *Pingala* umkreisen *Sushumna* spiralig und bilden jeweils Knotenpunkte, wo die Chakren sich befinden. Diese Struktur findet in der DNS ihre Entsprechung auf der Zellebene des Körpers.

Man kann diese drei Energiebahnen auch mit den drei Grundqualitäten der Materie *(Gunas)* in Verbindung bringen (siehe Kap. 2.7). *Ida* regiert die Vergangenheit und die oft darin feststeckenden Emotionen, *Pingala* dagegen die Zukunft und die darauf ausgerichteten mentalen Aktivitäten. *Sushumna* steht für das Ankommen im gegenwärtigen Moment. – In Kapitel 6.2 finden Sie eine Methode des *Pranayama,* um die Funktionen von *Ida* und *Pingala* ins Gleichgewicht zu bringen.

Tabelle 6: **Die wichtigsten Nadis und ihre Entsprechungen**

Zuordnung	Ida	Pingala	Sushumna
Symbol	Mond = dunkel	Sonne = hell	Feuer
Polarität	weiblich	männlich	neutral
Körper	linke Seite	rechte Seite	zentrale Achse
Gehirn	rechte Hälfte	linke Hälfte	Zentrum, Scheitel
Ladung	negativ	positiv	neutral
Wirkung	beruhigend	aktivierend	erleuchtend
Energieform	Apana	Prana	Kundalini
Gunas	Tamas	Rajas	Sattva
Zeitachse	Vergangenheit	Zukunft	Gegenwart
Aktivitäten	Emotionen	Gedanken	Stille

2.5. Kundalini und die Körperschleusen

Nach den *tantrischen* Yoga-Lehren hat der Mensch einen männlichen und einen weiblichen Pol in sich, die durch **Shiva** und **Shakti** repräsentiert werden. *Shiva* sitzt ganz oben im Kopf und stellt das ruhende und beobachtende Bewusstsein dar. *Shakti* hat ihren Sitz am Beckenboden, bei den Genitalien, und steht für die dynamische Schöpfungskraft. Durch Yoga sollen die beiden Pole im Scheitel-Chakra miteinander verbunden werden. Wenn die *Kundalini* aktiviert wird und im Inneren aufsteigt, verschmelzen die sexuellen und spirituellen Energien miteinander. Als Resultat davon fließt sie in Form von Licht wieder abwärts durch den gesamten Körper. So entsteht ein Austausch von *Shiva* und *Shakti*, von Himmel und Erde.

Kundalini erscheint vielen Yoga-Praktizierenden als eine etwas mysteriöse Energie. Einerseits wollen sie die geheimnisvolle Schlangen-Kraft kennenlernen, andererseits gibt es Ängste, was alles passieren könnte, wenn sie zu schnell aktiviert wird. Nicht umsonst wird die *Kundalini* als eine Schlange symbolisiert, die im Ruhezustand zusammengerollt ist und friedvoll schläft, und zwar im Bereich des Steißbeins, also am Wurzel-Chakra. Wenn sie jedoch erweckt wird und damit beginnt, durch die Wirbelsäule aufwärts zu steigen, wird aus ihrer latenten Kraft eine belebende und heilsame Energie. Sie aktiviert auf diesem Weg alle Chakren und verbindet die körperlichen Kräfte mit dem geistig-seelischen Potenzial. Auch der Äskulap-Stab, das Symbol der Ärzteschaft, zeigt eine Schlange, die sich um einen Stab windet, und in der Bibel spricht die Schlange aus dem Baum zu Adam und Eva. Dabei geht es um die Heilkraft des Menschen und sein Streben nach höherer Erkenntnis, was beides durch Yoga gefördert wird.

Um die *Kundalini*-Energie zu erwecken, müssen *Prana* und *Apana* sich im Nabelbereich treffen. Prana kommt von den oberen und Apana von den unteren Chakren her. Durch bestimmte Techniken der Atemkontrolle aktiviert, erzeugen sie gemeinsam eine Hitze, die zum Ende der Wirbelsäule hinuntergeleitet werden muss. Von dort steigt die *Kundalini* im Kanal der *Sushumna* auf und bringt diese dabei zum Leuchten. Vom Wurzel- bis zum Kronen-Chakra strömt dann Energie durch den Körper, genauso wie die

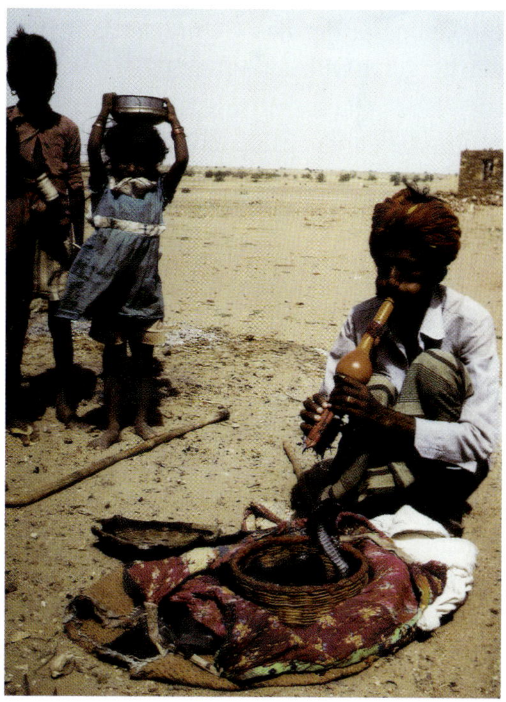

Schlangenbeschwörer in Rajasthan

Wurzeln eines Baumes seine Krone nähren. Die Drüsen werden aktiviert und produzieren einen Hormonüberschuss, der eine Verjüngung des Körpers bewirkt. Flow-Erlebnisse ähnlich wie im Yoga können auch durch Trance-Tanz, intensives Jogging, stundenlanges Singen und verschiedene Drogen ausgelöst werden, die in traditionellen Riten zahlreicher Naturvölker bis heute zu diesem Zweck genutzt werden.

Eine wichtige Technik zur Regulierung von *Prana* und *Apana* und zur Aktivierung der *Kundalini* ist die Anwendung der drei **Bandhas** oder Körperschleusen. Sie wirken auf den Blutkreislauf, das Nervensystem und die Hormondrüsen ein. Wissenschaftliche Untersuchungen bestätigen die Wirkung vor allem der Wurzelschleuse auf den Energiestrom durch das Rückenmark, der das Gehirn auflädt (Eggetsberger 1998).

- *Mula-Bandha* Wurzelschleuse (am Beckenboden)
- *Uddiyana-Bandha* Zwerchfellschleuse
- *Jalandhara-Bandha* Nackenschleuse
- *Maha-Bandha* große Schleuse

Die **Wurzelschleuse** wird durch eine Kontraktion des Afters, der Geschlechtsorgane und des Damms aktiviert. Dies erfolgt oft am Ende von dynamischen Körperübungen bei angehaltenem Atem. So wird die Energie aus den unteren Chakren nach oben gedrückt, und es kann kein *Apana* mehr nach unten entweichen. Die **Zwerchfellschleuse** wird nur nach dem Ausatmen angewendet, wenn die Lunge leer ist. Der Bauch wird dabei nach innen gezogen, und das Zwerchfell nach oben, so dass die Energie weiter emporsteigt bis zum Hals. Bei der **Nackenschleuse** wird der Hals gestreckt und das Kinn etwas zur Kehle hin gezogen. Diese Technik wird bei vielen Meditationen angewandt, so dass *Prana* ungehindert zum Gehirn strömen kann. Es gibt auch eine Variante, bei welcher der Kopf nach vorn geneigt wird, um so den Kehlbereich zu verschließen. Die Kombination aller drei Körperschleusen wird im Kundalini-Yoga als *Maha-Bandha* bezeichnet.

2.6. Yoga und Qigong

In der daoistischen Philosophie des alten China wurden die komplementären Gegensätze, die alle Veränderungsprozesse auslösen, als *Yin* und *Yang* bezeichnet. *Yin* steht für das Materielle, für die Erde, für das Dunkle, das Passive, für die weibliche Seite in allem. *Yang* steht für das Geistige, für den Himmel, für das Helle, das Aktive, für die männliche Seite in allem. Es gibt jedoch keinen Zustand mit nur einer Seite, ohne dass ein Teil des Gegenteils in ihm enthalten wäre. So gibt es auch im kältesten Winter, in der dunkelsten Nacht noch etwas Wärme und Licht und im heißesten Sommer, am hellsten Tag etwas Kühle und Schatten. Der Mond am Himmel bildet das *Yin* im *Yang*, die Glut in der Tiefe der Erde das *Yang* im *Yin*. Auch in der indischen Yoga-Philosophie finden sich, wie erläutert, verschiedene komplementäre Aspekte. Wenn hier der männliche *Shiva* als ruhender, himmlischer Pol und die weibliche *Shakti* als dynamischer, irdischer Pol beschrieben werden, dann zeigt das ebenfalls die Durchdringung der Gegensätze, die in ihrem Zusammenspiel zu Motoren für Wandel und Entwicklung werden.

Yang	Yin
Ha – Sonne	Tha – Mond
Prana	Apana
Pingala	Ida
Shiva – Geist	Shakti – Materie
Himmel	Erde

Während man in China das Konzept von den zwölf Meridianen und acht Sondergefäßen als Energieleitbahnen entwickelt hat, das zu einer Grundlage der Akupunktur und des Qigong wurde, stammt das Konzept von den drei Haupt-*Nadis Ida, Pingala* und *Sushumna* aus Indien. Letzteres gelangte zusammen mit der Lehre des Buddhismus von Indien nach China und wird dort im Rahmen des buddhistischen Qigong angewendet, welches einen besonderen Wert auf sanfte Bewegungen der Wirbelsäule legt, um die Lebensenergie zu aktivieren. Beide Konzepte widersprechen einander nicht grundsätzlich, sondern ergänzen sich eher, so dass es heute Mischformen gibt wie »daoistisch-buddhistisches Qigong«. Ebensowenig schließen die Konzepte von den sieben *Chakren* und den drei *Dantians* als Hauptenergiezentren einander aus. Letztere sind nahezu identisch mit dem zweiten, vierten und sechsten *Chakra*. Die übrigen *Chakren* entsprechen anderen wichtigen Energiezentren, die auch im Qigong benutzt werden (vgl. Methfessel 2004).

Auch für das System der Körperschleusen gibt es eine Entsprechung im daoistisch geprägten Qigong. Das sind die drei Passtore oder Engpässe für den Fluss des Qi auf dem Weg der »Himmelskreislauf-Übung«. Bei dieser versucht man ähnlich wie im Yoga die Energie durch die Wirbelsäule emporsteigen zu lassen, um sie dann auf der Vorderseite des Körpers wieder hinabzuleiten. Dabei werden zahlreiche wichtige Energiepunkte stimuliert, die weitgehend mit den Ausgängen der *Chakren* übereinstimmen.

3 Bandhas im Yoga	3 Passtore im Qigong
Wurzelschleuse	Steißbeinende
Zwerchfellschleuse	»Spalierpunkte« (4.–6. Brustwirbel)
Nackenschleuse	»Jadekissen« (am Hinterkopf)

Qigong bedeutet Übung für die Lebensenergie. Dabei geht es darum, den physischen Körper durchlässig zu machen für den Fluss des *Qi*, der nährenden Energie. Es gibt zahlreiche Übungen, bei denen man altes, trübes *Qi* ausstößt und neues, klares *Qi* bewusst in sich aufnimmt, und zwar über die feinstofflichen Energietore. Dies ist letztlich nichts anderes als das, was im Yoga mit *Prana* und *Apana* bezeichnet wird. Das im Vergleich zum *Qi* etwas substanziellere *Jing* (= Essenz oder Samenkraft), das mit der Funktion der Fortpflanzung zusammenhängt, soll in der Wirbelsäule zum Aufsteigen gebracht werden. Ziel dabei ist es, *Shen* (den Geist, das Bewusstsein) zu erwecken und auf eine höhere Stufe zu bringen. Hier haben wir offensichtlich das Gegenstück zu den Symbolen von *Kundalini-Shakti* und *Shiva. Jing, Qi* und *Shen* werden im Qigong als die »drei Schätze« des Menschen bezeichnet.

Um zu einer tiefen Meditation zu gelangen, gilt es die Sinne zurückzuziehen und die Gedanken auf einen Punkt zu konzentrieren. Die Anweisungen dafür sind in den klassischen Texten des Yoga und Qigong sehr ähnlich. Yoga und Qigong sind in verschiedenen Kulturen unabhängig voneinander entstanden. Ihre Gemeinsamkeit besteht darin, dass Menschen genaue Beobachtungen über die Funktionsweise von Makrokosmos und Mikrokosmos gemacht und daraus Übungssysteme entwickelt haben, die zu guter Gesundheit und zur Entwicklung eines höheren Bewusstseins führen.

2.7. Yoga und Ayurveda

Ayurveda ist die altindische Wissenschaft vom langen und gesunden Leben *(Ayur* = Leben und *Veda* = Wissen). Während Yoga in seinem Herkunftsland mehr als eine spirituelle Disziplin angesehen wird, umfasst der Ayurveda die Gesamtheit von Heilwissen für Körper und Seele. Ebenso wie Yoga blickt er auf eine lange Tradition zurück und entstand in der vedischen Epoche vor 3500 bis 2500 Jahren. Damit gehört er zu den ältesten Medizin-Systemen der Welt mit einer Kombination von Therapie und Prävention. Zum Ayurveda gehören unter anderem eine umfassende Pflanzenheilkunde und Ernährungslehre, zahlreiche Massageformen mit speziellen Entschlackungsmethoden für den Körper sowie Hinweise für den richtigen Lebensrhythmus, der auch astrologische Elemente einschließt.

Der Legende nach pilgerten vor über 3000 Jahren sieben *Rishis* zum Himalaya, um dort Hilfe von den Göttern für die leidende Menschheit zu erbitten. Als *Brahma,* Gott der gesamten Schöpfung, dies sah, schrieb er in 100 000 Versen den Ayurveda nieder, mit genauen Anweisungen zum Leben im Einklang mit den kosmischen Gesetzen. Der Götterarzt Dhanvatari überbrachte sie den sehnsüchtig wartenden Weisen, welche die heilige Lehre fortan den Menschen zunutze machten.

Die Ayurveda-Philosophie ist nicht ganz leicht zu verstehen. Hier kann nur in vereinfachter Form auf ein paar grundlegende Elemente eingegangen werden. Ähnlich wie in der daoistischen *Yin-Yang*-Lehre des alten China gibt es ein männliches Prinzip *(Purusha),* das alles Geistige beinhaltet, und ein weibliches Prinzip *(Prakriti),* das alles Stoffliche umfasst. Im ganzen Kosmos gibt es folgende drei Grundeigenschaften *(Gunas)* als Grundlage allen materiellen Seins:

- *Sattva* Bewusstsein, Reinheit, Klarheit, Schöpferkraft, Feinstoffliches
- *Rajas* Energie, Wille, Dynamik, Vitalität, Entwicklung, Veränderung
- *Tamas* Schwerkraft, Trägheit, Schwäche, Widerstand, Grobstoffliches

Tabelle 7: **Die Tri Doshas und ihre Zuordnungen**

Vata	Pitta	Kapha
Luft und Äther	Feuer	Erde und Wasser
Nervensystem	Stoffwechsel	Skelett und Muskeln
Körperbewegung	Wärmeproduktion	Körperflüssigkeiten
Wahrnehmungen	Begeisterung	Kraft und Ausdauer
Empfindungen	Dynamik	Stabilität und Flexibilität

Sie sind zuständig für die Erschaffung der fünf Elemente Erde, Wasser, Feuer, Luft und Äther, welche wiederum eine Beziehung zu den fünf Sinnesorganen und ihrer Art der Wahrnehmung haben. Erde wird durch den Geruch wahrgenommen, Wasser durch den Geschmack, Feuer (Licht und Farbe) durch das Sehen, Luft (Wind) durch den Tastsinn und Äther (z. B. Radiowellen) durch das Hören. In der Ayurveda-Praxis gibt es detaillierte Hinweise für die tägliche Reinigung der fünf Sinnesorgane am Morgen, die noch über die Hygiene-Methoden des Yoga hinausgehen.

Am bekanntesten ist das ayurvedische Konzept der drei Kräfte *(Tri Doshas)*, die alle biologischen Abläufe regeln. Sie sind Ausformungen der fünf Elemente und bezeichnen unterschiedliche Funktionen im Körper. Gesundheit und Wohlbefinden hängen von einer ausgewogenen Zusammensetzung dieser drei Kräfte ab. Jeder Mensch kommt mit einer bestimmten Konstitution zur Welt und einer individuellen Ausprägung der drei *Doshas*. Wenn man vom *Vata*-Typ, *Pitta*-Typ oder *Kapha*-Typ spricht, ist damit eine Tendenz zum Überwiegen eines *Doshas* gemeint. Anhand von Aussehen, Persönlichkeit, Lebensstil, Vorlieben und Abneigungen lässt sich leicht feststellen, inwieweit ein solches Ungleichgewicht besteht. Dementsprechend können dann genaue Richtlinien für die Ernährung, die Lebensweise und mögliche Heilbehandlungen gegeben werden, um zu einer besseren Balance zu gelangen. Da die Menschen als unterschiedlich betrachtet werden, können Nahrungsmittel, die für den einen Typ förderlich sind, für den anderen schädlich sein, und es bedarf einer genauen Abstimmung der sechs Geschmacksrichtungen (süß, sauer, bitter, scharf, salzig und herb) bei allen Gerichten.

Heute gibt es bei uns zahlreiche Bücher über ayurvedische Ernährung mit einer detaillierten Anleitung zu gesundheitsförderlicher Kochkunst, in denen Sie mehr zu diesem Thema erfahren können. In den meisten Reformhäusern finden Sie Nahrungsergänzungsprodukte wie spezielle Tees und Gewürzmischungen für jeden der drei Grundtypen. Ayurvedische Massagen und Wellness-Produkte werden in jeder größeren Stadt angeboten, und im Internet gibt es reichlich Informationen dazu. Sie können auch längere Reinigungskuren mit Öl *(Panchakarma)* oder andere Therapieformen buchen, sogar in

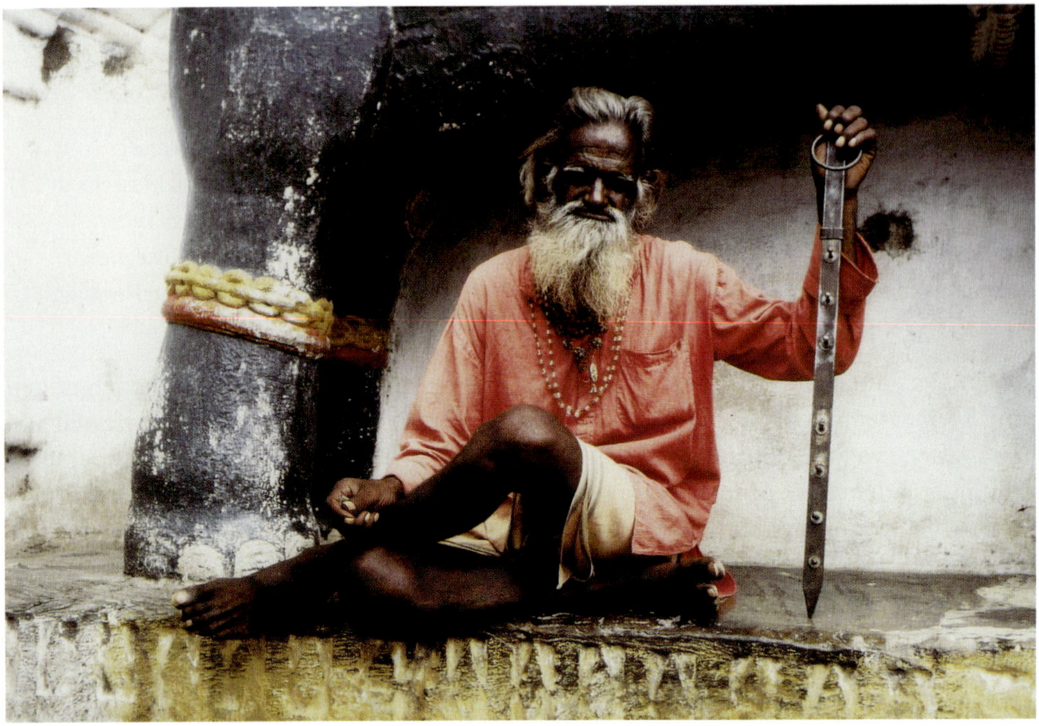

Tempelwächter in Udaipur

Verbindung mit einer Reise nach Indien oder Sri Lanka. Viele Yoga-Schulen im deutschsprachigen Raum bieten spezielle Kurse in Ayurveda an, insbesondere im Rahmen ihrer Lehrer-Ausbildungen. Umgekehrt wird das Üben von Yoga nach dem Ayurveda als sehr positiv zur Stärkung der körperlichen und geistigen Gesundheit angesehen.

3. Gesundheitliche Wirkungen des Yoga

Die meisten Menschen bei uns im Westen, die sich für Yoga interessieren, tun dies aus gesundheitlichen Gründen. Seltener ist der Einstieg in den Yoga als geistig-spirituellen Weg. Heute bietet fast jede Volkshochschule Yoga-Kurse an, und man findet in vielen Gesundheitsmagazinen und Frauenzeitschriften etwas über Yoga. In meine Kurse kommen oft Menschen mit Rückenproblemen, andere suchen einen Ausgleich zum alltäglichen Stress, wieder andere haben spezielle Probleme, mit der Atmung, der Verdauung usw.

Wir können den physischen Körper in drei Schichten vom Gröberen zum Feineren hin unterteilen. Die untere Ebene führt seine Aktivitäten aus, die mittlere stellt die Energie dafür zur Verfügung und die obere steuert seine Funktionen. Das ist ganz ähnlich wie bei einer Maschine: Erstens gibt es ein komplexes Gefüge aus Metall- und Plastik-Bauteilen wie z. B. bei einem großen Schaufelbagger, der mit kraftvollen mechanischen Bewegungen auf das Element Erde einwirkt. Zweitens gibt es hydraulische (Element Wasser), elektrische (Element Feuer) und pneumatische (Element Luft) Kreisläufe, die den Bagger in Bewegung versetzen. Drittens gibt es eine vom Computer gesteuerte Elektronik, die über Funksignale (Element Äther) die richtigen Impulse gibt. Der Mensch hat diese Technik erschaffen und wacht nun wie ein Gott über sie.

Wenn es um unseren Körper geht, so liegt es an uns, ob wir selbst die Verantwortung für seine optimale Funktionsweise übernehmen. Heute treiben viele Menschen Sport als Ausgleich zum Beruf, zur Geselligkeit und zur gesundheitlichen Stärkung. Leider ist oft ein Übermaß an Leistung und Konkurrenz damit verbunden, und der Aspekt der körperlichen und geistigen Entspannung kommt zu kurz. Es erscheint ihnen leichter, 30 Minuten schweißtreibend zu joggen oder Tennis zu spielen als sich still hinzusetzen, um in der Meditation zur inneren Ruhe zu fin-

Tabelle 8: **Die Zugehörigkeit der Körperteile und Funktionssysteme**

Untere Ebene	Mittlere Ebene	Obere Ebene
Knochen	innere Organe	Nervensystem
Muskeln	Atemfunktion	Drüsensystem
Sehnen	Blutkreislauf	Sinnesorgane
Gelenke	Verdauungssystem	Gehirn
Haut	Urogenitalsystem	

den. Bei aufkommenden gesundheitlichen Problemen wird die Verantwortung schnell an Ärzte oder andere Spezialisten abgegeben. Wer sich dem Yoga zuwendet, zeigt eine Bereitschaft, selbst aktiv etwas für sich zu tun. Yoga hat vielfältige gesundheitliche Wirkungen und beeinflusst alle drei genannten Ebenen, auf die in den folgenden Abschnitten näher eingegangen wird.

3.1. Der Bewegungsapparat

Wir leben in einer Leistungsgesellschaft, in der die einen ständig unter Druck stehen und zuviel arbeiten müssen, während andere ganz ohne Arbeit dasitzen, obwohl sie gern etwas tun würden. Beides erzeugt unterschiedliche Formen von Stress, die sich in der Körperhaltung, dem Muskeltonus und dem Gesichtsausdruck widerspiegeln. Die einen kommen nur zur Ruhe, wenn sie sich vorher total verausgabt haben (z. B. beim Sport), und die anderen brauchen einen starken Antrieb, um wieder in Aktion zu kommen und tiefer zu atmen. Yoga hilft beiden Gruppen. »Die Menschen im Westen brauchen den körperlichen Stress, bevor sie sich tief entspannen können«, sagte mein Lehrer Yogi Bhajan. Dementsprechend sind die Übungsreihen seines Kundalini-Yoga so aufgebaut, dass sie von anstrengenden Power-Übungen systematisch zu Tiefenentspannung und Meditation hinführen.

Im Yoga wird auf die Entspannung großen Wert gelegt, nicht nur nach dem Üben, sondern auch während des Übens. So schreibt z. B. van Lysebeth (1982): »Das Geheimnis des Hatha-Yoga in wenigen Worten heißt Dehnung entspannter Muskeln unter Einwirkung langsamen und progressiven Zuges.« Über Gymnastik schreibt er, dass sie »in erster Linie die Entwicklung der Muskulatur durch wiederholte und willentliche Kontraktion derselben anstrebt«. Existiert ein solcher Gegensatz aber tatsächlich? In der modernen Funktionsgymnastik gibt es gut ausgearbeitete Programme, welche die Kräftigung zu schwacher Muskeln mit der Dehnung von verkürzten Muskeln und die Mobilisierung der Gelenke mit der Koordination von komplexer Bewegung verbinden (z. B. Fleiss 1990). Dies ist genau, was die Körperübungen des Yoga auch bezwecken.

> »Ziel der Übungen ist es, sich seiner Körperlichkeit bewusst zu werden und auf den Körper hören zu lernen, den Fluss der Energie zu fühlen, Spannungen und Verspannungen zu erfühlen und sie zu reduzieren, sich auf die Entspannung zu konzentrieren, Geduld zu entwickeln und Regelmäßigkeit zu erarbeiten, sich selbst zum Maßstab zu setzen und nicht zuletzt: Richtig zu atmen und sich maßvoll zu ernähren.«

Dieses Zitat stammt nicht, wie Sie vielleicht denken mögen, aus einem Yoga-Buch, sondern aus der Einleitung zu Bob Andersons Klassiker über »Stretching« (1990). Er sieht seine Methode irgendwo zwischen Gymnastik und Yoga. In neuere Veröffentlichungen zu Yoga fließen Erkenntnisse aus der Physiotherapie und der Funktionsgymnastik ein. Traditionelle

Asanas werden auf ihre Zuträglichkeit für den normalen Besucher eines Yoga-Kurses hinterfragt, und einfache Vorbereitungsübungen werden aus anderen Systemen übernommen. So gibt es bei uns eine Anpassung des traditionellen Yoga an die Bedürfnisse des Menschen im Westen, ebenso wie Yoga die Konzepte von Gymnastik und Fitness-Training bereichert.

Zur Verbesserung der Funktionen des Bewegungsapparats folgt Yoga einigen grundlegenden Übungsprinzipien:

- Aufmerksamkeit auf den eigenen Körper richten
- Kombination von aktiver Übung und passiver Entspannung
- Abwechseln von komplementären Dehnungen (z.B. vorn – hinten)
- Bewegung im Einklang mit der Atmung

Richtig ausgeführte Yoga-Übungen verbessern die Beweglichkeit des ganzen Körpers, insbesondere der Wirbelsäule. Zugleich stabilisieren sie den Muskelapparat durch ein kräftigendes Training, z.B. für zu schwache Bauch- und Rückenmuskeln. So wird die aufrechte Haltung schon beim einfachen Yoga-Sitz geübt und durch andere Übungen gefestigt. Dies wirkt sich auch auf die Funktionen der inneren Organe und des zentralen Nervensystems positiv aus. Durch die sanfte Dehnung verkürzter Muskeln, z.B. an den Beinen, wird die Elastizität des Körpers gefördert und Sportunfällen wie Muskelzerrungen vorgebeugt. Spiraldehnungen (wie z.B. beim Drehsitz) sind besonders förderlich, weil die meisten Muskeln ebenfalls spiralig verlaufen. Yoga hilft dabei, die Gelenke zu mobilisieren, z.B. an den Schultern, und wirkt dadurch degenerativen Prozessen entgegen. Die Knochen werden durch Yoga gestärkt, wodurch das Risiko von Osteoporose vermindert wird. Schließlich führt ein regelmäßiges Yoga-Training auch zu einer anmutigeren Erscheinung durch den Abbau von Fettpolstern, die Straffung der Haut und die Reinigung der Poren.

Zusammenfassung der wichtigsten Wirkungen:

- Training von Bewegung und Koordination
- Verbesserung des Körperbewusstseins
- Ausgleich von muskulärer Dysbalance
- Kräftigung von schwacher und Dehnung von verkürzter Muskulatur
- Erarbeitung der aufrechten Körperhaltung
- Mobilisierung aller Gelenke einschließlich der Wirbelsäule
- Stabilisierung der Knochen
- Verschönerung des äußeren Erscheinungsbildes

3.2. Die inneren Organe

Beim Yoga wird immer wieder die Bedeutung der richtigen Atmung betont. Durch ein vertieftes Atmen wird die Lungenkapazität besser genutzt und mehr Sauerstoff in den Körper aufgenommen. Dies hat positive Auswirkungen auf die Blutzirkulation, den Stoffwechsel und alle anderen Funktionssysteme. Sowohl durch langes, tiefes Atmen als auch durch kraftvolles, rhythmisches Atmen wird das Blut gereinigt und das Herz gestärkt. Es wird mehr Kohlendioxid ausgestoßen, und das Säure-Basen-Verhältnis wird reguliert. Sind Herz und Lunge gesund, dann funktioniert unser Immunsystem besser und schützt uns vor Infektionen. In Kapitel 6 finden Sie zahlreiche Yoga-Atemübungen *(Pranayama)*.

Viele Positionen und Bewegungsübungen im Yoga sind wie eine sanfte Massage für die inneren Organe. Diese werden intensiver durchblutet und mit Sauerstoff versorgt, was noch länger nach dem Üben anhält. Die umgekehrten Stellungen, wie z. B. der Schulterstand, bewirken eine vermehrte Blutzufuhr zum Kopf, was für Menschen mit niedrigem oder normalem Blutdruck angenehm ist, von Personen mit hohem Blutdruck jedoch vermieden werden sollte. Übungen wie der Feueratem regen die Darmperistaltik an und fördern damit die Entschlackung des Körpers. Hierzu trägt auch das Schwitzen bei anstrengenden Übungen bei. Im *Kundalini-Yoga* gibt es spezielle Übungsreihen für das Lymphsystem, das unter anderem für den Abtransport von Schadstoffen zuständig ist. Die Ausscheidung und innere Reinigung werden im Yoga als genauso wichtig angesehen wie die Aufnahme von neuer Energie durch gesunde Nahrung und tiefe Atmung *(Apana* und *Prana)*.

Je nach dem, auf welche Körperareale die Dehnungen oder Kompressionen schwerpunktmäßig einwirken, ergeben sich positive Effekte für die Leber, die Nieren, den Magen und die Milz. Durch das Trainieren der Wurzelschleuse wird der Beckenboden gekräftigt und so einer Absenkung der Unterleibsorgane vorgebeugt, was besonders für Frauen sehr wichtig ist. Typische Beschwerden in den Wechseljahren können durch Yoga gelindert werden. Die Funktion der Sexualorgane, die als ein Speicherort unserer Lebenskraft gelten, wird verbessert. Yoga zielt darauf ab, diese Energie zu nutzen, um unsere körperliche und geistige Gesundheit zu nähren.

Zusammenfassung der wichtigsten Wirkungen:

- Massage aller inneren Organe und vermehrte Durchblutung
- Senkung der Atemfrequenz und Erweiterung der Lungenkapazität
- Verbesserte Sauerstoffaufnahme durch tiefere Atmung
- Stärkung des Herzens und Regulierung des Blutdrucks
- Positive Auswirkungen auf die Funktion von Leber, Nieren und Magen
- Entschlackung des Körpers
- Regulierung der sexuellen Energie
- Stärkung der Abwehrkräfte

3.3. Die zentralen Steuersysteme

Wenn wir uns bewegen oder uns freuen, dann vertieft sich der Atem automatisch. Wenn wir dagegen traurig sind, uns ärgern oder uns Sorgen machen und auch wenn wir aufgeregt sind, stockt der natürliche, freie Atemfluss. Der Atem passt sich der jeweiligen Stimmung an, wir können sie aber auch über den Atem beeinflussen. Wir werden zwar nicht die Ursache des

Ärgers beseitigen, aber vielleicht anders mit der Situation umgehen, wenn wir anfangen, entspannter und ruhiger zu atmen. »Mir stockt der Atem« und »Atme erst mal tief durch« sagt ja auch der Volksmund.

Nicht nur die emotionale Lage, sondern auch der Geisteszustand lässt sich über den Atem beeinflussen. Lange, tiefe Atmung führt zu einer erhöhten Sauerstoffaufnahme im Gehirn, was die Konzentration verbessert. Kleine Yoga-Pausen im Alltag helfen dabei, den Kopf wieder klar zu bekommen. Dabei können Sie einige der wirkungsvollen Fingerübungen praktizieren, die in Kapitel 7.1 vorgestellt werden. Solche *Mudras* können in Verbindung mit Affirmationen die innere Einstellung positiv verändern.

Yoga-Übungen stärken das Nervensystem durch das Halten von unbequemen Positionen und ungewohnt monotone Meditationen. Laute wie das OM dringen mit ihrer Vibration in die tiefsten Gewebe vor und entfalten dort eine harmonisierende Wirkung. Die komplementären Funktionen von Sympathikus und Parasympathikus im vegetativen Nervensystem, die für Aktivität bzw. Ruhe sorgen, werden u. a. durch die Wechselatmung reguliert. Yoga beeinflusst wichtige Nervengeflechte wie den Solarplexus, der auch als »Bauchhirn« bezeichnet wird und eine zentrale Stelle im System der feinstofflichen *Chakra*-Energien bildet.

Dem System der sieben *Chakren* (vgl. Kap. 2.3) werden auch die innersekretorischen Drüsen zugeordnet, die den Hormonhaushalt steuern und die Stoffwechselprozesse regulieren. Zahlreiche Meditationstechniken wirken auf die Hirnanhangdrüse (Hypophyse), die eine Art von Kommandozentrale für die übrigen Drüsen bildet, sowie auf die Zirbeldrüse (Epiphyse), die für den Tag-Nacht-Rhythmus und erweiterte Wahrnehmungsformen zuständig ist. Die Funktion der Schilddrüsen wird u.a. beim Schulterstand und durch die Nackenschleuse beeinflusst, die der Keimdrüsen durch das Aktivieren der Wurzelschleuse.

Yoga verbessert die Funktion aller Sinnesorgane (Augen, Ohren, Nase, Zunge) sowie des Gehirns. Er führt zu einer subtileren Körperwahrnehmung und einem erholsamen Schlaf. Über-Kreuz-Bewegungen und Wechselatmung bewirken einen Ausgleich zwischen linker und rechter Gehirnhälfte ebenso wie zwischen den beiden Körperseiten. Schließlich wird durch Yoga das elektromagnetische Feld (Aura) gestärkt, das unseren physischen Körper umgibt. Ist es stabil, dringen nega-

Zusammenfassung der wichtigsten Wirkungen:

- Stärkung des Nervensystems
- Harmonisierung des Drüsensystems
- Regulierung von Sympathikus und Parasympathikus
- Verbesserung der Funktion aller Sinnesorgane
- Ausgleich von rechter und linker Körperseite und Gehirnhälfte
- Förderung von Schlaf und Gedächtnis
- Stärkung des elektromagnetischen Feldes
- Verbesserung der emotionalen und mentalen Grundstimmung

tive Einflüsse wie Krankheiten, Angriffe und Unfälle aller Art nicht mehr so leicht zu uns durch.

3.4. Yoga als Therapie

Auf einem großen Yoga-Kongress in Berlin, der 1997 stattfand, äußerte der Präsident der Berliner Ärztekammer als Gastredner: »Wenn der Yoga-Lehrer ein Medikament wäre, würde er schon längst verordnet.« (nach der Zeitschrift DAO 6/97). Von immer mehr Ärzten im Westen wird Yoga heutzutage als eine Ergänzung zur schulmedizinischen Behandlung angesehen. Wissenschaftliche Studien belegen seine positive Wirkung u.a. bei Rückenschmerzen, Schlafstörungen und Herzleiden. Yoga ist jedoch keine Heilmethode im engeren Sinne. Die Verbesserung der Gesundheit durch Yoga ist eher eine positive Nebenwirkung als sein primäres Ziel.

Bei akuten Krankheiten sollte man je nach ihrer Schwere entweder die Übungen stark reduzieren oder ganz mit ihnen aufhören. Leichte Atemübungen und Meditationen können eher beibehalten werden als anstrengende Körperübungen. Chronische Krankheitsbilder können bei einem angemessenen und regelmäßigen Üben positiv beeinflusst werden. Dazu braucht man aber die sachkundige Unterstützung eines kompetenten Yoga-Lehrers oder eines in der Naturheilkunde erfahrenen Arztes. In diesem Buch geht es nicht um die Therapie von Krankheiten durch Yoga, sondern hier werden einfache Übungsanleitungen gegeben, die sich an normal gesunde Menschen richten, was kleinere Unpässlichkeiten im Alltag mit einschließt.

Yoga betrachtet den Körper als den Tempel der Seele, und für Yoga-Anhänger ist es geradezu eine heilige Pflicht, sich gesund zu erhalten. In einem gesunden Körper hat Krankheit keinen Platz. Yoga führt Krankheiten auf die bewusste oder unbewusste Missachtung natürlicher Gesetz-

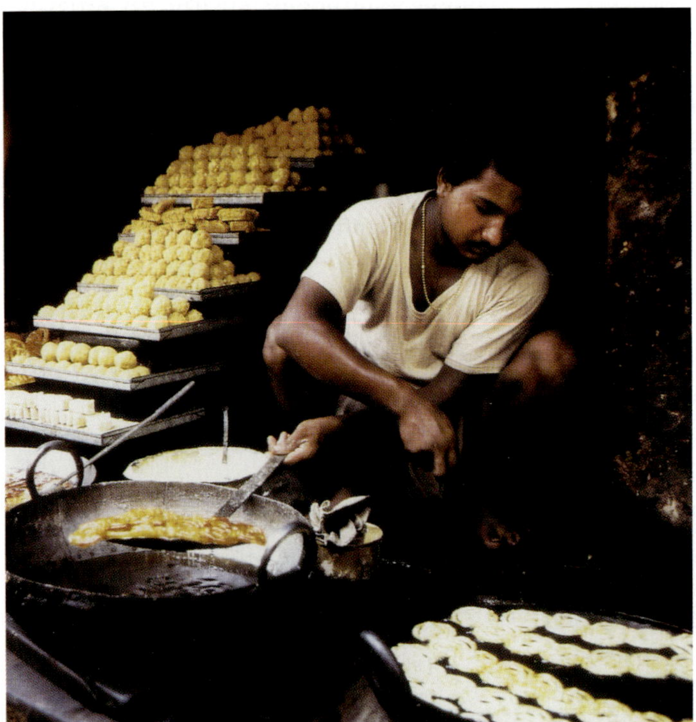

Zuckerbäcker aus Pushkar in Hockstellung

mäßigkeiten zurück. Auf der Grundlage eines widerstandsfähigen Körpers kann der Mensch mit Hilfe von Meditation zur Selbsterkenntnis und Harmonie mit dem Ganzen kommen. Gelingt dies, werden äußere Krankheiten immer unwahrscheinlicher, da sie ja eine Projektion des inneren Zustandes sind. Jede schwere Erkrankung hat demzufolge nach der Yoga-Lehre seelische Ursachen. Daher muss eine Therapie auf dieser Ebene ansetzen und kann sich nicht auf den physischen Körper beschränken. Dies wird von anderen naturheilkundlichen Methoden (Traditionelle Chinesische Medizin, anthroposophische Medizin usw.) ähnlich gesehen, ja sogar die westliche Schulmedizin befasst sich immer mehr mit psychosomatisch verursachten Krankheitsbildern.

In Indien gibt es zahlreiche Institute, in denen Yoga als Therapie angewendet wird. Gemäß der Lehre von den fünf *Koshas* (vgl. Kap. 2.2) wird dort auf all diesen Ebenen gearbeitet: Der physische Körper wird durch passende *Asanas* und eine auf das Krankheitsbild abgestimmte yogische Diät gekräftigt. Atemübungen stärken den *Prana*-Körper und Meditationen den mentalen Körper. Das Studium der alten Yoga-Schriften soll zum Verständnis der größeren Zusammenhänge von Gesundheit und Krankheit beitragen. Alles zusammen kann dann zu einer größeren Zufriedenheit mit sich selbst und der Welt führen.

Bei solchen ganzheitlichen Behandlungen geht es u. a. darum, die Abhängigkeit von Medikamenten so weit wie möglich zu reduzieren, die eigene Energie (z. B. nach einem Unfall) wiederzuerwecken und Methoden zur Selbstbehandlung von dauerhaften Problemen kennenzulernen. Krankhafte Symptome werden als Stau des natürlichen Energieflusses angesehen, egal ob es sich um Rückenbeschwerden, Asthma oder Krebs handelt. Eine nachhaltige Veränderung im Bewusstsein bildet oft den entscheidenden Schritt auf dem Weg zur Heilung. Innere Ausgeglichenheit, Uneigennützigkeit und mehr Lebensfreude sind demnach die Voraussetzung für eine stabile Gesundheit.

Ein schon 1918 gegründetes Yoga-Institut am Rand von Bombay hält regelmäßig einwöchige Camps zu verschiedenen Gesundheitsthemen ab wie: Herzpflege, Stress-Management, orthopädische Beschwerden, Atemwegserkrankungen, Magen-Darm-Erkrankungen, Diabetes, HNO-

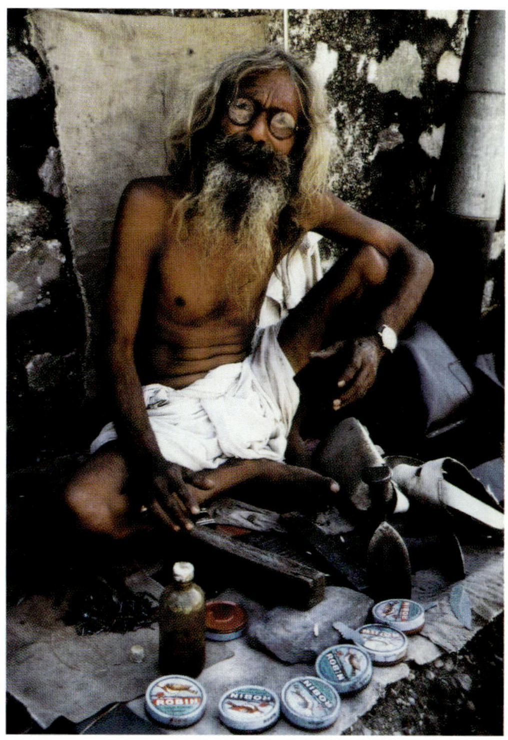

Schuster-Yogi in Rishikesh

Beschwerden und Schwangerschaft. Im Anschluss kann man in einem dreiwöchigen »Besser-Leben-Kurs« mehr über Yoga lernen. Medizin gilt als die Wissenschaft von der Krankheit, Yoga dagegen als die Wissenschaft von der Gesundheit. Der Begründer des Instituts, Shri Yogendra (1897–1987), fasste es folgendermaßen zusammen:

> »Die moderne Gesellschaft braucht Yoga, um körperlich gesund, fit und leistungsfähig zu werden, dabei innerlich ruhig und ausgeglichen. Sie erwartet ferner emotionale Schulung, um durch Stress und Spannung erzeugte, ständig zunehmende psychosomatische Beschwerden zu verhindern. Und schließlich sollte Yoga dazu führen, dass der Mensch zufrieden, glücklich und in Frieden mit sich selbst ist.« (nach DAO-Sonderheft Yoga 1995)

Damit können wir nun zum praktischen Teil dieses Buches übergehen und uns zunächst mit einigen Grundlagen befassen.

4. Grundlagen für die Yoga-Praxis

4.1. Allein und in der Gruppe üben

Wenn Sie Yoga ausprobieren möchten und zum ersten Mal einen Yoga-Kurs besuchen, dann öffnen Sie sich dafür, etwas Neues und vielleicht Überraschendes zu erleben. In vielen Gruppen wird Yoga als eine Art von sanfter Dehngymnastik mit Entspannungspausen angeboten, die auch für ältere und ungeübte Menschen geeignet ist. Anderswo werden Körper und Atmung so intensiv trainiert, dass Sie anfangs denken mögen: »Das schaffe ich nie!« Und an einigen Stellen begegnen Sie traditionellen Elementen wie Meditationen mit gesungenen oder gesprochenen *Mantras*, die Ihnen fremd sind. Schließlich könnten auch der Raum, die Lehrerin oder der Lehrer, die Gruppe und das Sitzen auf dem Boden gewöhnungsbedürftig sein. Erwarten Sie nicht, dass alles so ist, wie Sie es sich vorgestellt haben, und urteilen Sie nicht gleich beim ersten Eindruck über das Erfahrene. Geben Sie sich selbst, Ihrem Körper und Ihrem Geist eine Chance, sich auf eine neue Erfahrung einzulassen und davon zu profitieren. Manche von meinen treuen Kursteilnehmern und Kursteilnehmerinnen waren beim ersten Mal auch etwas verwundert und lachen heute darüber.

Das Buch, das Sie in Ihren Händen halten, basiert auf den Erfahrungen von 20 Jahren Unterrichtspraxis. Es folgt nicht einem geschlossenen Konzept aus einer einzigen Yoga-Richtung, sondern integriert verschiedene Elemente, die sich für Anfänger genauso wie für länger Übende gut bewährt haben. Auch wenn Sie noch unerfahren mit Yoga sind und einen Einstieg suchen, können Sie damit beginnen, nach den praktischen Anleitungen in den folgenden Kapiteln zu üben. Zugleich sollten Sie sich nach einer geeigneten Gruppe umschauen, die Ihnen zusagt. Vielleicht ergänzt sich das, was Sie dort lernen, mit den Inhalten aus diesem Buch.

Wenn Sie Ihre Gesundheit und geistig-seelische Befindlichkeit auf Dauer positiv beeinflussen wollen, kommen Sie um eine regelmäßige Übungspraxis nicht herum. Dazu gehört das individuelle Programm für daheim genauso wie das gemeinsame Üben in einer Gruppe mit einem kompetenten Lehrer. Yoga wird hierzulande fast in jedem größeren Ort angeboten. Schauen Sie in die Programme der Volkshochschulen und anderer Bildungsstätten oder werden Sie im Internet fündig. Vormittags gibt es manchmal Yoga-Stunden im Fernsehen, oder Sie besorgen sich ein Video zum Mitüben. Möglichkeiten gibt es viele, man muss sie nur nutzen.

Nachdem Sie einige Erfahrungen gesammelt haben, möchten Sie vielleicht einmal an größeren überregionalen Veranstaltungen teilnehmen. Vor allem im Sommer gibt es zahlreiche Yoga-Camps an schönen Plätzen. Ich selber habe unvergessliche Eindrücke von den internationalen Yoga-Festivals in Frankreich, die seit den 1970er Jahren von der 3H-Organisation veranstaltet werden. Das Gefühl, gemeinsam mit Hunderten von Menschen aus vielen Ländern bei Sonnenaufgang draußen Yoga zu praktizieren, ist tief in meinem Herzen und Bewusstsein gespeichert.

4.2. Ort, Zeit und Kleidung

Wenn Sie zuhause üben, tun Sie das möglichst immer am selben Platz, wo Sie ruhig und ungestört sind. Sorgen Sie dafür, dass der Raum warm genug und gut belüftet, aber ohne Zugluft ist. Plötzliche Störungen von außen (z.B. das Telefon) sollten vermieden werden. Wenn Sie Kinder haben, können diese je nach Alter mit einbezogen werden. Besorgen Sie sich eine genügend große Übungsmatte, ein Sitzkissen, das Ihnen dabei hilft, mühelos aufrecht auf dem Boden zu sitzen, und eine Yoga-Decke aus Naturfasern als variable Unterlage und zum Zudecken in der Entspannungsphase. Räucherstäbchen oder Duftessenzen sollten Sie, wenn überhaupt, nur sehr sparsam verwenden. Schaffen Sie sich eine angenehme Atmosphäre, die Sie beim Üben unterstützt. Wenn Sie einen geschützten Platz draußen (z.B. im Garten) zur Verfügung haben, können Sie im Sommer auch dort üben. Stellen Sie immer eine Trinkflasche bereit, je nach Jahreszeit gefüllt mit warmem oder kaltem Wasser oder einem dünnen Kräutertee.

Die besten Übungszeiten sind morgens vor dem Frühstück oder abends vor dem Schlafengehen. Morgens bieten sich eher aktivierende Übungen an, abends eher Übungen zur Entspannung, jeweils gefolgt von einer Meditation. Wenn es besser in Ihren Tagesablauf passt, können Sie auch zu anderen Tageszeiten üben. Lassen Sie immer mindestens zwei Stunden nach dem letzten Essen vergehen, ehe Sie mit dem Yoga beginnen, und nehmen Sie sich am besten eine halbe Stunde Zeit dafür, in der Sie ungestört sind. Am besten ist es, wenn Sie täglich üben, aber dreimal in der Woche ist auch gut. Wenn Sie einen regelmäßigen Übungstermin in einer Gruppe haben, sollten Sie zusätzlich daheim üben, um eine nachhaltigere Wirkung zu erzielen. Erkennen Sie die Chance, die darin liegt, sich einen festen Zeitraum zu erschaffen, der nur für Sie selbst reserviert ist.

Es empfiehlt sich, eine spezielle Yoga-Kleidung aus Naturfasern (Baumwolle, Seide o.ä.) zu tragen, die Sie nur für diesen Zweck verwenden. Die Kleidung sollte weit genug geschnitten sein und Sie nicht am Bauch oder im Schritt einengen. Yoga ist etwas anderes als Sport, das sollte sich auch in der Bekleidung ausdrücken. Ich selber trage seit über 20 Jahren meine weiße Yoga-Kleidung zum Üben, weil weiß neutral ist gegenüber den Energien der einzelnen Chakren. Andere helle Farben sind auch in Ordnung, aber zu knallige Farbtöne und zuviel schwarz beeinträchtigen das Energiefeld. Üben Sie möglichst barfuß, um den Kontakt zur Erde zu spüren. Bei einem kalten Boden können Sie wärmende Socken aus Wolle oder

Baumwolle tragen. Je nach der Raumtemperatur kann für die dynamischen Übungen ein dünnes Hemd reichen, vor der Ruhephase sollten Sie jedoch etwas Wärmendes überziehen oder Sie decken sich gut zu, damit der Körper nicht auskühlt.

Zusammenfassend lässt sich sagen, dass jede Art von Übungsritual förderlich ist, wenn es dazu dient, eine neue Gewohnheit zu festigen. Dazu gehört das Üben am selben Ort, zur selben Zeit, mit derselben Kleidung, derselben Einstimmung, demselben Abschluss und denselben hilfreichen Gegenständen, die etwas Positives für Sie symbolisieren.

4.3. Ernährung und Hygiene

In diesem Abschnitt geht es um die innere und äußere Reinigung des Körpers, die eine wichtige Rolle im Yoga spielt. Zum Thema Ernährung gibt es viele unterschiedliche Auffassungen, was förderlich sei und was nicht. Ich möchte mich hier nicht auf eine bestimmte Meinung festlegen, weil jeder Mensch selbst darüber entscheiden sollte, was er isst und was nicht. In strengen Yoga-Schulen wird eine strikte vegetarische Ernährung erwartet. Ob diese aber für jeden Typ (vgl. Kap. 2.7) zu empfehlen ist, wird von vielen Experten bestritten. Ich rate Ihnen dazu, alle Extreme zu vermeiden. Achten Sie auf eine ausgewogene Ernährung, die frei ist von Schadstoffen, und essen Sie keine denaturierten oder abgestandenen Lebensmittel. Eine spezielle Gesundheitskost (mitunter als »Yogi-Kost« bezeichnet) und teure Nahrungsergänzungsprodukte finden Sie heute in esoterischen Zeitschriften ebenso wie in Versandhaus-Katalogen. Ob und in welchem Umfang Sie diese brauchen, müssen Sie selbst entscheiden.

Es ist ratsam, tagsüber viel und möglichst warmes Wasser zu trinken oder leichte Kräutertees, jedoch nicht direkt zum Essen, um die Verdauungssäfte nicht zu deaktivieren. Wenn irgend möglich, sollten Sie Ihre Mahlzeiten immer zur selben Zeit einnehmen und nicht kurz vor dem Schlafengehen essen. Versuchen Sie einmal, das Essen als eine Art von Meditation zu betrachten. Nehmen Sie sich einen Moment der Besinnung vor dem Essen, kauen Sie gut – das ist die halbe Verdauung – und lassen Sie sich Zeit. Sagen Sie sich: »Wenn ich esse, dann esse ich.« Vermeiden Sie es, gleichzeitig fernzusehen, zu lesen oder Diskussionen zu führen. Genießen Sie lieber Ihre Mahlzeit und spüren Sie, wie Ihr Körper diese aufnimmt. Damit werden Sie immer sensibler für die Qualität Ihrer Nahrung.

Es gibt eine alte Regel, nach der man den Magen nur zu 50 % mit fester Nahrung und zu weiteren 25 % mit Flüssigkeit füllen sollte, die restlichen 25% sollten leer bleiben. Beim Essen kann ein Zuviel ebenso schädlich sein wie ein Zuwenig. Ein einzelner Fastentag oder eine mehrtägige Monodiät zur inneren Reinigung mögen von Zeit zu Zeit sinnvoll sein. Dadurch wird dem Verdauungssystem eine Ruhepause gewährt. Längere Fastenkuren ohne professionelle Anleitung können dagegen gesundheitsschädlich sein. Das hängt wieder vom individuellen Typ ab und vom allgemeinen Gesundheitszustand. Dies weiter zu vertiefen, ist jedoch nicht Gegenstand dieses Buches.

Im traditionellen Yoga gibt es zahlreiche Übungen zur Reinigung des Körpers. Einige davon wirken für uns eher befremdlich wie z.B. die Reinigung von Magen und Speiseröhre mit Hilfe eines verschluckten Baumwollstreifens oder des Mastdarms durch Wasserspülungen. Einfacher zu praktizieren ist die regelmäßige Reinigung der Zunge und der Nase *(Neti)*. Die Zunge sollten Sie morgens mit einem Zungenschaber oder einem Löffel von den nachts ausgeschiedenen Schadstoffen befreien. Streichen Sie dazu mehrfach von der Zungenwurzel bis zur Zungenspitze, bis aller Schleim entfernt ist. Die Nase können Sie mit warmem, etwas salzhaltigem Wasser durchgängig machen. Ziehen Sie ein wenig Wasser durch jeweils ein Nasenloch ein, bis es von allein zur Mundhöhle oder zum anderen Nasenloch hin abfließt. Besser geht es mit einem Nasenspülkännchen, das im Handel erhältlich ist (siehe Literatur: Dorje 2004). Schon bald werden Sie spüren, dass sich die Nebenhöhlen im Kopfinneren befreiter anfühlen.

Morgens können Sie vor Ihren Yoga-Übungen erst warm und dann kalt duschen, um den Körper aufzuwärmen und die Wärme durch das Schließen der Poren im Inneren zu halten. Je nach Jahreszeit können Sie die Relation von Warm- und Kaltwasser variieren. Sie sollten aber niemals nach dem Üben duschen, weil der energetische Effekt von Yoga mehrere Stunden lang in der Aura nachwirkt und durch das Abspülen mit Wasser aufgehoben wird. Probieren Sie einmal folgende yogische Reinigungsmethode: Zuerst nehmen Sie leicht angewärmtes Sesamöl und massieren den ganzen Körper damit ein. Dann gehen Sie unter die Dusche, rubbeln mit einem rauen Waschlappen die Haut und spülen zugleich das Öl mit dem Wasser ab. In Verbindung mit dem Wasser zieht das Öl die Schlacken aus der Haut, besser als jede Seife.

Nach dem Duschen können Sie die äußere und innere Ohrmuschel sowie den Gehörgang massieren, soweit Sie ihn mit dem Finger erreichen. Die Ohren stehen über Reflexpunkte mit dem gesamten Körper in Verbindung. Förderlich für die Sehkraft ist es, morgens kaltes Wasser in die geöffneten Augen zu spritzen und mit geschlossenen Lidern ins Sonnenlicht zu schauen. Andere Reinigungsübungen für die Nase, die Augen, die Zunge und den Rachen lernen Sie in den Kapiteln 6.4, 6.5 und 7.3 kennen.

4.4. Einstimmung und Abschluss

Weiter oben habe ich schon betont, wie wichtig es ist, die Gewohnheit des Übens durch eine Art von Ritual zu festigen. Stellen wir uns nun vor, dass wir zu Beginn in das Haus des Yoga eintreten und es zum Abschluss wieder verlassen, um in den Alltag zurückzukehren. Wie können wir dies am besten erreichen? Hilfreich ist dazu eine Kombination aus Atem, *Mudra* und *Mantra*.

Die Einstimmung können Sie im Sitzen oder im Stehen machen. Reiben Sie Ihre Hände kräftig aneinander, um sie mit Energie aufzuladen und legen Sie die Handflächen auf Herzhöhe vor der Brust zusammen. Die Daumen berühren das Brustbein und die anderen Finger zeigen leicht schräg nach oben. Das ist die Begrüßungshaltung *(Namaste)*. Nehmen Sie nun ein paar tiefe Atemzüge. Lassen Sie mit dem Ausatmen alle Gedanken und Gefühle

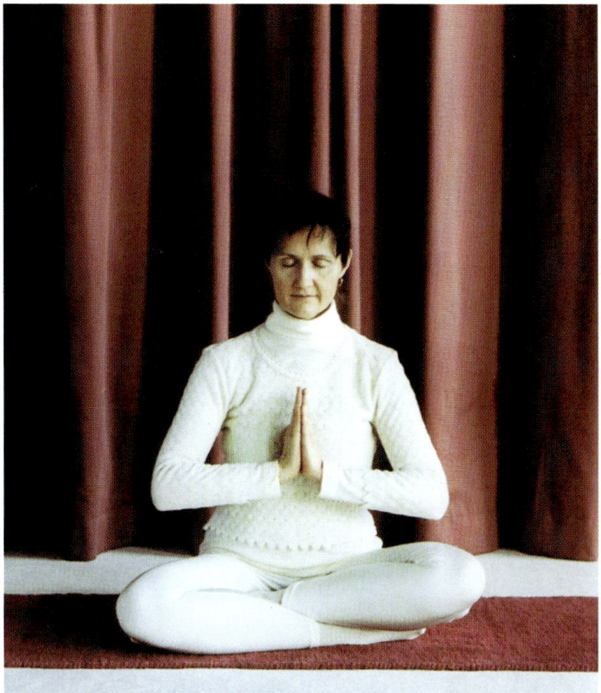

Beginn: Einstimmung mit Namaste

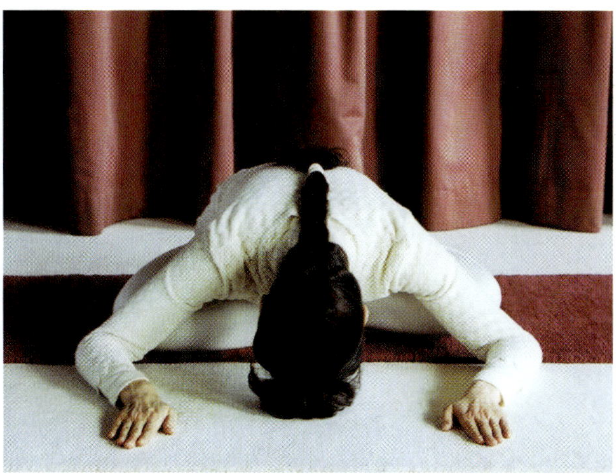

Abschluss: Verneigung zur Erde

aus dem Alltag gehen und öffnen Sie sich mit dem Einatmen für die neue Energie des Yoga. Spüren Sie das zunehmende Gefühl von innerer Ruhe in sich und verbinden Sie es mit einem Lächeln aus dem Herzen. Eine andere Methode ist es, sich mit einem *Mantra* einzustimmen, wie wir dies im *Kundalini-Yoga* tun. Wir singen dreimal: ONG NAMO GURU DEV NAMO, was soviel bedeutet wie: »Ich verbinde mich mit dem Universum und dem göttlichen Licht« (vgl. Kap. 7.2).

Danach beginnen Sie mit einer Abfolge von Körper- und Atemübungen, Entspannung und Meditation. Lassen Sie immer genügend Zeit zum Nachspüren zwischen den einzelnen Übungen. Zum Abschluss der Yoga-Stunde können Sie wieder Ihre Hände reiben, um sie dann vor dem Herzen zusammenzubringen *(Namaste)*. Verweilen Sie so mit dem Gefühl von Dankbarkeit für Ihr Leben und Liebe zu allem was ist. Verneigen Sie sich zur Erde, bringen Sie die Handflächen und die Stirn zum Boden und bleiben Sie 1–3 Atemzüge lang in dieser Position. Sie geben der Erde etwas von der Energie zurück, die Sie täglich von ihr erhalten. Sie können auch mit einem Mantra abschließen wie OM oder SAT NAM. Das bedeutet »Unendlichkeit« bzw. »Wahres Sein«. Singen Sie es dreimal mit langem, tiefem Atem.

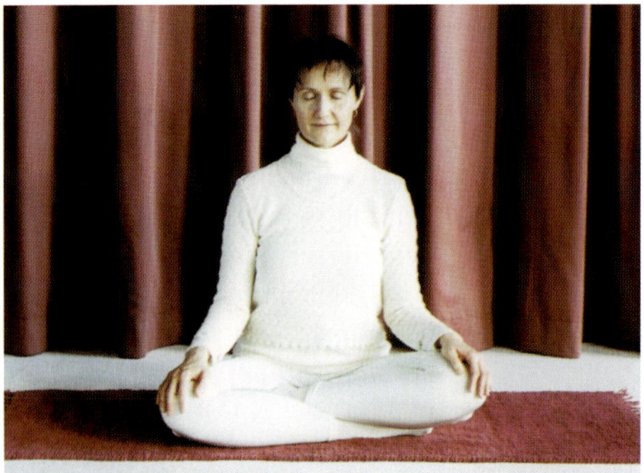

Schneidersitz ohne Sitzkissen

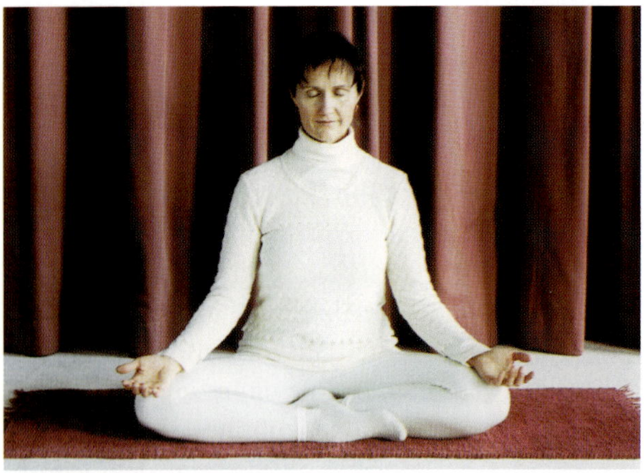

Bequemer Sitz mit Sitzkissen

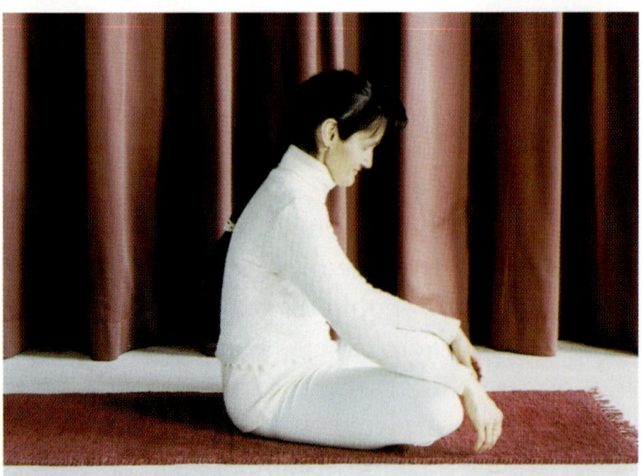

Schlechte Haltung

4.5. Basisübungen im Sitzen

Yoga wird traditionell auf dem Boden ausgeführt, für die einfachen Sitzpositionen folgt hier eine Anleitung. Wenn Sie im **Schneidersitz** mit gekreuzten Beinen sitzen, sollte der Rücken aufrecht sein und zugleich entspannt bleiben. Dies geschieht automatisch, wenn Sie das Becken in eine solche Position bringen, dass die Sitzhöcker senkrecht auf den Boden drücken. Ich empfehle Ihnen dazu, ein festes Sitzkissen oder eine zusammengerollte Decke unter das Gesäß zu legen. Wenn Sie dabei die Füße mehr voreinander legen als beim Schneidersitz, können die Knie leichter den Boden berühren. Diese bequeme Position gibt Ihnen die nötige Stabilität zum Üben. Achten Sie immer darauf, dass der Kreuz-Lenden-Bereich nicht zu angespannt ist und sich die Wirbelsäule und der Kopf mühelos aufrichten lassen. Ziehen Sie das Kinn leicht ein und lassen Sie die Schultern locker hängen.

Schon diese einfachen Sitzhaltungen fallen vielen Menschen hierzulande schwer, weil wir es nicht gewohnt sind, auf dem Boden zu sitzen, wie es in den meisten Ländern Asiens und Afrikas üblich ist. Wenn sich ein größerer Teil der Aufmerksamkeit auf Schmerzen richtet, können wir weder Körperübungen noch Meditationen gut ausführen. Zur Lockerung der Hüftgelenke können Sie den Schmetterling üben (siehe Kap. 5.2), oder Sie nehmen jeweils einen Unterschenkel in Ihre Arme und schaukeln ihn sanft hin und her wie ein Baby.

Eine Alternative zum Schneidersitz ist der **Fersensitz,** bei dem es einfacher ist, mit aufrechtem Rücken zu sitzen. Hierbei haben aber viele Menschen Probleme mit den Knien oder den Fußgelenken. Diese können Sie verringern, wenn Sie ein dickes Sitzkissen zwischen die Füße legen, so dass nicht das ganze Körpergewicht auf den Fersen lastet. Ein weiteres Hilfsmittel ist ein Sitzbänkchen aus Holz, das ebenfalls die Fersen entlastet. Es ist gut geeignet für längere Meditationen, aber Sie können nicht alle Körperübungen im Sitzen darauf machen. In Kapitel 5.7 finden Sie eine ganze Übungsreihe im Fersensitz.

Falls Sie keine dieser Sitzpositionen einnehmen können, setzen Sie sich auf einen Stuhl mit gerader Lehne und wandeln die Übungen entsprechend ab. Bei längeren Meditationen ist es überhaupt kein Problem, so zu üben. Einige ältere Damen in meinen Kursen sitzen lieber mit lang vorgestreckten Beinen am Boden statt im Schneidersitz. Auch das ist möglich, wenn Sie dabei aufrecht sitzen können. Auf die Beschreibung von komplizierteren

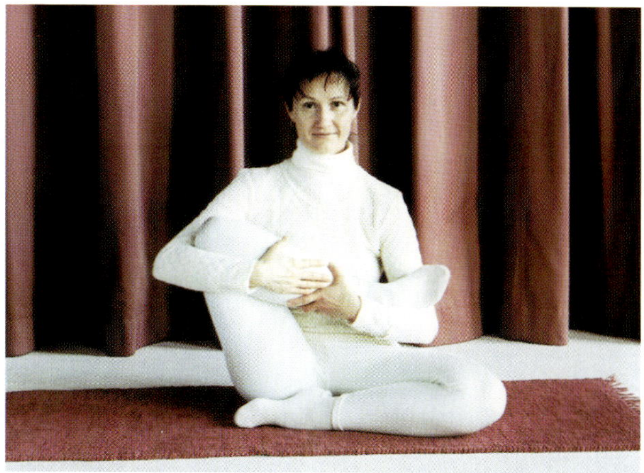

Babyschaukel

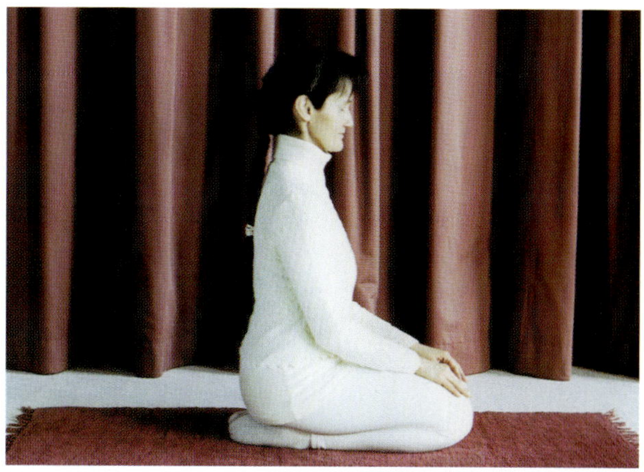

Fersensitz

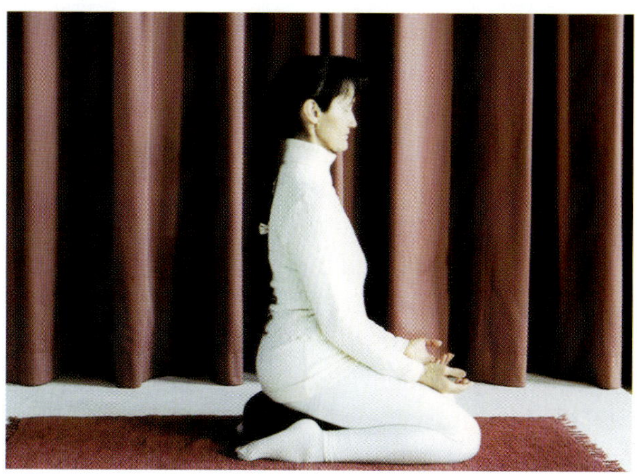

Fersensitz mit Kissen

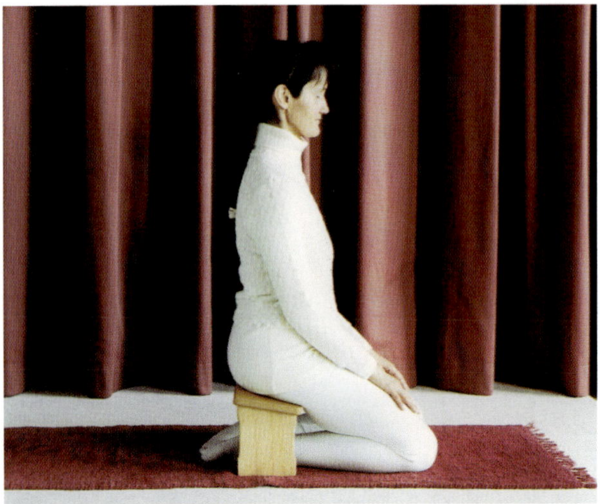

Fersensitz mit Bänkchen

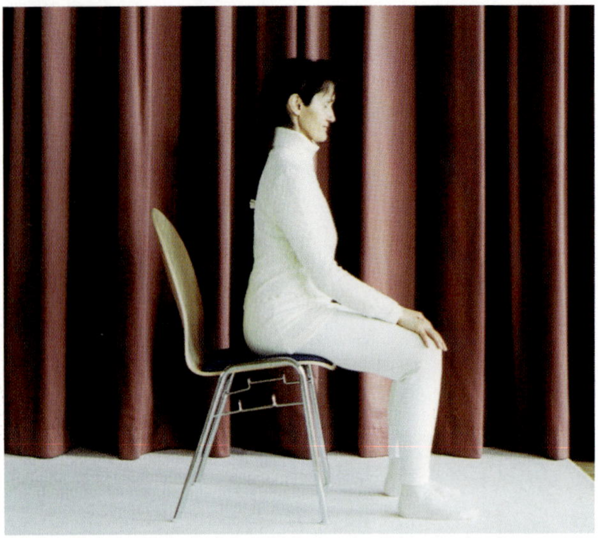

Sitzen auf dem Stuhl

Versionen wie dem Lotus-Sitz mit extrem verschränkten Beinen wird hier verzichtet, weil dieser von den meisten Anfängern und auch vielen länger Übenden sowieso nicht ausgeführt werden kann. Wenn Sie mehr dazu wissen wollen, finden Sie im Literaturverzeichnis andere Yoga-Bücher (z. B. Iyengar und Petersen), in denen auch schwierige Positionen beschrieben sind.

Eine kurze Yoga-Massage im Sitzen

1. Reiben Sie die Handflächen kräftig aneinander und laden Sie so die Hände mit Energie auf.
2. Streichen Sie die Stirn mit den Fingerkuppen von der Mitte nach außen aus.
3. Massieren Sie die Wangen kreisförmig mit den Fingern.
4. Streichen Sie mit den Händen den Hals und die Kehle vom Kinn abwärts aus.
5. Klopfen Sie mit lockeren Fäusten auf den oberen Teil vom Brustbein, wo sich die Thymusdrüse befindet und summen Sie dazu.
6. Klopfen Sie mit der flachen Hand locker auf den Bauch wie auf eine Trommel.
7. Klopfen Sie die Innenseite der Oberschenkel mit den Fäusten ab.
8. Massieren Sie die Füße zu den Zehen hin.
9. Falten Sie die Hände, drehen Sie sie nach außen und dehnen Sie die Arme über dem Kopf nach links und rechts .
10. Trennen Sie die Hände, schütteln Sie sie über dem Kopf aus und lockern Sie dabei die Schultern.

4.6. Tiefenentspannung im Liegen

Die wichtigste Entspannungsposition ist die Rückenlage, die im Yoga als »Totenstellung« *(Savasana)* bezeichnet wird. Man soll so entspannt liegen, als wenn kein Leben mehr im Körper wäre, und sich wie körperlos fühlen. Dazu sollten die Füße etwa hüftweiten Abstand haben und seitlich nach außen fallen. Die Arme werden etwas vom Körper abgewinkelt, und die Handflächen zeigen nach oben. So können sich die Hüft- und Schultergelenke am besten entspannen. Falls Sie eine unangenehme Spannung im Kreuz spüren, können Sie sich eine zusammengerollte Decke unter die Knie schieben oder die Füße etwas aufstellen, so dass sich die Lendenwirbel auf dem Boden ablegen können. Vielleicht gleiten die Beine nach einer Weile ganz von allein in die Horizontale. Der Hinterkopf liegt auf der Matte auf oder, wenn Sie sich wohler damit fühlen, auf einem kleinen Kissen. Vermeiden Sie jedoch, ein dickes Kissen zu benutzen, so dass der Hals abknickt. Da die Körpertemperatur während der Entspannung sinkt, sollten Sie sich vorher etwas überziehen oder sich zudecken.

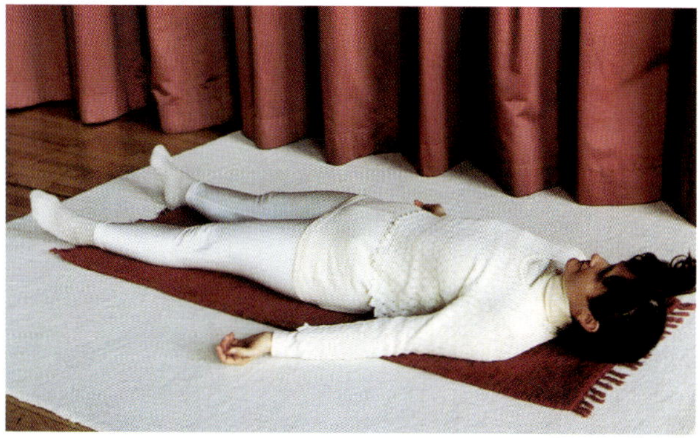

Tiefenentspannung (Savasana)

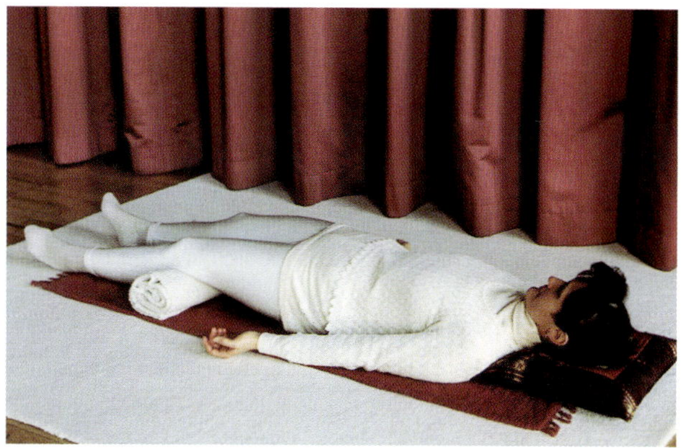

Tiefenentspannung – Variante

Um den Körper tief zu entspannen, richten wir unsere Aufmerksamkeit nacheinander auf verschiedene Körperteile. Wir beginnen an der Oberfläche, an der Haut, und dringen dann allmählich mehr in die Tiefe vor, erst in die Muskeln, dann in die Gelenke, die Knochen und die inneren Organe. In vielen Yoga-Büchern wird der Körper von den Füßen ausgehend bis zum Kopf hin entspannt. Ich bevorzuge die umgekehrte Richtung vom Kopf zu den Füßen, so wie ich es bei meinem Qigong-Lehrer, Meister Zhi-Chang Li, gelernt habe. Wer Probleme damit hat, zur Ruhe zu kommen, dem empfehle ich die abwärts gerichtete Entspannung. Für alle, denen es eher an Energie mangelt, ist die aufwärts gehende Entspannung besser. Da im 7. Kapitel eine Meditation für die Chakren von unten nach oben folgt, machen wir hier eine Körperreise von oben nach unten.

Entspannungsreise durch den Körper vom Kopf bis zu den Füßen

Breite dich nun auf deiner Matte aus und rücke dich noch etwas zurecht, bis du ganz bequem liegst. ... Schließe dann deine Augen. ... Lass den Atem ganz weich und natürlich ein- und ausströmen. ... Entspanne Bauch und Brustkorb und lass alle noch verbliebene Anspannung mit dem Ausatmen los. ... Erlaube dir, mit jedem Ausatmen ein wenig tiefer in den Boden einzusinken. ... Falls deine Gedanken um bestimmte Dinge kreisen, dann lass sie ganz natürlich kommen und gehen wie den Atem. ... Richte deine Aufmerksamkeit nun Schritt für Schritt auf verschiedene Körperteile. ... Stell dir vor, dass sie sich innerlich ausweiten. ... Schicke ein Lächeln an jede Stelle, die du entspannst. ... Wir machen nun vier Runden durch den Körper, immer vom Kopf bis zu den Füßen hin.

1. Runde: Beginne am Scheitelpunkt und entspanne die Kopfhaut auf der Vorderseite bis zur Stirn ... entspanne die Stirn ... die Augenbrauen ... die Augenlider und die Augäpfel ... die Nasenflügel ... die Wangen ... die Lippen ... die Zunge ... den Unterkiefer ... den Hals mit der Kehle ... die Schlüsselbeine ... das Brustbein ... die vordere Brustmuskulatur ... den Bauch, verweile dort etwas länger ... die Leistenbeugen ... die Vorder- und Innenseiten der Oberschenkel ... die Knie ... die Unterschenkel ... die Fußgelenke ... die Innenseite der Füße bis zum großen Zeh.

2. Runde: Beginne wieder am Scheitelpunkt und entspanne die Kopfhaut auf der Rückseite bis zum Nacken ... entspanne die sieben Halswirbel ... die Schulterblätter ... die zwölf Brustwirbel ... die Rückenmuskulatur ... die fünf Lendenwirbel ... den Kreuzbereich ... das Gesäß ... die Rückseite der Oberschenkel ... die Kniekehlen ... die Waden ... die Fersen ... die Außenseite der Füße und die Fußsohlen bis zu den Zehen.

3. Runde: Beginne wieder am Scheitelpunkt und entspanne die Kopfhaut auf beiden Seiten bis zu den Ohren ... entspanne die Ohren ... die Kiefergelenke ... die beiden Seiten vom Hals mit den Schilddrüsen ... die Schultergelenke ... die Oberarme ... die Ellenbogen ... die Unterarme ... die Handgelenke ... die Hände und die Finger ... erst den Mittelfinger ... dann Zeigefinger und Ringfinger ... dann Daumen und kleinen Finger ... dann entspanne die Achselhöhle ... die einzelnen Rippen ... die Taille ... die Hüftgelenke ... die Außenseite der Beine, langsam abwärts ... die Außen- und Oberseite der Füße bis zu den Zehen.

4. Runde: Beginne wieder am Scheitelpunkt und entspanne nun das Innere des Körpers ... stell dir Kopf, Rumpf und Gliedmaßen vor wie hohle Gefäße ... entspanne das Innere des Kopfes, wo sich das Gehirn befindet ... entspanne den Nasen- und Rachenraum ... den Hals- und Kehlraum ... den oberen Brustraum ... die Schultergelenke ... die Arme bis zu den Händen ... die Hand- und Fingergelenke ... den ganzen Brustraum ... das Zwerchfell und den oberen Bauchraum ... den Bauch-Becken-Raum ... die Oberschenkel ... die Kniegelenke ... die Unterschenkel ... die Fußgelenke ... die Füße mit allen Zehengelenken.

Bleibe noch eine Weile so liegen und nimm deinen Körper als Ganzheit war ... wie er fast regungslos daliegt und zugleich voller Lebenskraft. ... (längere Stille – mehrere Minuten lang) ... Bereite dich darauf vor, gleich wieder in den Normalzustand zurückzukehren. ... Nimm nun wieder ein paar tiefere Atemzüge ... tief einatmen ... und tief ausatmen. ... Fange an, deine Finger und Zehen leicht zu bewegen. ... Lass die Hände und Füße in den Gelenken kreisen. ... Strecke die Arme und Beine und beginne, deinen gesamten Körper zu dehnen. ... Hebe Arme und Beine und schüttele sie kräftig aus. ... Reibe die Handflächen und die Fußsohlen kräftig aneinander. ... Rolle auf der Wirbelsäule vor und zurück und komme so zurück zum Sitzen. ... Damit ist die Entspannungsreise durch den Körper beendet.

Mit der Zeit brauchen Sie vielleicht keine so detaillierte Anleitung mehr und können schon mit einem Durchgang einen tiefen Entspannungszustand erreichen. Wenn Körper, Atem und Geist immer mehr zur Ruhe kommen, bleibt zuletzt nur ein kleiner Teil des Bewusstseins aktiv, der wie ein Beobachter von außen zuschaut. Dies ist kein Schlafen, sondern eine sehr tiefe Stille, in die Sie eingetreten sind. Es wird nicht gleich von Anfang an klappen, aber mit jedem Üben werden Sie den Fortschritt an sich spüren. In einem solchen Ruhezustand kann sich der Körper in alle Zellen hinein regenerieren. Bleiben Sie für 10–15 Minuten in dieser Tiefenentspannung. Um sich selbst in diesen Zustand zu versetzen, können Sie sich die Anleitung auf einen Tonträger aufnehmen, am besten in Kombination mit einer gleichmäßigen Entspannungsmusik, oder Sie lassen sie sich vorlesen.

4.7. Allgemeine Regeln zum Beachten

- Finden Sie einen förderlichen Platz zum Üben, an dem Sie nicht gestört werden.
- Tragen Sie bequeme, helle Kleidung und legen Sie Uhr und Schmuck zum Üben ab.
- Üben Sie mäßig, also nicht zuviel auf einmal, aber dafür regelmäßig, am besten jeden Tag etwas.
- Üben Sie die einzelnen Abschnitte lieber etwas kürzer und wiederholen Sie sie mehrfach. Machen Sie Pausen dazwischen.
- Üben Sie nicht zu Vieles durcheinander, sondern bleiben Sie eine Weile bei einer Übungsfolge. Man benötigt rund 40 Tage, um eine neue Gewohnheit zu festigen.
- Die Yoga-Praxis ist auf Jahre angelegt. Es gibt keine Eile, Sie haben viel Zeit. Ihre Übungszeit können Sie allmählich ausdehnen.
- Suchen Sie sich einen kompetenten Lehrer bzw. eine Lehrerin, anstatt zuviel auf eigene Faust ausprobieren zu wollen.
- Wenn Sie regelmäßig in einer Gruppe üben, vergleichen Sie sich nicht mit anderen. Ergänzen Sie möglichst das gemeinsame Üben durch Ihre individuelle Übungspraxis.

- Haben Sie Geduld mit sich selber. Üben Sie entsprechend Ihrer eigenen Möglichkeiten und geben Sie bei Schwierigkeiten nicht gleich auf.
- Machen Sie sich keinen Leistungsdruck, vermeiden Sie jede Überanstrengung und entspannen Sie sich beim Üben mit einem Lächeln. Üben Sie mit Freude und nicht aus Pflichtgefühl.
- Finden Sie Ihren eigenen Rhythmus im Atem- und Bewegungsfluss. Lassen Sie sich von passender Musik begleiten, wenn Sie es mögen.
- Richten Sie Ihre Aufmerksamkeit beim Üben auf den Körper, den Atem oder ein innerlich gesprochenes Mantra, um den Geist zu fokussieren.
- Wenn Sie sich immer richtig einstimmen und richtig abschließen, dann ist dies schon der halbe Übungserfolg. Denn nur so können Sie die Wirkung längerfristig in sich bewahren.
- Üben Sie niemals mit vollem Magen – beim Sport würden Sie das auch nicht tun.
- Schmerzen sind ein Signal für Grenzen, die Sie respektieren sollten, sie sind aber kein Zeichen zum Abbrechen von Yoga überhaupt.
- Wenn Sie gesundheitliche Probleme haben, sprechen Sie darüber mit Ihrem Yoga-Lehrer oder Ihrem Arzt.
- Yoga ist gut geeignet als Ergänzung zur Physiotherapie, gegebenenfalls auch zur Psychotherapie, aber es ist kein Ersatz für eine ärztliche oder therapeutische Behandlung.
- Yoga ist ein ganzheitliches Übungssystem. Auch Ihr Alltag könnte sich verändern, vielleicht sogar mehr, als Sie es sich jetzt vorstellen können.

Auf spezielle Fragen zum Üben und zur Gesundheit wird in Kapitel 8.2 ausführlicher eingegangen.

5. Körperübungen im Yoga

Asanas bilden die dritte Stufe im achtstufigen Pfad des Patanjali. Viele der klassischen Yoga-Positionen sind für den Ungeübten kaum praktizierbar, nicht wenige sind nach den Erkenntnissen der modernen Physiotherapie sogar eher schädlich als nützlich. Da ist es nicht verwunderlich, wenn heute bei uns im Westen zahlreiche Übungen aus der Wirbelsäulengymnastik als Yoga angeboten und auch dankend angenommen werden. Andererseits ist Yoga mehr als ein alternatives Gesundheitstraining, das zu gesteigerter Fitness führt, und auch mehr als eine Entspannungsmethode, die ein angenehmes Wohlbefinden (»Wellness«) bewirkt.

Im Unterschied zur reinen Körperübung gibt es im Yoga noch Konzentrations- und Atemtechniken (siehe Kap. 6 und 7), die stets mit dazu gehören. Die ursprüngliche Absicht des Yoga ist es nicht, den Körper durch komplizierte Verrenkungen zu akrobatischen Leistungen zu befähigen, sondern ihn vorzubereiten auf längere Meditationen. Körper und Geist sollen diszipliniert werden, und das rein Körperliche wird dabei transzendiert. So kommen wir dem eigentlichen Ziel des Yoga – der Verbindung von Körper und Geist – allmählich näher.

Im Folgenden werden mehrere Übungsreihen vorgestellt, die nach funktionalen Kriterien neu zusammengestellt worden sind, um auch Menschen mit Rückenproblemen und anderen gesundheitlichen Risiken einen erfolgreichen Zugang zum körperorientierten Yoga zu ermöglichen. Klassische Yoga-Übungen wurden zum Teil so abgeändert, dass sie Anfängern ebenso wie schon länger Übenden bedenkenlos empfohlen werden können. Ein Grundprinzip des funktionalen Trainings ist es, die Muskelgruppen zu kräftigen, die zur Abschwächung neigen, und diejenigen zu dehnen, die leicht verkürzen.

Die folgenden Übungsreihen können separat geübt oder auch miteinander kombiniert werden (z. B. in Kap. 5.1 und 5.2). Am besten schließen Sie jeweils eine längere Entspannungsphase und eine Meditation an die Körperübungen an. Probieren Sie die Übungen zunächst Schritt für Schritt aus (z. B. eine Woche lang nur eine Übungsfolge). Später können Sie sich ein paar Lieblingsübungen auswählen, die Ihnen besonders gut tun. Die folgenden Abschnitte enthalten Elemente aus dem *Kundalini-Yoga*, dem *Hatha-Yoga* und der Funktionsgymnastik. Am besten ist es, wenn Sie mit geschlossenen Augen üben, um die Aufmerksamkeit im Inneren zu halten. Auf Ausnahmen davon wird im Text hingewiesen.

5.1. Übungsreihe im Stehen

Bestimmte Positionen im Stehen werden als »Runen-Yoga« bezeichnet, weil sie an alte Buchstaben erinnern. Sie sind hier etwas überarbeitet und in eine neue Reihenfolge gebracht worden. Es beginnt mit dem A und endet mit dem O – wie Alpha und Omega, Anfang und Ende. Die Reihenfolge der Buchstaben (A – I – Y – T – S – O) können Sie sich leicht merken, wenn Sie einen Sinnzusammenhang daraus bilden: »Am Anfang – Ich bin – Yoga – vom Tun – zur Stille – in Offenheit«.

Diese Übungsreihe eignet sich gut zum Einstieg und kann vor anderen Übungen ausgeführt werden. Im Stehen sollte sich das Becken aufrichten, so dass die Lendenwirbelsäule etwas abflacht. Das Brustbein wird leicht angehoben, Kopf und Nacken sind aufgerichtet. Wenn Sie nur diese sechs Übungen praktizieren, machen Sie am besten drei Durchgänge hintereinander. Es empfiehlt sich, in jeder Stellung 30–60 Sekunden oder 3–6 lange, tiefe Atemzüge zu verweilen.

1. **A-Position:** Sie stehen im breiten Stand, bringen die Hände vor der Brust zusammen und halten die Unterarme horizontal. Dies ist die traditionelle Begrüßung – die *Namaste*-Haltung.

2. **I-Position:** Sie stellen die Füße zusammen und halten die Arme senkrecht nach oben. Die Handflächen liegen zusammen, die Ellenbogen können etwas locker sein. Dabei wird der Brustkorb seitlich gedehnt.

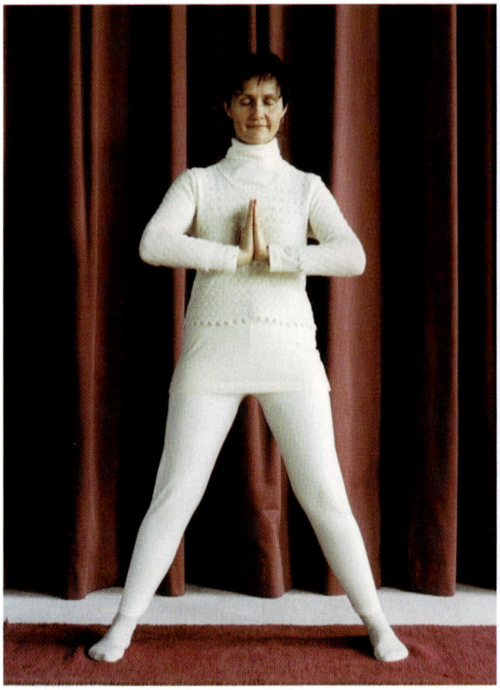

A-Position – in der Erde wurzeln

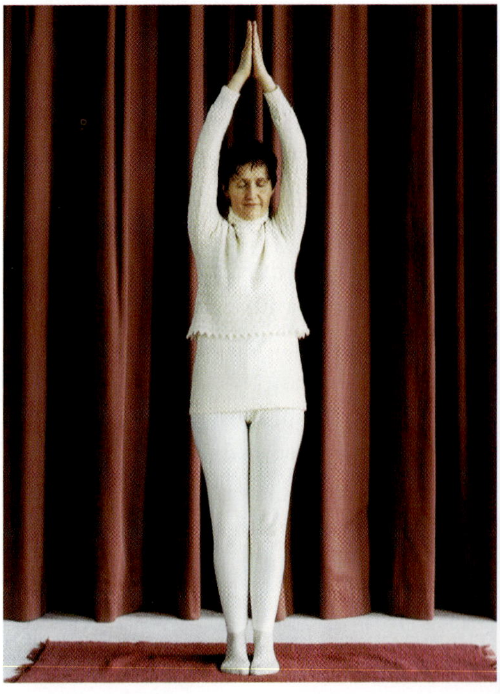

I-Position – Himmel und Erde verbinden

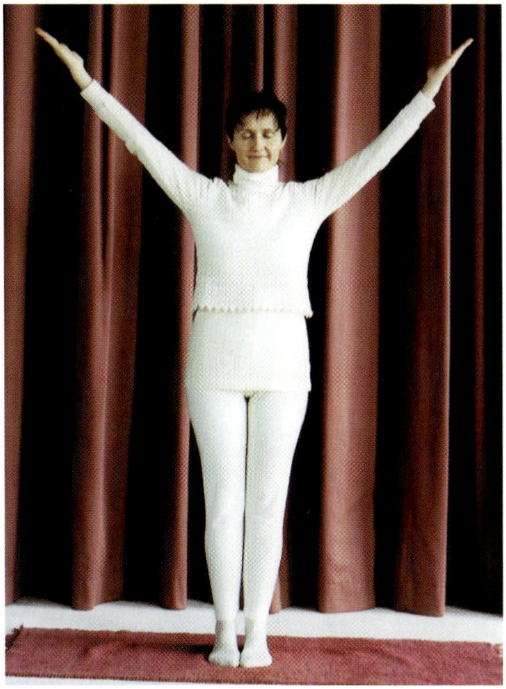

Y-Position – sich zum Himmel öffnen

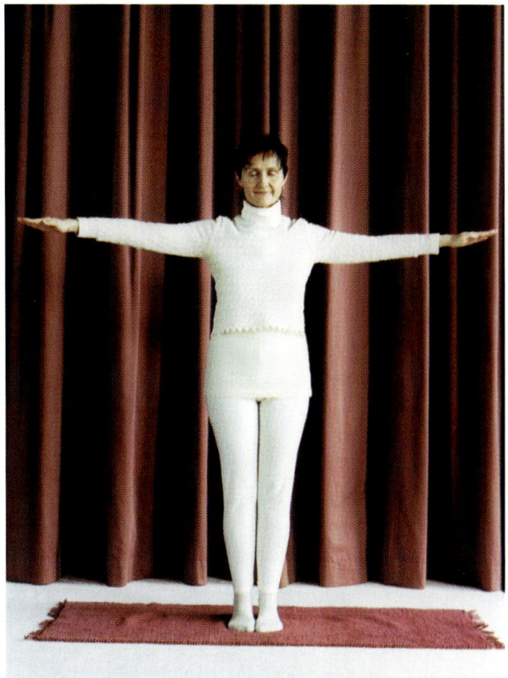

T-Position – vertikal und horizontal kreuzen

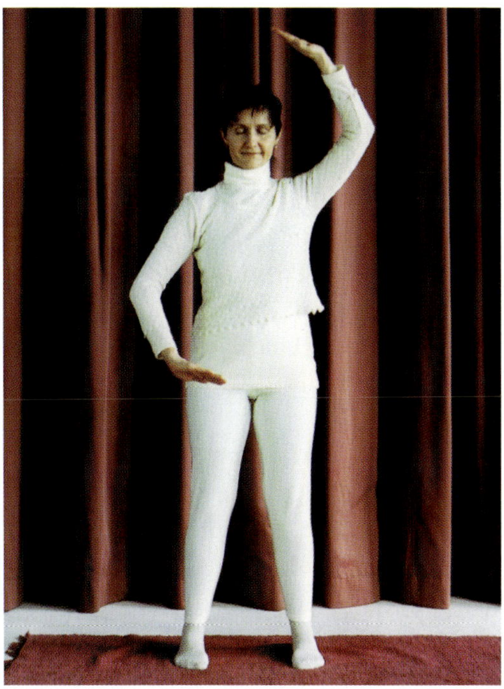

S-Position – links und rechts ausgleichen

3. **Y-Position:** Sie stehen weiter im schmalen Stand, die Arme sind gestreckt und die Handflächen zeigen schräg nach oben. Achten Sie darauf, dass die Schultern locker bleiben.

4. **T-Position:** Weiter im schmalen Stand halten Sie die Arme horizontal gestreckt, diesmal mit den Handflächen nach unten zeigend. Spüren Sie die Dehnung in den Schultern, Armen, Fingern und im Hals.

5. **S-Position:** Kommen Sie jetzt in den normalen Stand mit den Füßen hüftbreit auseinander. Die Arme sind gerundet, die linke Handfläche zeigt nach oben, die rechte nach unten. Nach einer Weile wechseln Sie die Position der Arme und Hände (rechte Hand oben, linke unten).

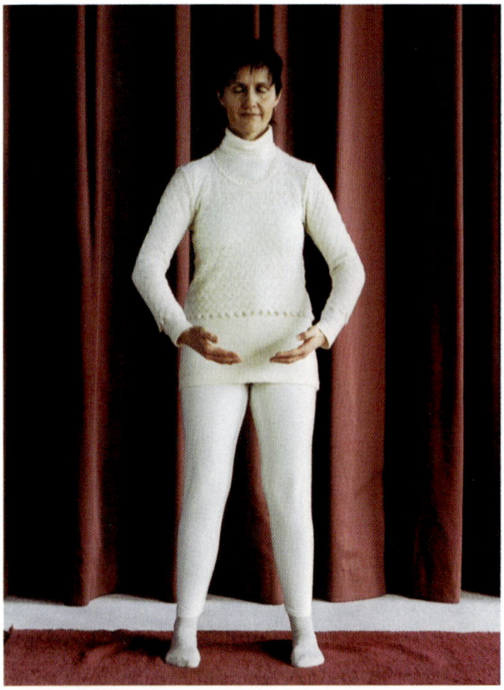

O-Position – die unteren 3 Chakren halten

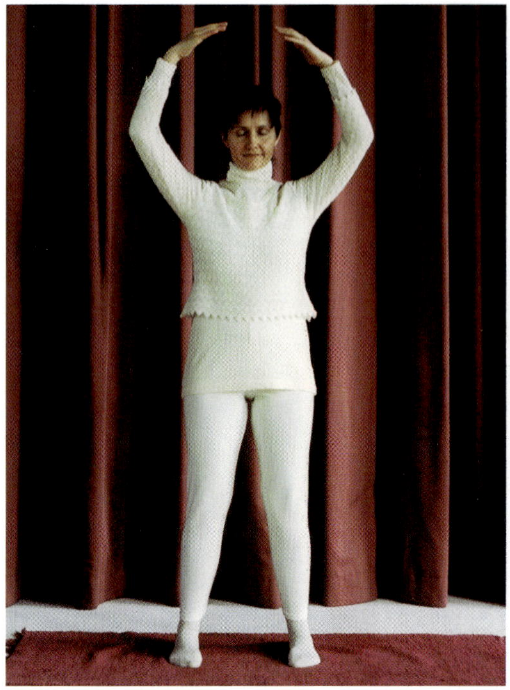

O-Position – die oberen 3 Chakren halten

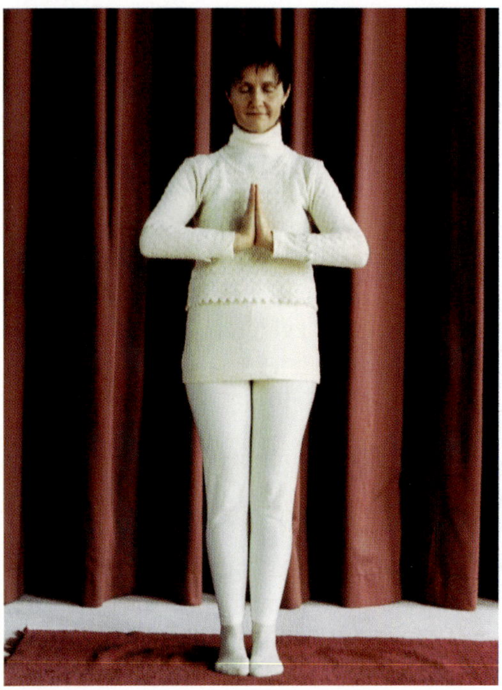

Abschluss – in der Mitte ankommen

6. **O-Position:** Halten Sie im normalen Stand beide Arme gerundet vor dem Bauch. Die Handflächen schauen nach oben, und die Fingerspitzen haben etwas Abstand zueinander ebenso wie die Hände zum Bauch. Nach einer Weile wechseln Sie von der unteren in die obere O-Position und halten die Arme gerundet über dem Kopf. Jetzt schauen die Handflächen nach unten, zum Kopf hin.

Zum Abschluss kommen Sie wieder in die *Namaste*-Stellung, diesmal mit geschlossenen Füßen und spüren nach. Ziel dieser kurzen Übungsfolge ist es, in einen tieferen Ruhezustand einzutreten und die Energien von Himmel und Erde in uns auszugleichen. Unser Körper ist so gebaut, dass wir diese und andere Positionen mühelos eine Zeitlang halten können. Wenn Sie während des Übens Schmerzen an den Schultern oder anderen Körperteilen spüren, kann dies ein Ungleichgewicht im Muskeltonus und zugleich einen positiven Trainingseffekt anzeigen.

5.2. Flexibilisierung der Wirbelsäule im Sitzen

Diese Übungsreihe trainiert Ihre Wirbelsäule durch rhythmische Bewegungen. Sie sitzen dazu mit gekreuzten Beinen auf dem Boden (vgl. Kap. 4.5.) und wechseln für einige Teile in den Fersensitz. Falls Ihnen das gar nicht möglich ist, können Sie auf einem Stuhl sitzend üben. Soweit nicht anders angegeben, üben Sie die einzelnen Abschnitte 1–2 Minuten lang. Fortgeschrittene können länger üben, geschwächte Personen reduzieren die Übungszeit auf 30 Sekunden. Folgen Sie immer Ihrem Gefühl, was Ihnen gut tut. Zwischen den einzelnen Übungsteilen lassen Sie jeweils 1 Minute Zeit zum Nachspüren. Ein gleichmäßiger Musikrhythmus (z. B. mit gesungenen *Mantras)* kann beim Üben sehr hilfreich sein.

1. **Schmetterling:** Legen Sie die Fußsohlen aneinander und ziehen Sie diese mit gefalteten Händen möglichst dicht zum Becken heran. Wippen Sie mit den Knien schnell auf und ab, um die Hüftgelenke zu lockern. Das sieht aus wie der Flügelschlag eines Schmetterlings.

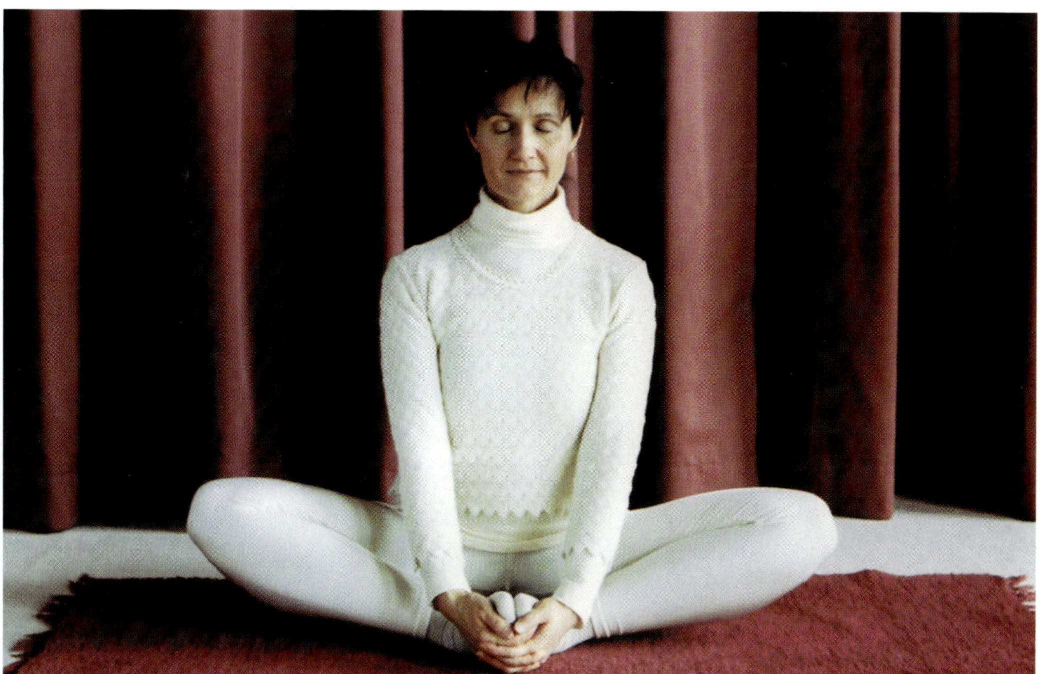

Schmetterling

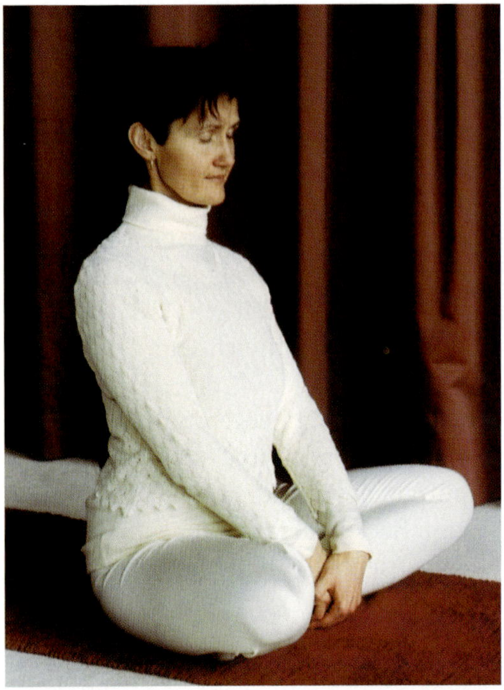

Kamelreiten 1 – ein

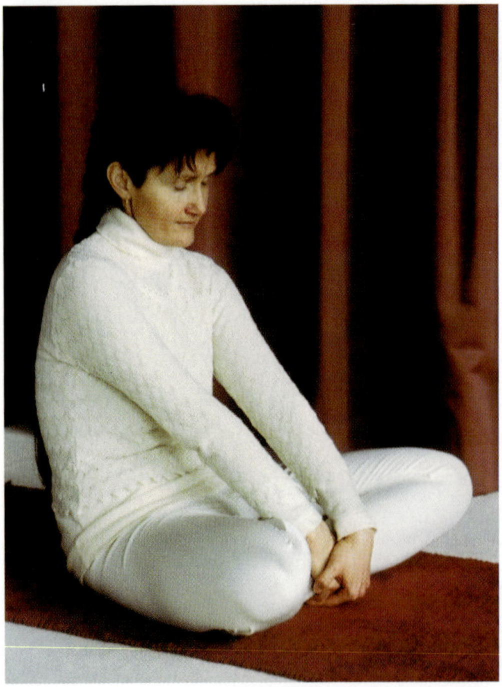

Kamelreiten 1 – aus

2. **Kamelreiten 1:** Im Schneidersitz fassen Sie das vordere Fußgelenk und beginnen damit, die Wirbelsäule rhythmisch vor und zurück zu bewegen, so als ob Sie auf einem Kamel durch die Wüste reiten. Wenn der Brustkorb sich nach vorn weitet, atmen Sie ein, wenn der Rücken sich nach hinten rundet, atmen Sie aus. Dabei wird vor allem der Kreuz-Lenden-Bereich mobilisiert. Fangen Sie mit der Bewegung langsam an und steigern Sie allmählich das Tempo, wenn die Wirbelsäule sich geschmeidig anfühlt.

3. **Kamelreiten 2:** Wiederholen Sie die vorige Übung im Fersensitz und mit den Händen auf den Knien. Dabei wird vor allem die Brustwirbelsäule mobilisiert. Kopf und Hals sollten aufrecht bleiben. Wer auf einem Stuhl sitzend übt, hält auch bei Übung 2 die Hände auf den Knien.

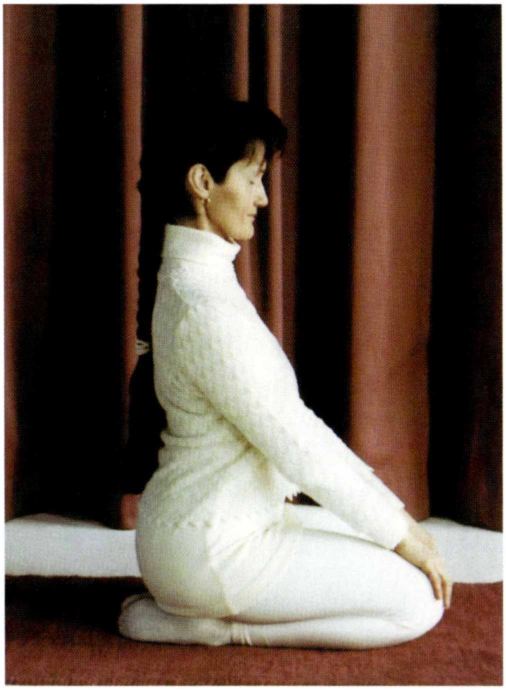

Kamelreiten 2 – ein

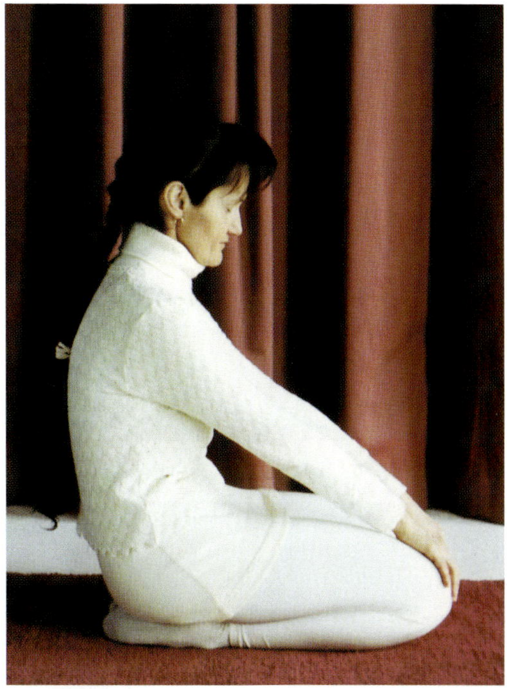

Kamelreiten 2 – aus

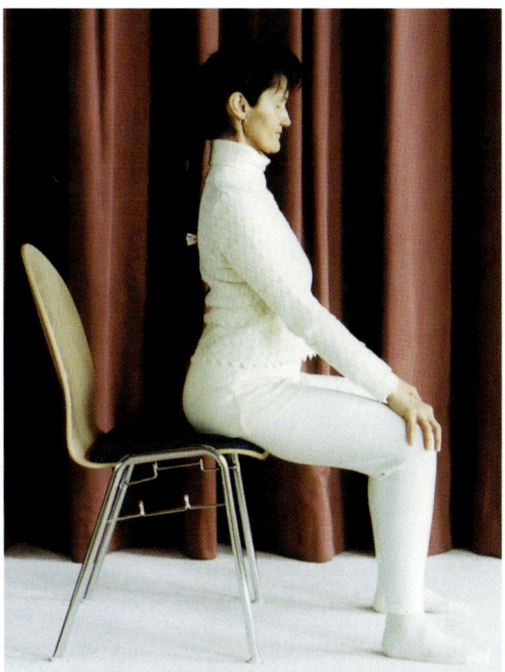

Kamelreiten – Alternative

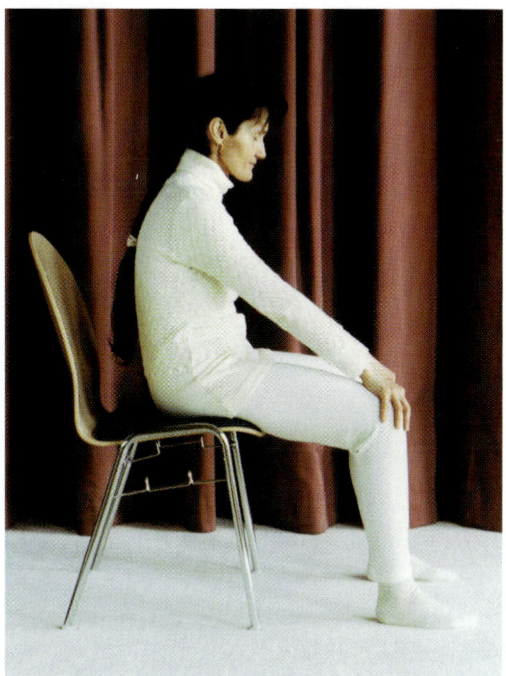

Kamelreiten – Alternative

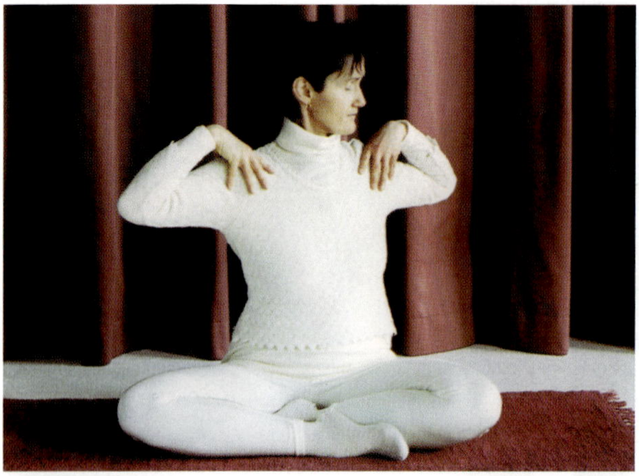

Seitwärtsdrehung

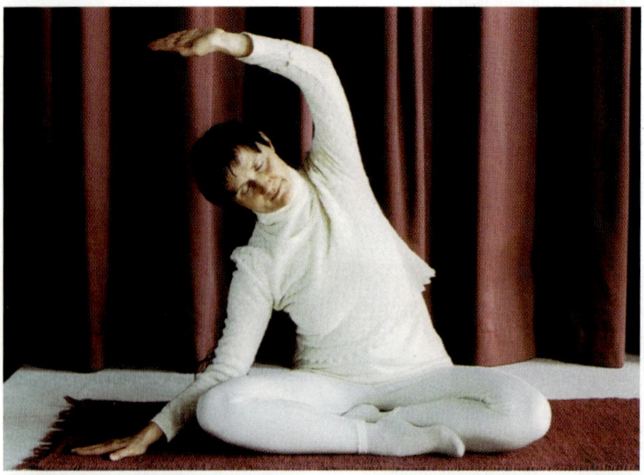

Seitwärtsdehnung 1

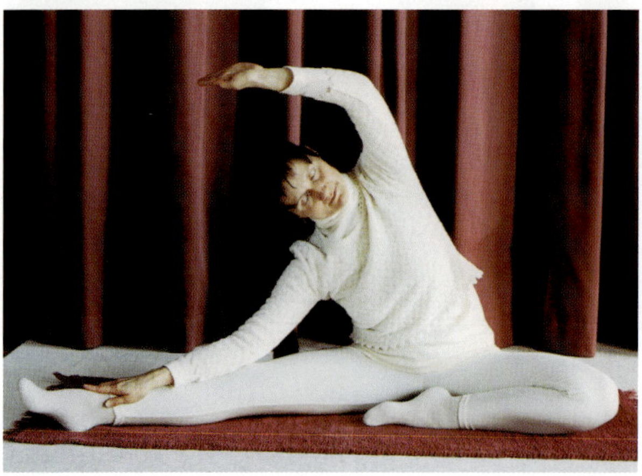

Seitwärtsdehnung 2

4. **Seitwärtsdrehung:** Setzen Sie sich wieder zurück in den Schneidersitz und halten Sie die Hände auf den Schultern. Dabei sind die Daumen hinten und die anderen Finger vorn. Richten Sie den Brustkorb auf, indem Sie die Ellenbogen etwas nach oben und hinten ziehen. Dann drehen Sie den Oberkörper und Kopf in relativ schnellem Rhythmus abwechselnd nach links und rechts. Atmen Sie links ein und rechts aus.

5. **Seitwärtsdehnung 1:** Dehnen Sie nun die Wirbelsäule zu beiden Seiten hin. Schieben Sie die rechte Hand am Boden zur Seite und bringen Sie den linken Arm mit der Handfläche nach oben über den Kopf. Dabei ziehen die Finger Sie zur rechten Seite hinüber. Dehnen Sie sich in einem langsamen Atemrhythmus abwechselnd zur linken und rechten Seite. Atmen Sie jeweils in die Dehnung ein und zur Mitte hin aus.

6. **Seitwärtsdehnung 2:** Massieren Sie zur Vorbereitung die Innenseite der Oberschenkel (die Adduktoren). Dann strecken Sie das rechte Bein zur Seite und winkeln das linke Bein an. Die rechte Hand gleitet auf dem Bein zum Fuß hin,

während der linke Arm über dem Kopf gehalten wird wie bei der vorigen Übung. Halten Sie diese Position drei lange, tiefe Atemzüge und lassen Sie sich mit jedem Ausatmen ein wenig weiter zur Seite sinken. Dann wechseln Sie zur anderen Seite. Üben Sie keine Kraft aus, sondern entspannen Sie sich in die Dehnung hinein und akzeptieren Sie Ihre Grenzen. Auch diesen Teil können Sie auf einem Stuhl sitzend üben.

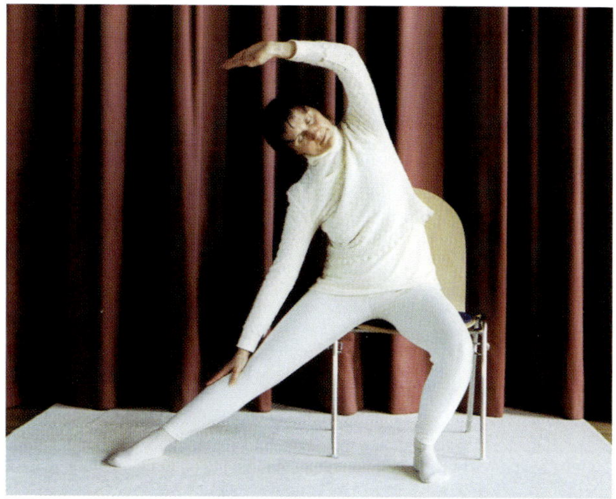

Seitwärtsdehnung – Alternative

7. **Schultern heben:** Für diesen Teil können Sie wieder in den Fersensitz kommen. Beim Einatmen ziehen Sie abwechselnd je eine Schulter hoch und lassen sie beim Ausatmen wieder fallen. Steigern Sie allmählich den Bewegungs- und Atemrhythmus.

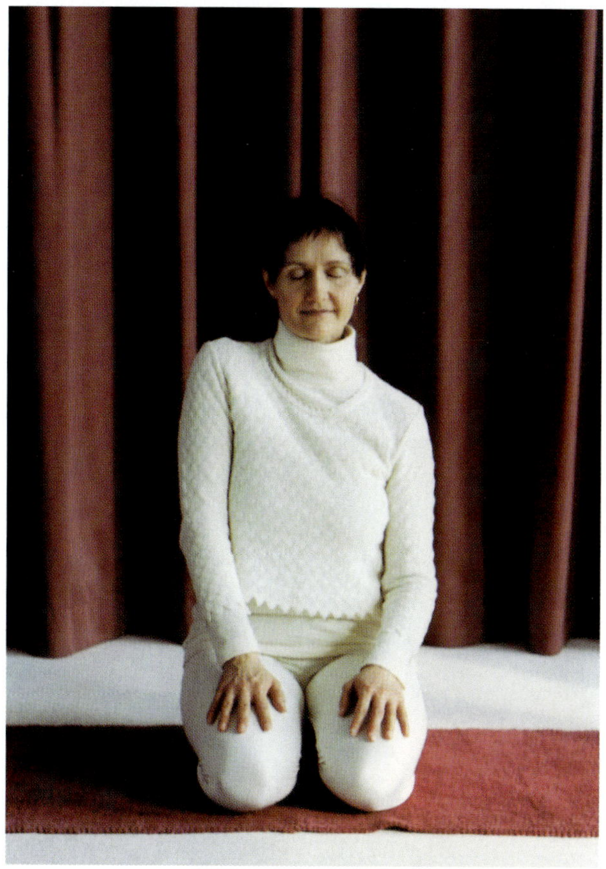

Schultern heben

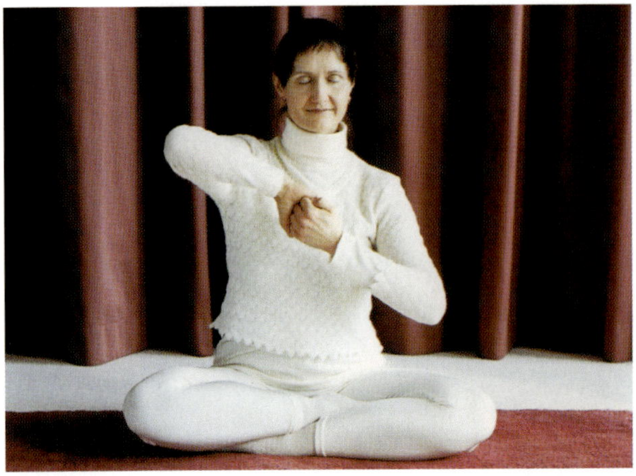

Armschaukel

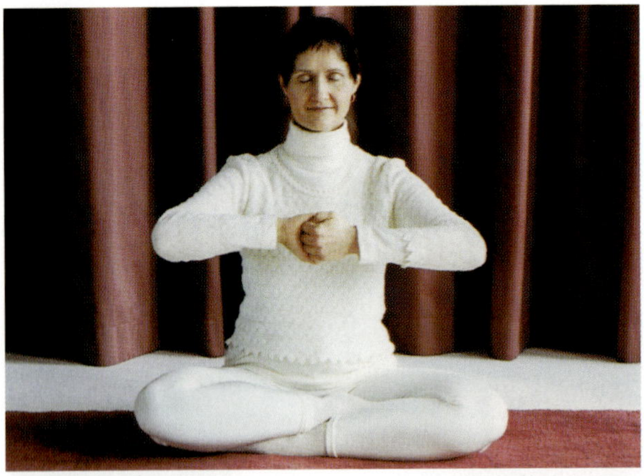

Armschaukel – Halteposition

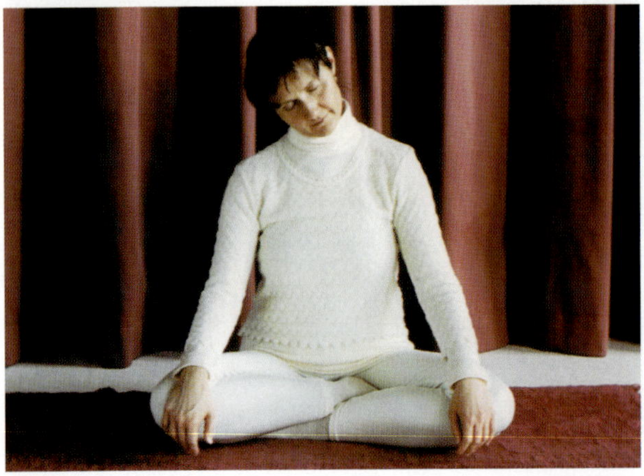

Halber Nackenkreisel

8. **Armschaukel:** Bringen Sie die Hände vor der Brustmitte in den »Bärengriff«, bei dem die Finger der beiden Hände ineinander verhakt werden. Schaukeln Sie mit den Ellenbogen schnell auf und ab. Das lockert die Muskulatur um die Schulterblätter. Lassen Sie den Atem dabei frei fließen. Zum Abschluss atmen Sie tief ein, ziehen dabei die Arme kräftig seitwärts auseinander und spannen zugleich den Beckenboden an. Aktivieren Sie die Wurzelschleuse *(Mula-Bandha* – vgl. Kap. 2.5) und halten Sie die Spannung für 10 Sekunden. Mit dem Ausatmen entspannen Sie vollkommen. Wiederholen Sie dies noch zweimal.

9. **Halber Nackenkreisel:** Lassen Sie den Kopf nach vorn sinken und drehen Sie ihn ganz langsam zur linken Seite, bis das Ohr über der Schulter ist. Dann drehen Sie ihn wieder zurück und weiter zur rechten Seite. Das Eigengewicht des Kopfes wirkt dabei als sanfter Zug für die Nackenmuskeln. Tun Sie das behutsam und achten Sie auf die Bewegungsmöglichkeit Ihrer Halswirbelsäule. Vermeiden Sie auf jeden Fall das Drehen nach hinten über die Dornfortsätze.

10. **Körperkreisen:** Die Hände liegen auf den Knien, und der Körper macht eine mahlende Bewegung auf dem Becken. Dabei ist der Kopf wie an einem imaginären Punkt aufgehängt, und die Rumpfmitte rotiert. Die Wirbelsäule ist durch die vorangegangenen Übungen bereits so flexibel, dass sie dieser Bewegung leicht folgen kann. So ergibt sich eine sanfte Massage der Bandscheiben, deren Zustand durch den wechselnden Druck bei der Rotation positiv beeinflusst wird. Beginnen Sie linksherum zu kreisen, machen Sie nach einigen Minuten einen fließenden Übergang zur Gegenrichtung.

11. **Entspannung/Meditation:** Bleiben Sie am Schluss noch ein paar Minuten sitzen, mit innerer Aufrichtung der Wirbelsäule und leicht angespannter Wurzelschleuse. Die Hände liegen wie zwei Schalen im Schoss, die rechte in der linken, und die Daumenspitzen berühren sich dabei. Atmen Sie lang und tief, lächeln Sie vom Herzen her und nehmen Sie die Energie von Himmel und Erde in sich auf.

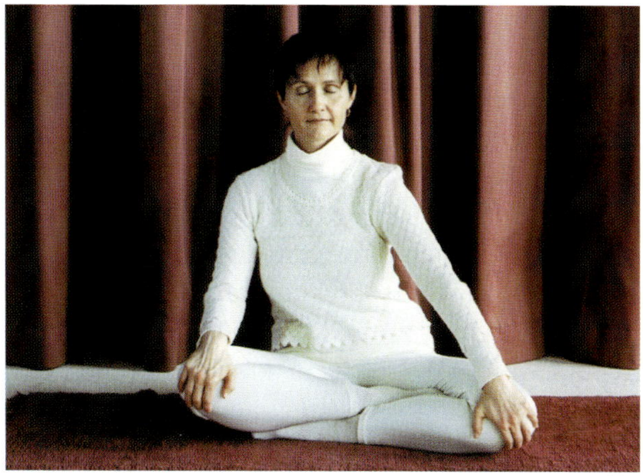

Körperkreisen

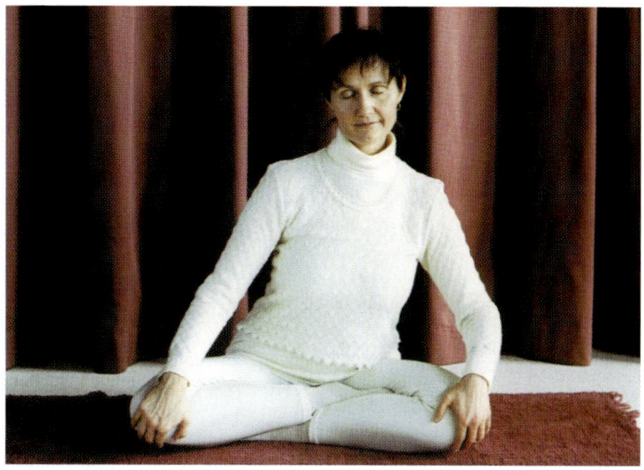

Körperkreisen

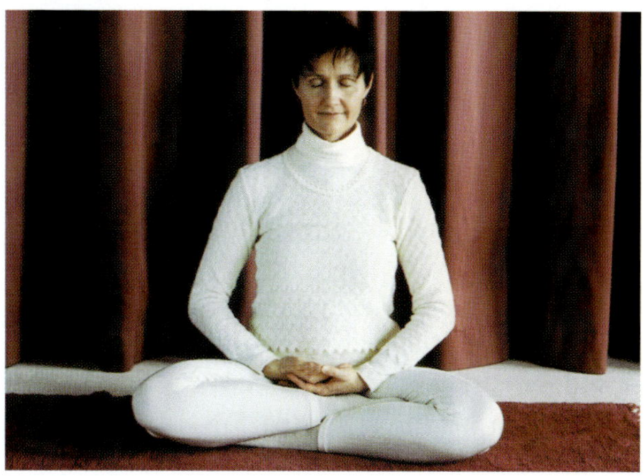

Entspannung/Meditation

5.3. Dehnungsübungen im Liegen

Die folgende Übungsreihe besteht überwiegend aus langsamen Bewegungen und Dehnungen, die Sie auch einzeln praktizieren können, z. B. zur Entspannung am Abend. Einige Übungen wie die Schulterbrücke haben eine kräftigende Wirkung. Ausgangsstellung ist die Rückenlage.

1. **Spiraldehnung 1:** Strecken Sie die Arme hinter dem Kopf aus und wenden Sie die gefalteten Hände nach außen. Überkreuzen Sie die Füße und drehen Sie den ganzen Körper spiralförmig, d. h. Oberkörper, Kopf und Arme drehen nach rechts, Becken, Beine und Füße nach links. Dann wechseln Sie zur anderen Seite. Gehen Sie jeweils mit dem Einatmen in die Dehnung, halten Sie die Stellung und den Atem kurz an und lösen Sie sie mit dem Ausatmen wieder auf. Nach einer Weile können Sie auch die Füße wechseln.

2. **Spiraldehnung 2:** Die Arme werden seitwärts ausgebreitet, und die Handflächen zeigen nach oben. Die Füße sind so aufgestellt, dass die Innenknöchel sich berühren. Lassen Sie nun die beiden Knie zusammen zu einer Seite sinken und dre-

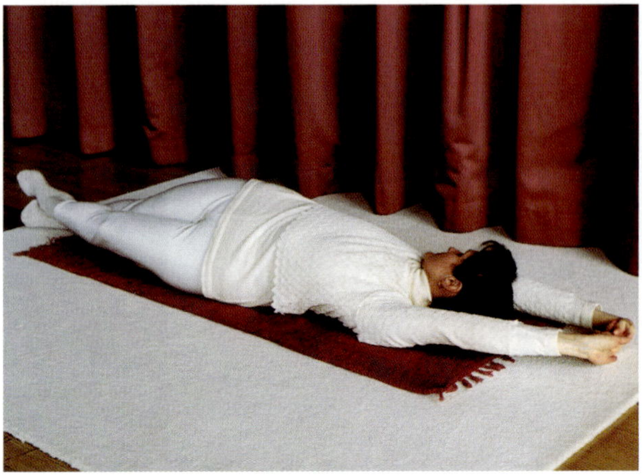

Spiraldehnung 1

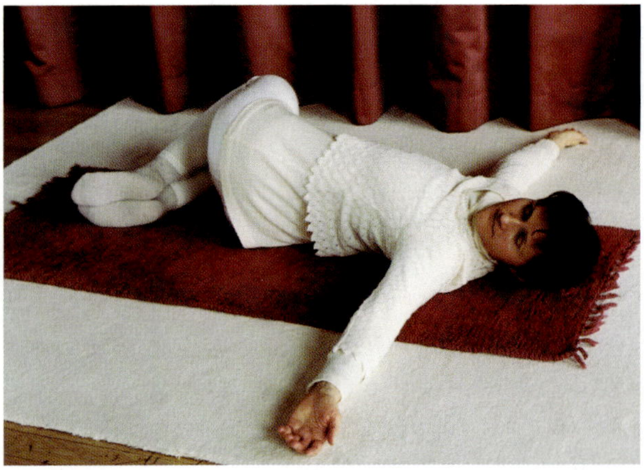

Spiraldehnung 2

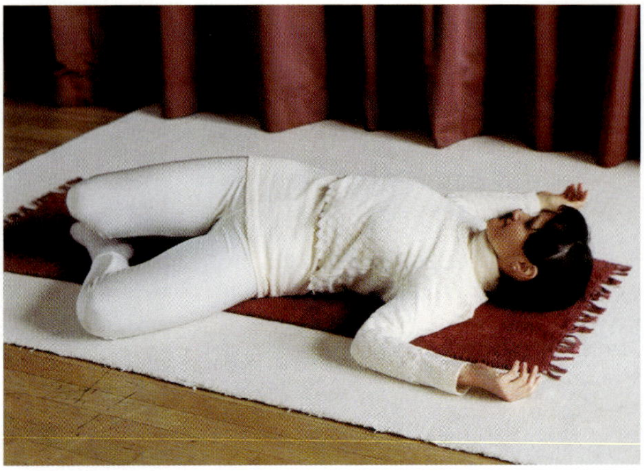

Spiraldehnung 3

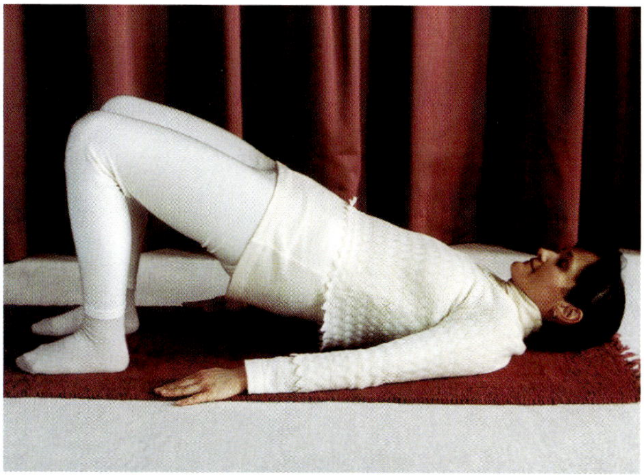

Schulterbrücke – ein

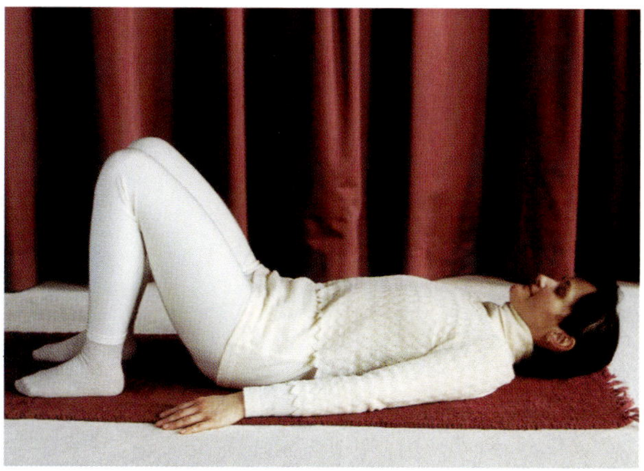

Schulterbrücke – aus

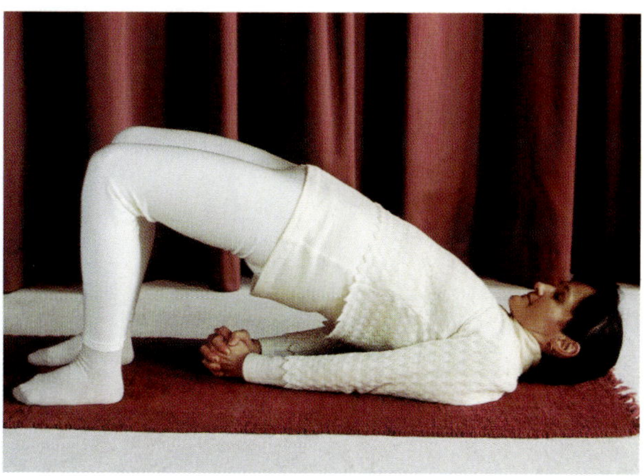

Schulterbrücke – Halteposition

hen Sie den Kopf in die Gegenrichtung. Dabei sollten die Schultern am Boden bleiben. Halten Sie diese Dehnung für drei Atemzüge auf jeder Seite und machen Sie drei Wiederholungen pro Seite.

3. **Spiraldehnung 3:** Stellen Sie die Füße jetzt hüftweit auseinander und legen Sie die Arme locker gebeugt ab. Die Beine kippen erst zur linken Seite, wobei das rechte Knie den linken Innenknöchel berührt. Dann wechseln Sie öfter die Seiten, ganz entspannt und im natürlichen Atemrhythmus.

4. **Schulterbrücke:** Lassen Sie die Füße in hüftbreitem Abstand aufgestellt und legen Sie die Hände mit den Handflächen zum Boden seitlich neben der Hüfte ab. Dann drücken Sie mit den Füßen gegen den Boden und heben Becken und Rücken mit dem Einatmen langsam hoch, soweit wie es Ihnen möglich ist. Mit dem Ausatmen senken Sie den Rücken Wirbel für Wirbel wieder ab. Machen Sie diese Bewegung in gemäßigten Rhythmus für 1–3 Minuten. Zum Abschluss können Sie die Hände unter dem Rücken falten und für einige Atemzüge in der oberen Position verweilen. Spüren Sie, wie sich der Hals dabei dehnt. Nach

dem Abrollen entspannen Sie sich wieder in der Rückenlage. – Dies ist eine besonders gute Ausgleichsübung für Menschen mit einer sitzenden Berufstätigkeit.

5. **Knie kreisen:** Fassen Sie mit den Händen je ein Knie und lassen Sie die angezogenen Beine kreisen. Der Kopf bleibt am Boden liegen, so dass der Bauch sich entspannen kann. Der Kreuz-Lenden-Bereich wird sanft massiert, während die Knie »Kreise in die Luft malen«. Wechseln Sie nach einer Weile die Drehrichtung.

6. **Wiege:** Die Ausgangsstellung bleibt und Sie schaukeln nun seitlich hin und her wie ein Baby in der Wiege. Die Knie sind etwas geöffnet, und Sie können jeweils mit einem Ellenbogen den Boden berühren oder sogar bis in die Seitenlage kommen. Der Kopf bleibt die ganze Zeit über am Boden.

7. **Kopf heben:** Halten Sie die Beine weiter angewinkelt und legen Sie die gefalteten Hände unter den Kopf. Nun heben Sie ihn mit Unterstützung der Arme an und halten ihn oben. Nach etwa 30 Sekunden lassen Sie ihn langsam wieder zurücksinken.

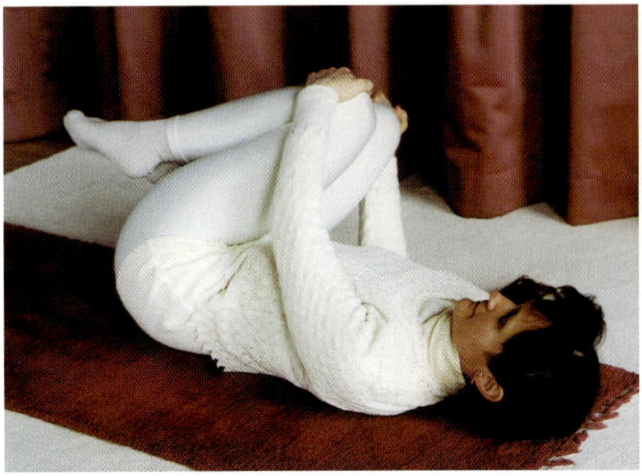

Knie kreisen

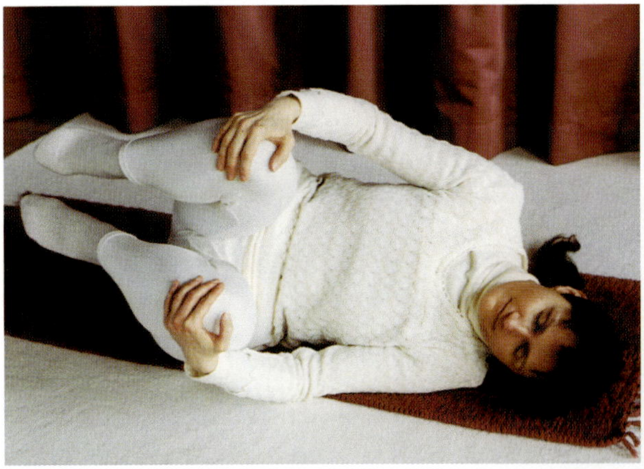

Wiege

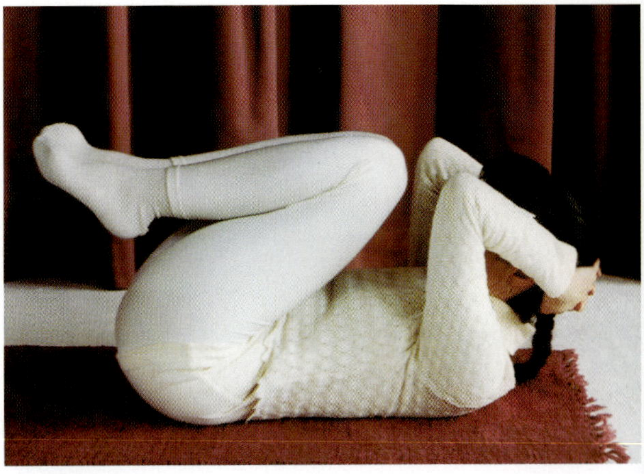

Kopf heben

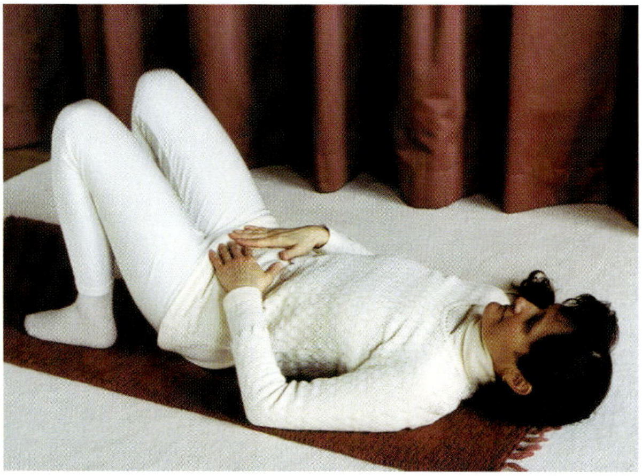

Entspannungslage

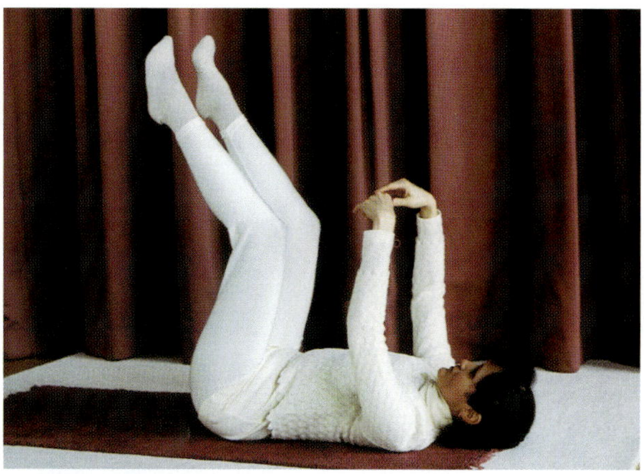

Arme und Beine ausschütteln

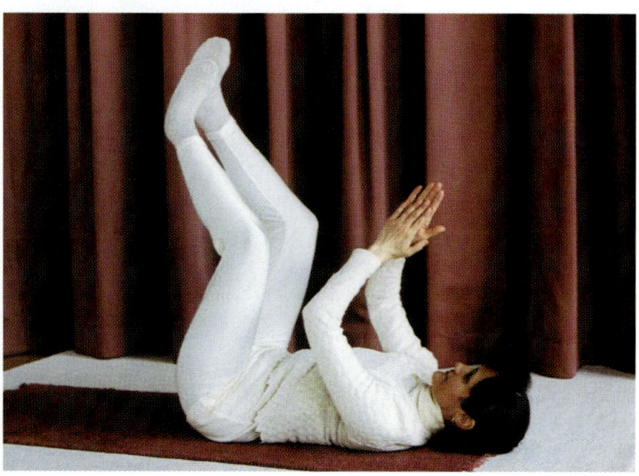

Hände und Füße reiben

8. **Entspannung:** Lassen Sie die Füße in der Rückenlage noch etwas aufgestellt und legen Sie die Hände auf den Bauch. Nach einer Weile gleiten die Beine langsam zum Boden hin aus, wobei sich die Hände neben den Hüften ablegen können. Entspannen Sie sich und atmen Sie lang und tief für 5–10 Minuten.

9. **Reaktivierung:** Die folgenden drei Übungen können Sie immer nach einer längeren Entspannungsphase praktizieren, um wieder aktiv zu werden. Noch in der Rückenlage schütteln Sie die Arme und Beine nach oben aus wie ein Käfer. Danach reiben Sie die Handflächen und die Fußsohlen kräftig aneinander. Schließlich fassen Sie die Knie mit den Händen und rollen 5–10mal auf der Wirbelsäule vor und zurück (siehe Seite 76 oben). Tun Sie dies nur auf einer genügend weichen Unterlage. Kommen Sie so zum Sitzen zurück.

10. **Abschluss:** Sitzen Sie in Ruhe mit zusammengelegten Händen vor der Brustmitte, vor Ihrem Herz-Chakra *(Namaste-*Stellung).

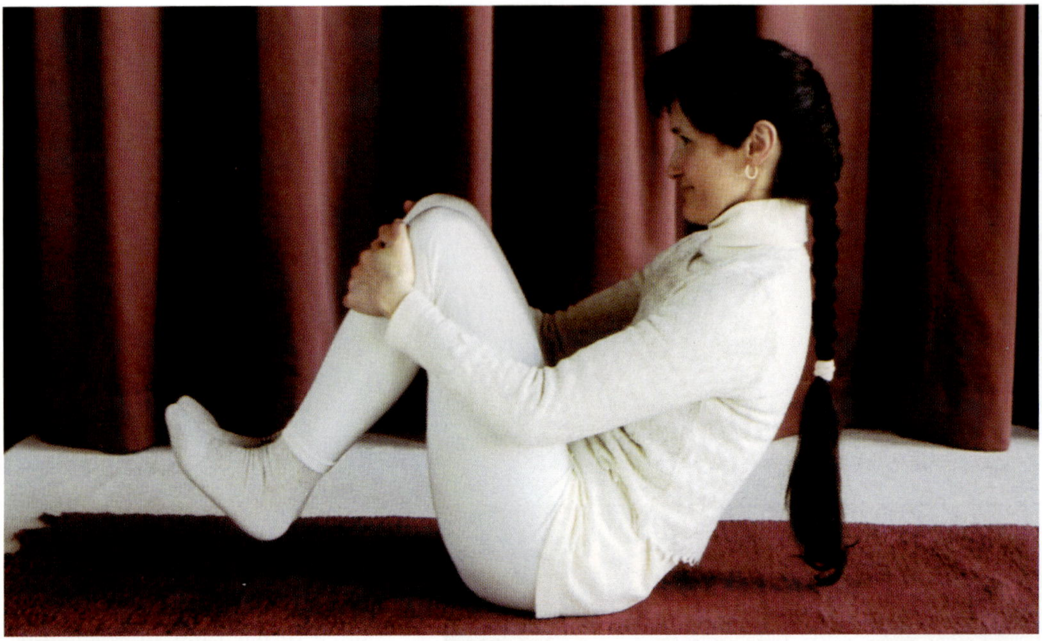

Auf der Wirbelsäule schaukeln

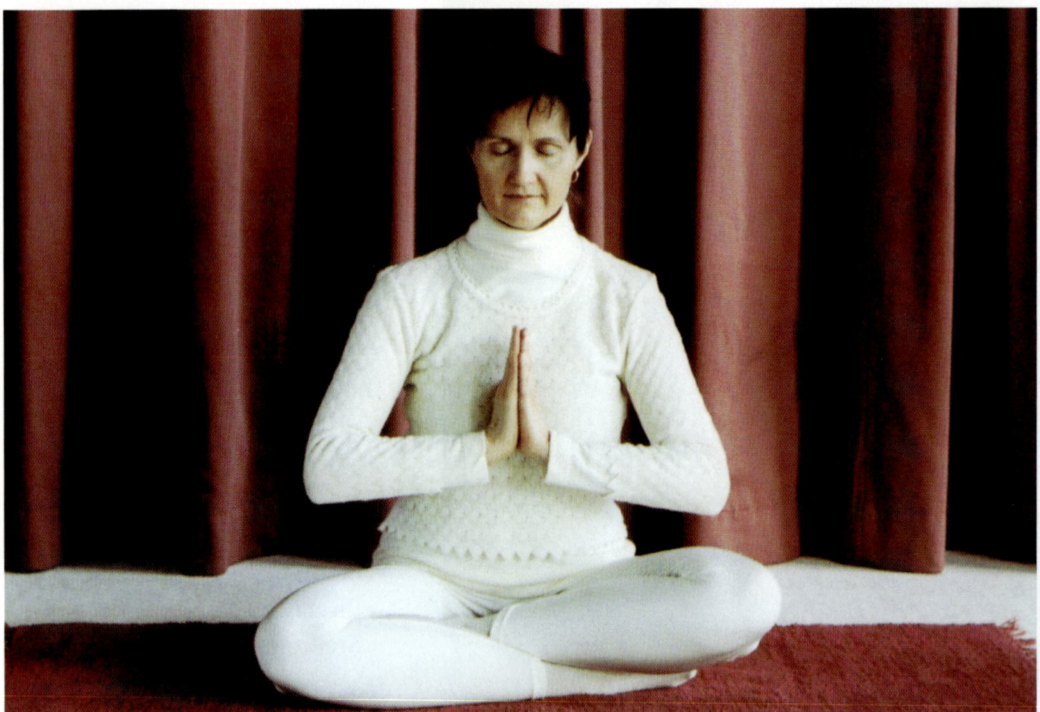

Abschluss mit Namaste

5.4. Mobilisierung der Gelenke im Liegen

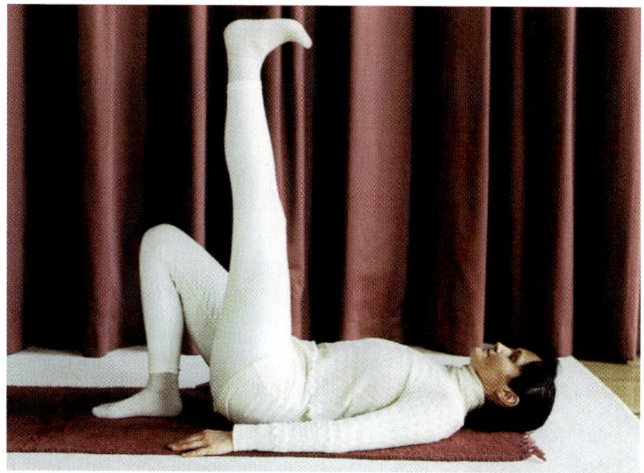

Fußgelenke mobilisieren

Anders als im vorigen Abschnitt sind die Bewegungen hier etwas kraftvoller und werden teilweise in einem schnellen Atemrhythmus ausgeführt. Damit mobilisieren Sie alle großen Gelenke und aktivieren zugleich Ihren Körper und Ihr ganzes Energiesystem. Üben Sie jeden Teil für 1–2 Minuten und spüren Sie in den Pausen nach. Ausgangsstellung ist wieder die Rückenlage.

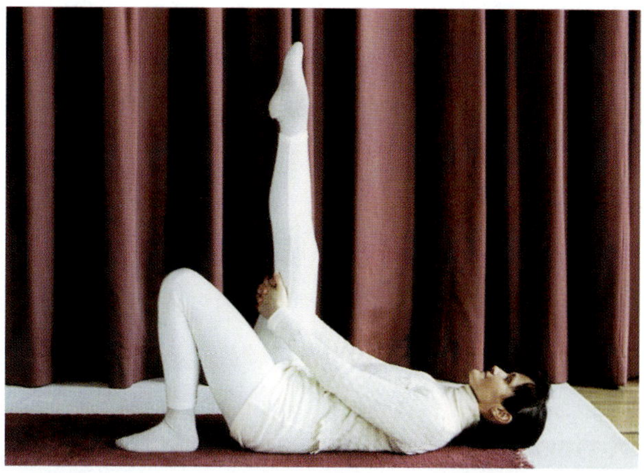

Fußgelenke mobilisieren – Alternative

1. **Füße:** Stellen Sie den rechten Fuß auf und strecken Sie das linke Bein nach oben. Die Hände liegen neben dem Körper oder halten das Bein, falls das für Sie angenehmer ist. Nun können Sie den linken Fuß abwechselnd anziehen und strecken und danach in beide Richtungen kreisen lassen. Nach 1 Minute wechseln Sie die Seiten. Diese Übung dehnt die Beinrückseite und wirkt positiv auf den venösen Rückfluss des Blutes.

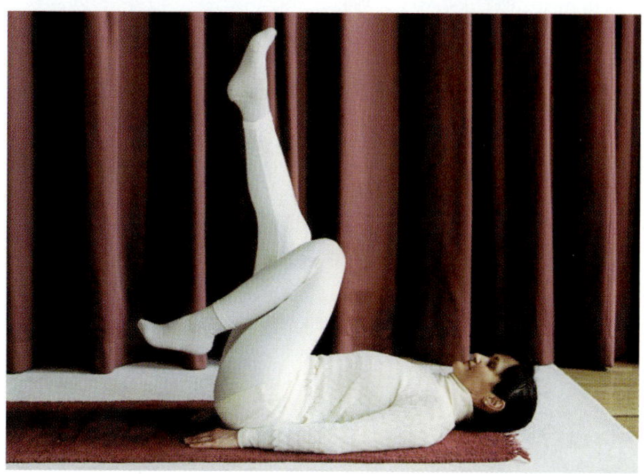

Kniegelenke mobilisieren

2. **Knie:** Legen Sie die Hände etwas unter das Becken, mit den Handflächen zum Boden, und ziehen Sie die Beine an. Strecken und beugen Sie nun im Gegentakt das linke und rechte Knie, und zwar in einer schnellen Bewegung. Dabei

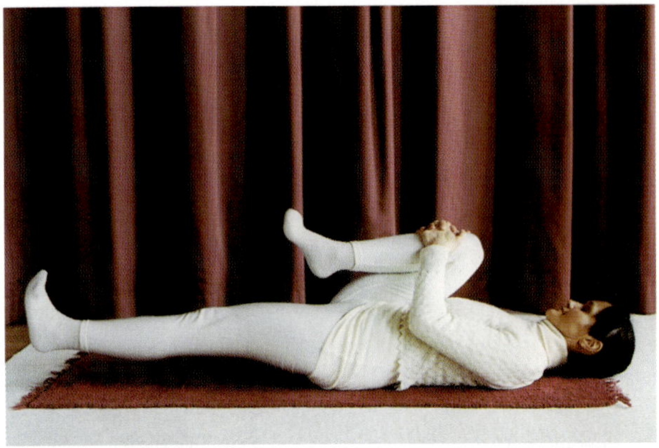

Hüftgelenke mobilisieren

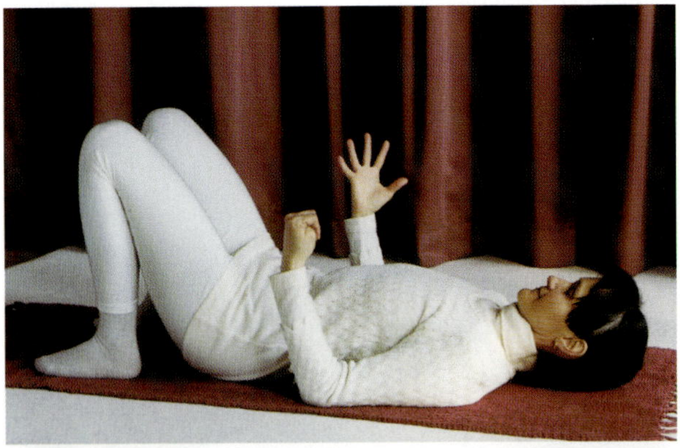

Finger mobilisieren

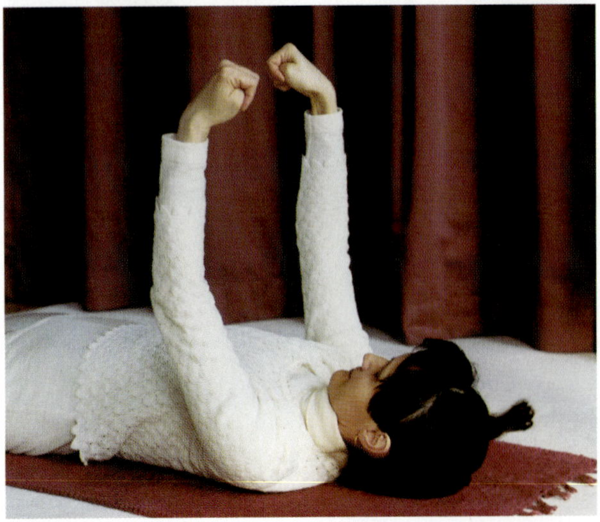

Handgelenke mobilisieren

schlägt jeweils eine Ferse gegen den Po. Entspannen Sie sich danach mit angezogenen Knien.

3. **Hüften:** Ziehen Sie jeweils ein Knie mit gefalteten Händen zum Bauch, während Sie das andere Bein mit angezogener Fußspitze dicht über dem Boden ausstrecken. Beim Wechseln der Seiten wird eingeatmet und mit der Beinstreckung wird kraftvoll und hörbar ausgeatmet. Achten Sie darauf, dass die Lendenwirbel fest am Boden aufliegen.

4. **Finger:** Die Füße sind aufgestellt. Die Arme liegen seitlich neben dem Körper und werden in den Ellenbogen gebeugt, so dass die Unterarme senkrecht stehen. Die Finger werden nun in einer schnellen Bewegung abwechselnd gespreizt und zur Faust geschlossen. Öffnen Sie jeweils eine Hand, während die andere sich um den Daumen herum schließt.

5. **Handgelenke:** Mit lang ausgestreckten Beinen werden die Arme senkrecht nach oben gehalten, und die Fäuste rotieren im Handgelenk. Die Daumen sollten möglichst innen sein, mit der Spitze am Grundgelenk des kleinen Fingers. Üben Sie in beide Richtungen.

6. **Ellenbogen:** Stellen Sie die Füße auf und ballen Sie die Hände wieder zu Fäusten. Nun beugen und strecken Sie die Arme kraftvoll und im Gegentakt. Bei weicher Unterlage können Sie mit den Handrücken auf den Boden klopfen – das hilft dabei, latente Aggressionen abzubauen. Atmen Sie links ein und rechts aus, ein Atemzug dauert nur 1 Sekunde. Das ist fast im Rhythmus des Feueratems (siehe Kap. 6.4).

7. **Schultern:** Mit ausgestreckten Beinen öffnen Sie die ebenfalls gestreckten Arme schräg zur Seite, so dass die Handflächen nach oben zeigen. In einer Scherenbewegung überkreuzen Sie nun die Arme im Wechsel links über rechts und umgekehrt. Üben Sie wieder mit einem kraftvollen Atemrhythmus, beim Öffnen der Arme ein und beim Überkreuzen aus – ein Atemzug dauert etwa 2 Sekunden.

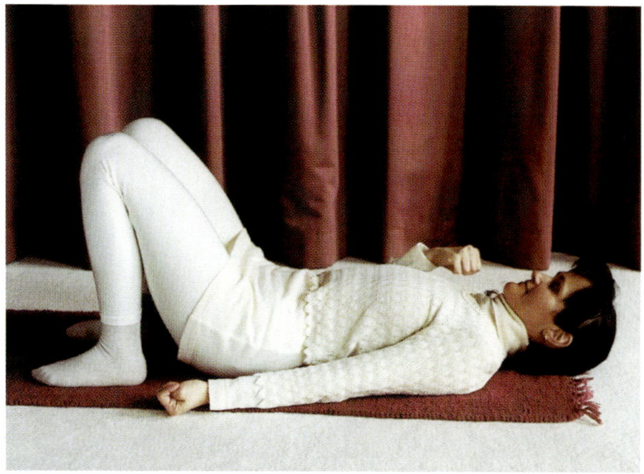

Ellenbogen mobilisieren

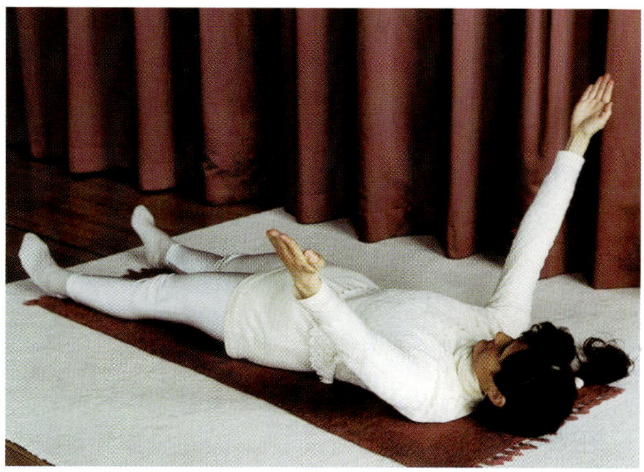

Arme öffnen – ein

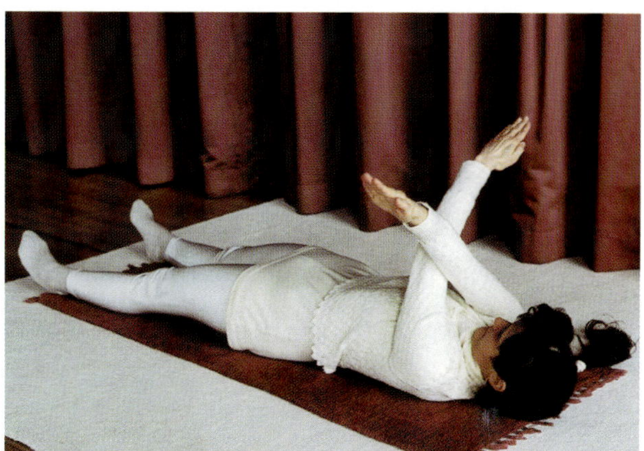

Arme schließen – aus

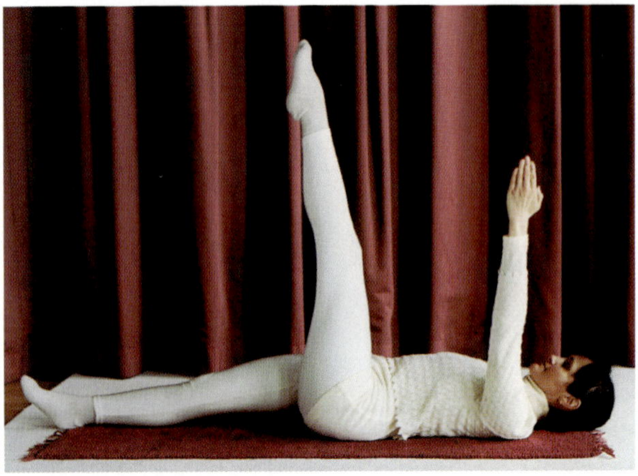

Arme und Beine heben und senken 1

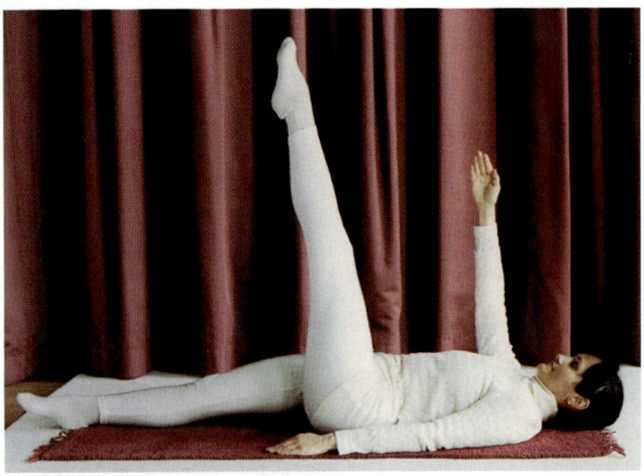

Arme und Beine heben und senken 2

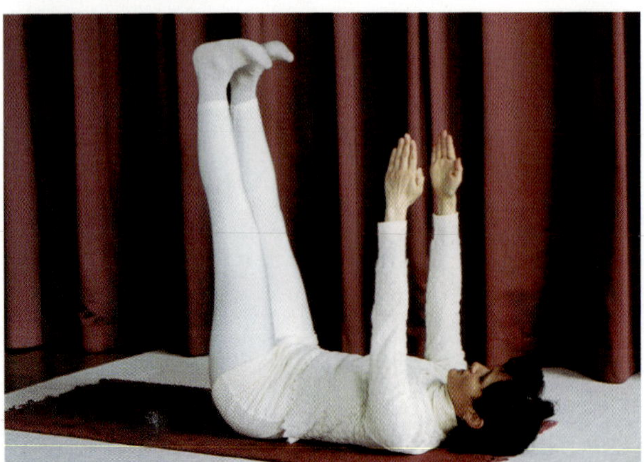

Arme und Beine – Halteposition

8. **Arme und Beine:** Heben Sie jeweils mit dem Einatmen ein Bein und einen Arm hoch und senken Sie sie mit dem Ausatmen wieder ab. Füße und Hände sollten dabei gestreckt sein. Beginnen Sie im Gleichtakt (linkes Bein und linker Arm im Wechsel mit rechtem Bein und rechtem Arm) und wechseln Sie nach 1 Minute zum Gegentakt (linkes Bein und rechter Arm zusammen bzw. umgekehrt). Kombinieren Sie diese Bewegung mit einer etwas langsameren Atmung. Zum Abschluss bringen Sie beide Arme und Beine in eine senkrechte Position und ziehen die Fußspitzen heran. Atmen Sie ruhig weiter und halten Sie die Stellung für 30 Sekunden. Damit werden die zur Verkürzung neigenden Muskeln an der Rückseite des Beins gedehnt. Falls diese Halteposition zu schwierig ist, nehmen Sie eine Wand zu Hilfe, an die Sie die gestreckten Beine anlehnen.

9. **Bauchmassage:** Mit aufgestellten Füßen machen Sie eine rhythmische Pumpbewegung mit dem Bauch, wodurch die inneren Organe massiert werden. Dazu ziehen Sie den Bauch während der Atempause in schnellem Wechsel ein und lassen ihn wieder los, etwa 10mal. Während des Ein- und Ausatmens kommt die Bauchbewegung zum Stillstand. Das Pumpen wird erst dreimal bei angehaltenem Atem nach der Einatmung durchgeführt und danach dreimal nach der Ausatmung. Hierbei wird das Zwerchfell etwas hochgezogen. Zum besseren Spüren können Sie sich eine Hand auf den Bauch legen.

10. **Entspannung mit Meditation:** Strecken Sie die Beine lang aus, legen Sie die Arme seitlich am Boden ab und entspannen Sie den ganzen Körper. Nach einigen Minuten beginnen Sie mit der SA-TA-NA-MA-Meditation im Liegen. Dabei bewegen Sie Mund und Lippen ohne hörbaren Laut. Bei SA berühren die Daumen die Zeigefinger, bei TA die Mittelfinger, bei NA die Ringfinger und bei MA die kleinen Finger (vgl. Kap. 7.1 und 7.2).

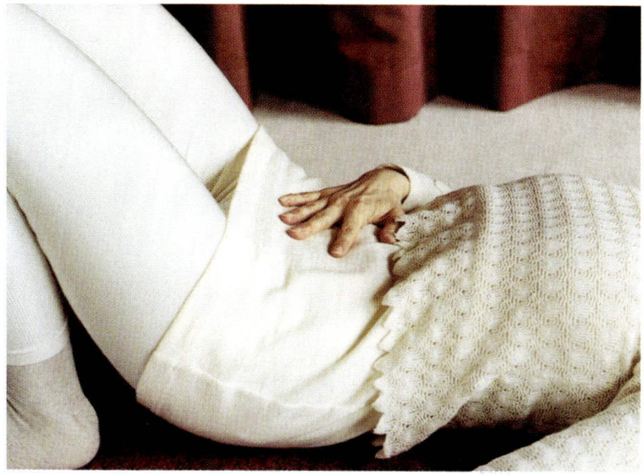

Bauchmassage – eingezogen

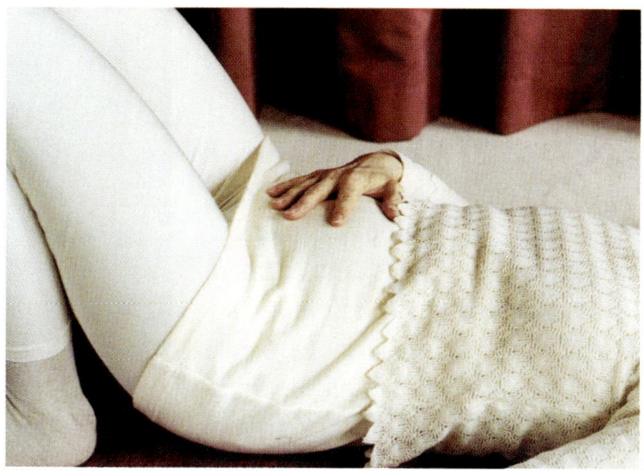

Bauchmassage – ausgedehnt

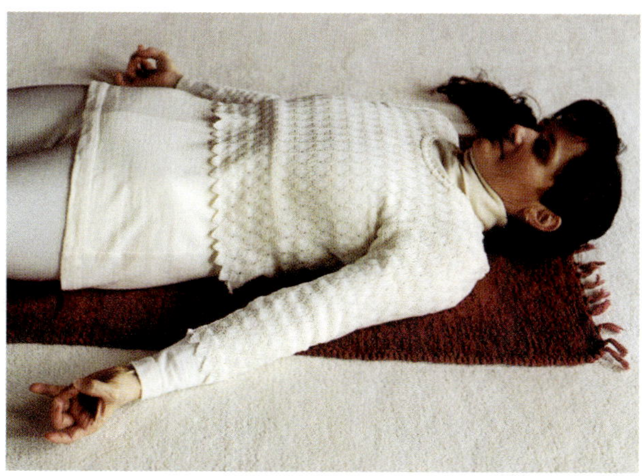

SA-TA-NA-MA-Meditation im Liegen

5.5. Von der Rückenlage zum aufrechten Stand

Diese Übungsreihe beinhaltet wichtige motorische Entwicklungsphasen eines kleinen Kindes und kombiniert verschiedene Körperstellungen.

1. **Rückenlage:** Strecken Sie die Arme über den Kopf nach hinten und dehnen Sie die linke und rechte Körperseite im Wechsel. Das können Sie mehrfach wiederholen und dabei herzhaft gähnen.

2. **Halbe Bauchlage:** Rollen Sie sich über die gestreckte linke Seite in die halbe Bauchlage. Ziehen Sie dabei den rechten Arm und das rechte Bein an, so dass Knie und Ellenbogen sich berühren. Dann rollen Sie wieder zurück auf den Rücken und winkeln auf der anderen Seite den linken Arm und das linke Bein an. Atmen Sie in der Mitte ein und zu den Seiten hin aus. Wiederholen Sie diese Bewegung mehrfach im Wechsel.

3. **Halbe Kobra:** Rollen Sie sich nun über eine Seite auf den Bauch und stützen Sie sich mit den Unterarmen auf dem Boden ab. Richten Sie den Kopf in der Verlängerung der Wirbelsäule auf und drehen Sie ihn vorsichtig nach links und

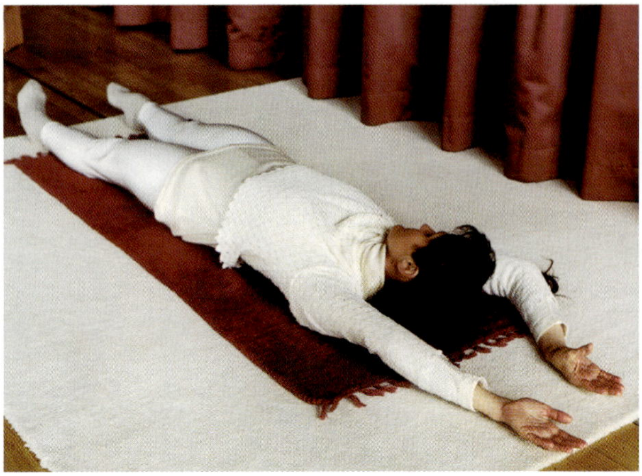

Dehnung in Rückenlage

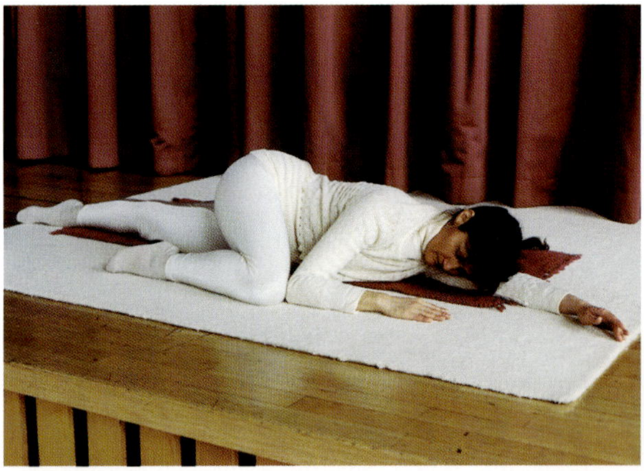

Halbe Bauchlage

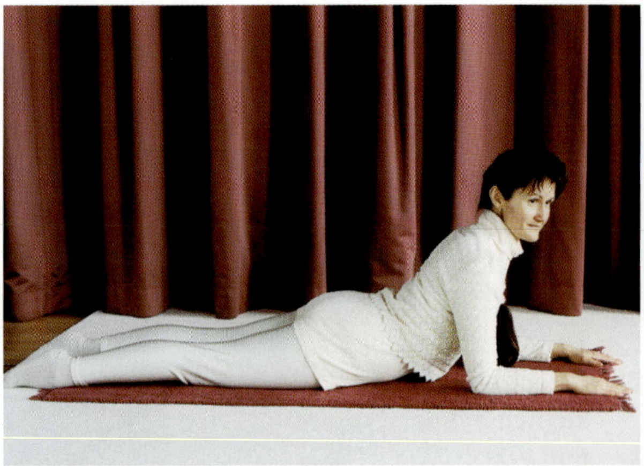

Halbe Kobra

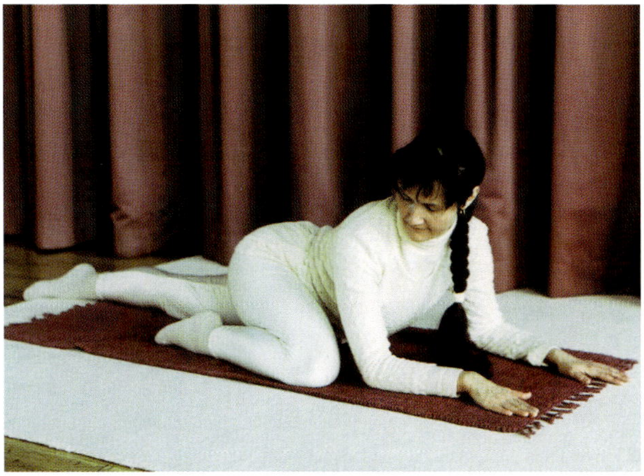
Krabbeln lernen

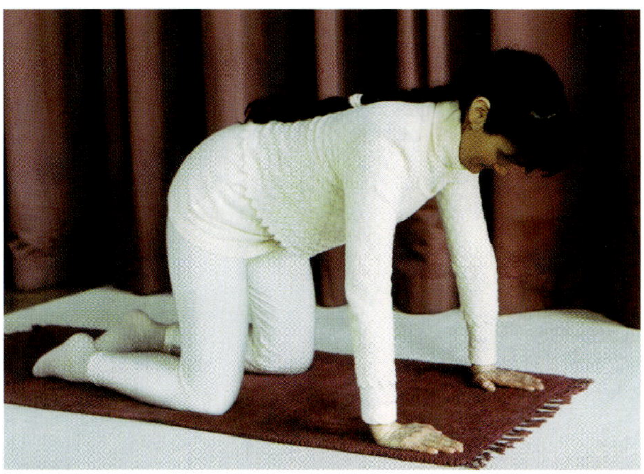
Vierfüßlerstand

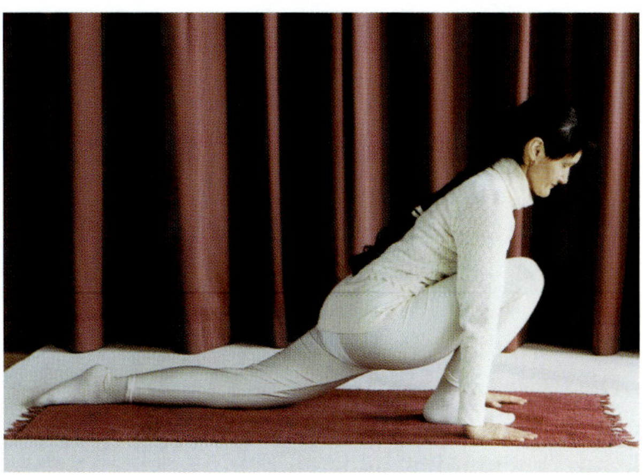
Beindehnung 1

rechts. Schauen Sie mit den Augen eines staunenden Kindes in die Welt hinaus. Achten Sie auf Ihre Halswirbelsäule und legen Sie den Kopf nicht zu weit in den Nacken!

4. **Krabbeln lernen:** Ausgehend von der letzten Position winkeln Sie das rechte Bein stark an, wenden den Kopf und schauen zum rechten Fuß. Dies ist bei Kleinkindern die Vorstufe zum Krabbeln. Wechseln Sie danach zur anderen Seite und wiederholen Sie die Bewegung mehrfach zu beiden Seiten hin.

5. **Vierfüßlerstand:** Stützen Sie sich nun auf beide Hände und Knie und verweilen Sie etwas in dieser Position. Im nächsten Abschnitt finden Sie zahlreiche Übungen, die in dieser Ausgangsstellung beginnen.

6. **Beindehnung 1:** Setzen Sie den rechten Fuß vorn zwischen den Händen auf und verlagern Sie das Körpergewicht möglichst weit nach vorn. Das rechte Knie ist gebeugt und das linke Bein gestreckt. Verweilen Sie so für 3 Atemzüge – der Hüftbeuger (Ileopsoas) des gestreckten Beines wird dabei gedehnt.

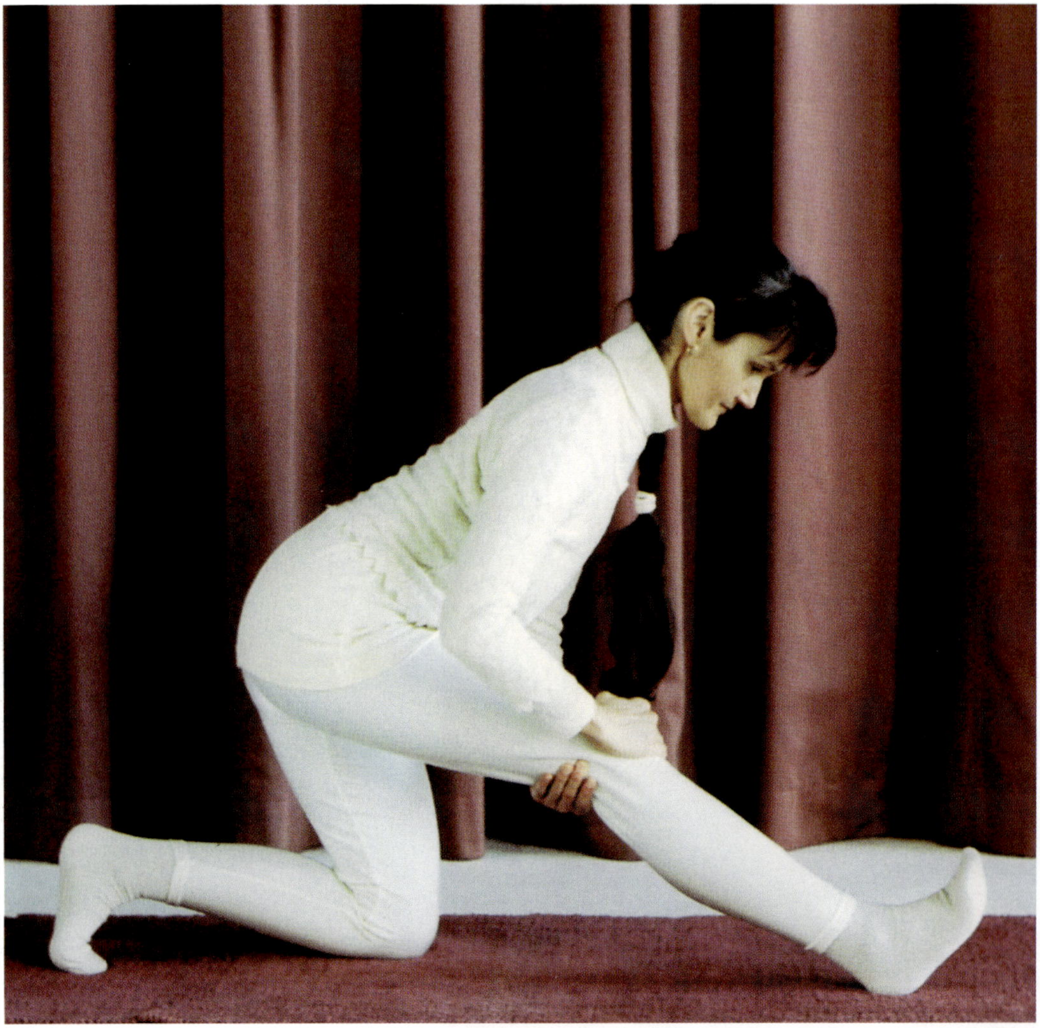

Beindehnung 2

7. **Beindehnung 2:** Ausgehend von dieser Position verlagern Sie das Körpergewicht zurück auf das linke Bein. Zur besseren Balance können Sie den hinteren Fuß mit der Spitze aufsetzen. Die rechte Ferse bleibt vorn aufgesetzt und die Fußspitze wird angezogen. Die Hände umfassen das rechte Knie im »Sandwich-Griff«. Nun beugen Sie in den Hüftgelenken und neigen den Oberkörper mit gerader Wirbelsäule etwas vor. Akzeptieren Sie dabei die eigenen Grenzen! Die rechte Beinrückseite wird dabei stark gedehnt (ischiokrurale Muskeln). Verweilen Sie für 3 Atemzüge in dieser Position.

8. Wiederholen Sie Übung 6 und Übung 7 mit dem anderen Bein.

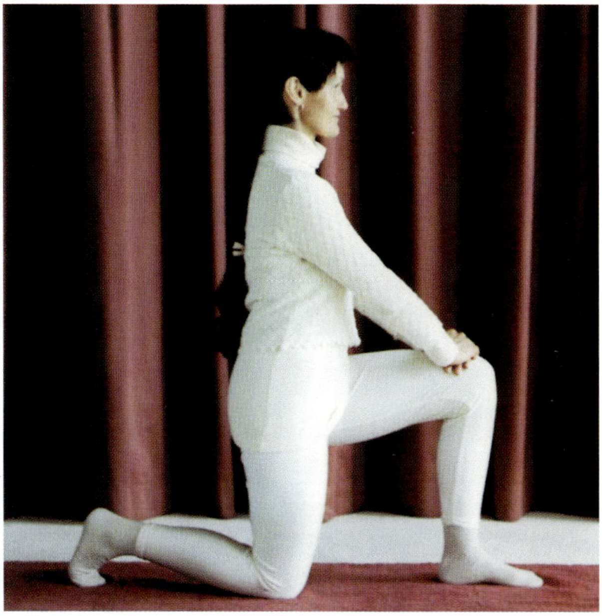

Ritterstand

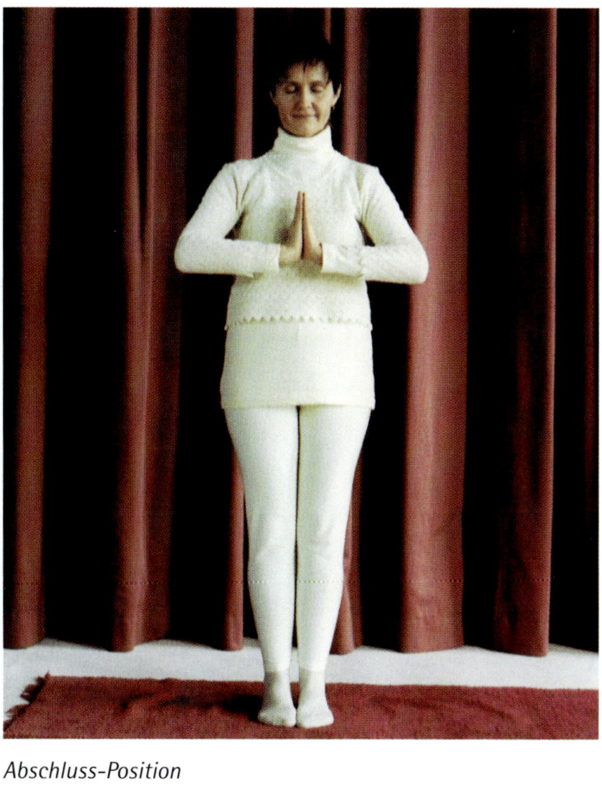

Abschluss-Position

9. **Ritterstand:** Der linke Fuß ist nach der letzten Übung vorn aufgesetzt. Wenn Sie das Körpergewicht in die Mitte verlagern und sich aufrichten, kommen Sie im Ritterstand an. Legen Sie nun die Hände übereinander auf das linke Bein und stützen Sie sich darauf ab. Setzen Sie den rechten Fuß neben den linken und kommen Sie so zum Stand. Dann setzen Sie den linken Fuß zurück und kommen in den Ritterstand rechts. Die Zehen des hinteren Fußes werden aufgestellt. Wechseln Sie mehrfach die Seiten.

10. **Abschluss:** Kommen Sie in den aufrechten Stand mit zusammengelegten Händen vor dem Herzen *(Namaste*-Stellung).

5.6. Übungen im Vierfüßlerstand

In der Ausgangsstellung sind die Hände, Füße und Knie schulterweit auseinander. Die folgende Übungsreihe besteht überwiegend aus ruhigeren Dehnungen.

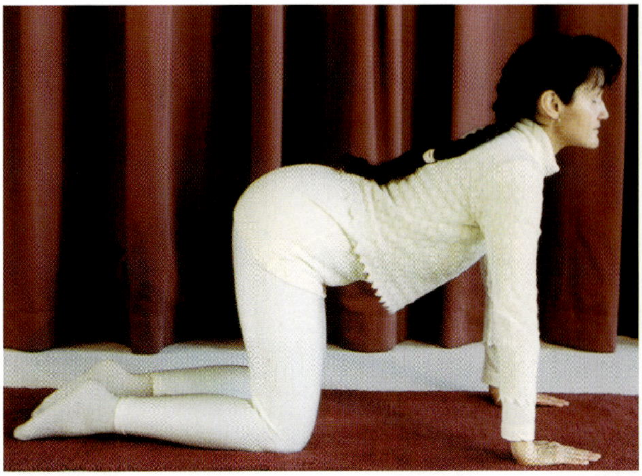
Kuh-Position

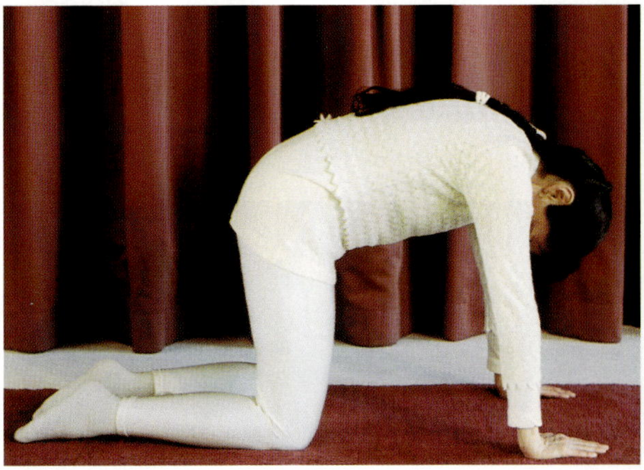
Katzen-Position

1. **Katze und Kuh 1:** Üben Sie beide Stellungen zunächst einzeln als statische Position, jeweils 3–5 tiefe Atemzüge lang. In der Kuh-Position hängt die Wirbelsäule durch und Sie richten den Kopf auf. Achten Sie dabei auf Ihre Halswirbel! In der Katzen-Position machen Sie einen runden Rücken und dehnen Ihre Brustwirbel nach oben. Lassen Sie den Kopf locker hängen.

2. **Katze und Kuh 2:** Üben Sie nun beides im rhythmischen Wechsel. Atmen Sie ein in der Kuh-Position, wenn sich der Brustkorb weitet, und atmen Sie aus in der Katzen-Position, wenn sich der Rücken rundet. Wenn Sie in der Katzen-Position das Gewicht etwas nach hinten verlagern, kommt die Dehnung mehr im Lendenbereich an.

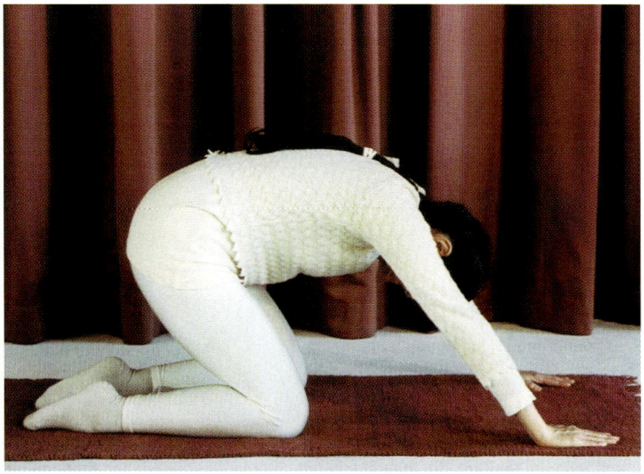

Schnüffelnder Hund – ein

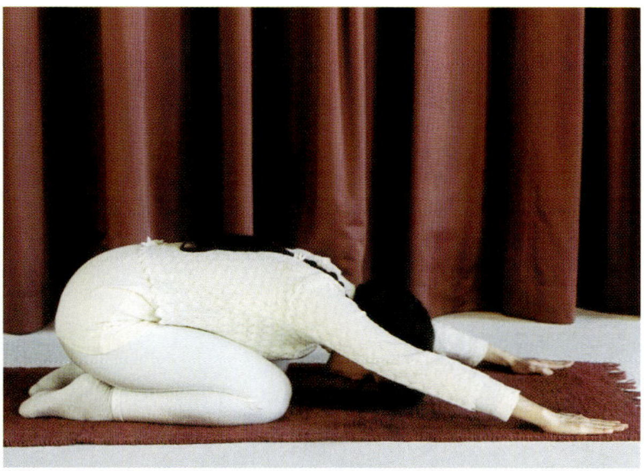

Schnüffelnder Hund – aus

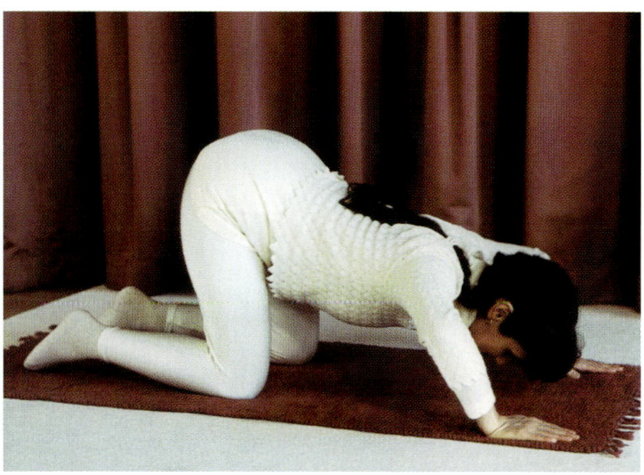

Schnüffelnder Hund – aus

3. **Schnüffelnder Hund:** Verlagern Sie nun das Gewicht noch weiter nach hinten und bringen Sie die Nase dicht über den Boden. Von dort schieben Sie den Körper nach vorn, bis die Nase zwischen oder vor den Händen ankommt, und richten sich wieder zum Vierfüßlerstand auf. Atmen Sie nach oben und hinten ein und nach unten und vorne aus. Wiederholen Sie diesen Ablauf mindestens 10mal.

4. **Standwaage:** Strecken Sie das rechte Bein nach hinten und zugleich den linken Arm mit auswärts gedrehter Handfläche nach vorn. Im Wechsel damit bringen Sie das rechte Knie und den linken Ellenbogen unter dem Bauch zusammen, wobei die linke Hand zur Faust geballt wird. Dabei dreht sich der Arm spiralig einwärts und auswärts, und die Fußspitze wird abwechselnd angezogen und gestreckt. Kopf und Hals bleiben gerade in Verlängerung der Wirbelsäule. Das Einatmen verbindet sich mit der Streckung und das Ausatmen mit der Krümmung. Die Bewegung sollte rhythmisch, aber nicht zu schnell durchgeführt werden. Wechseln Sie nach einiger Zeit die Seiten.

5. **Bein strecken:** Strecken Sie ein Bein im rechten Winkel zur Seite, wobei die innere Fußkante auf dem Boden aufliegt. Üben Sie links und rechts im Wechsel und schauen Sie jeweils zum Fuß. Atmen Sie in der Mitte ein und zu den Seiten aus. So dehnen Sie die Adduktoren an der Innenseite der Oberschenkel.

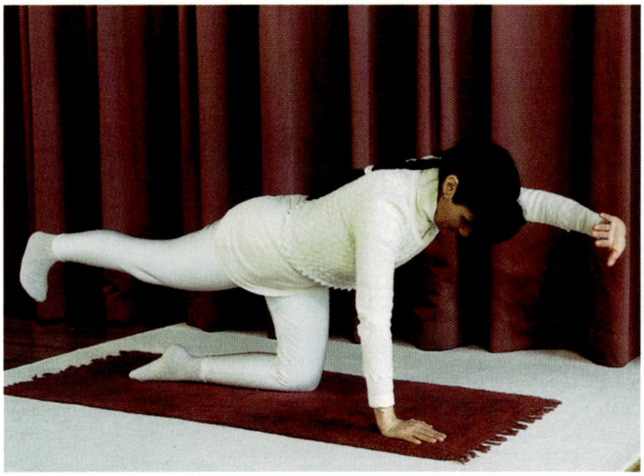

Standwaage – ein

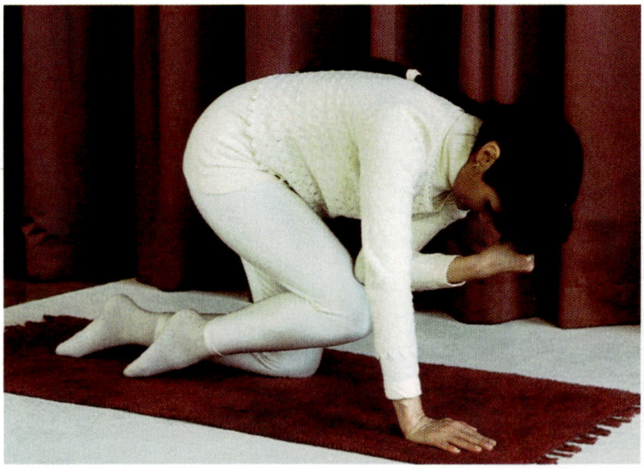

Standwaage – aus

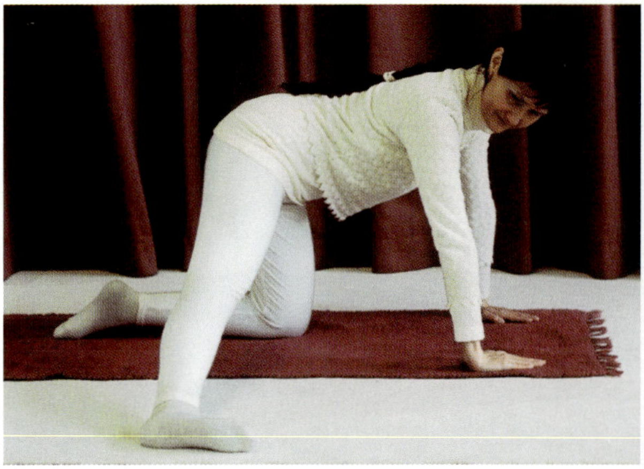

Bein strecken

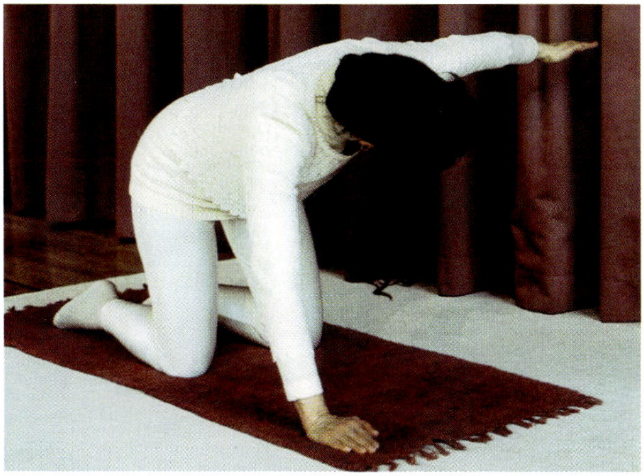

Oberkörper drehen – ein

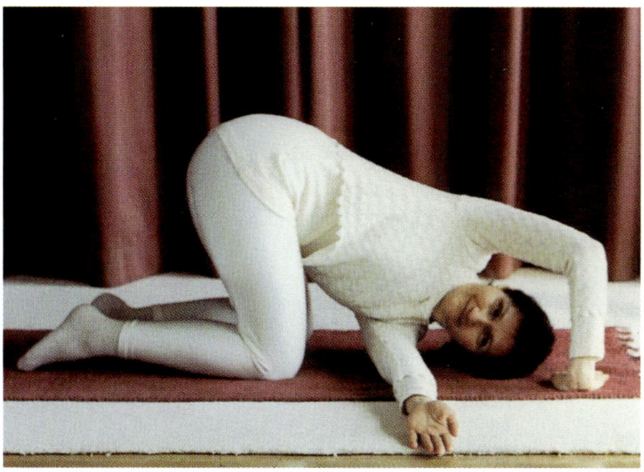

Oberkörper drehen – aus

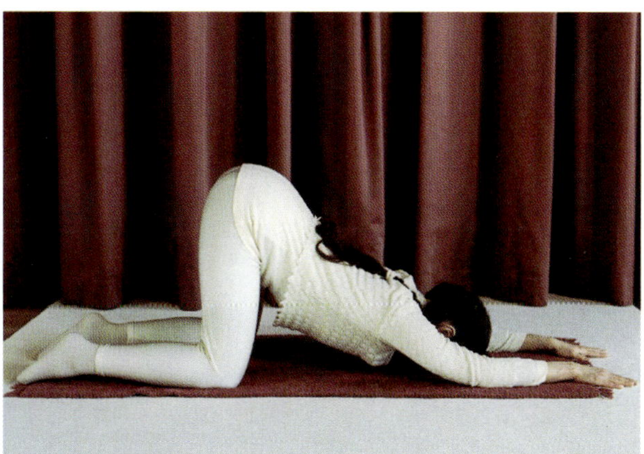

Gestreckte Katze

6. **Oberkörper drehen:** Heben Sie beim Einatmen den linken Arm horizontal zur Seite mit der Handfläche nach unten und blicken Sie zur Hand. Beim Ausatmen führen Sie ihn unter dem Brustkorb hindurch zur rechten Seite, wobei die Handfläche nach oben schaut. Der stützende rechte Arm wird etwas gebeugt, Kopf und linke Schulter legen sich auf dem Boden ab. Der Blick folgt der Bewegung der linken Hand nach rechts. Der Bereich zwischen den Schulterblättern wird abwechselnd gekräftigt und gedehnt. Machen Sie diese Bewegung sehr langsam und wechseln Sie nach einer Weile die Seiten.

7. **Gestreckte Katze:** Schieben Sie die Hände vom Vierfüßlerstand aus weit nach vorn, bis die Oberschenkel senkrecht stehen. Die Stirn liegt auf dem Boden auf, und die ganze Wirbelsäule kann sich in dieser Stellung nach unten aushängen. Atmen Sie dabei ruhig und lang für etwa 1 Minute.

8. **Baby-Position:** Lassen Sie den Oberkörper auf die Oberschenkel sinken und legen Sie die Arme mit nach oben zeigenden Handflächen seitlich neben dem Körper ab. Der Po sollte auf den Fersen liegen und die Stirn am Boden, und zwar so, dass auch die Nasenspitze ihn leicht berührt. Entspannen Sie sich ganz allmählich in diese Stellung hinein. Falls Ihnen das Probleme macht, öffnen Sie die Knie etwas zur Seite und schieben Sie sich eine aufgerollte Decke oder ein dickes Polster unter den Oberkörper. Legen Sie die Arme angewinkelt nach vorn und verweilen Sie ein paar Minuten in dieser Position.

9. **Flankendehnung:** Bringen Sie die Arme nach vorn und dehnen Sie jeweils eine Körperseite, indem sich ein Arm vorstreckt und der andere locker lässt. Wiederholen Sie das mehrmals und richten Sie sich dann allmählich auf. Vielleicht wollen Sie jetzt Ihre Beine vorstrecken und etwas lockern.

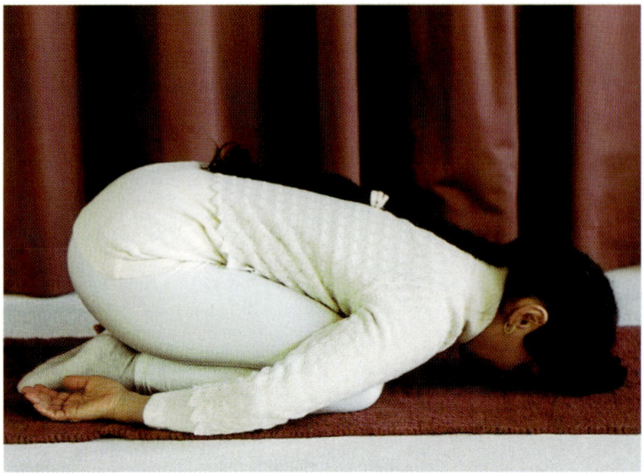

Baby-Position

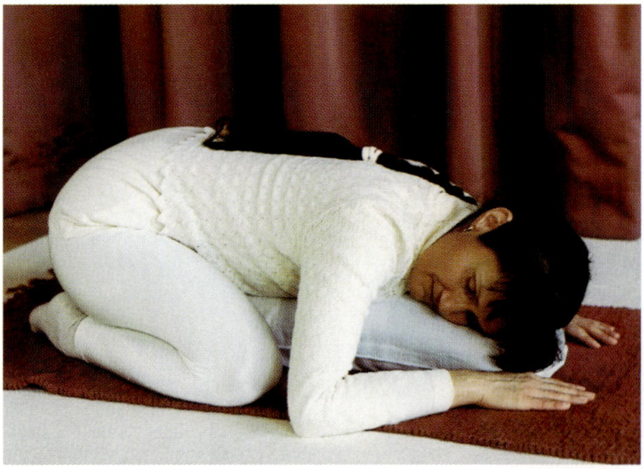

Baby-Position mit Polster

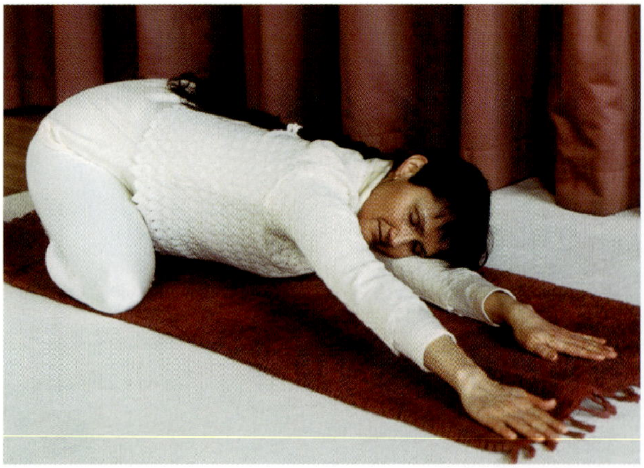

Flankendehnung

5.7. Übungen im Fersensitz

Wenn es Ihnen schwer fällt, auf den Fersen zu sitzen, können Sie sich ein dickes Kissen zwischen die Füße legen oder ein Holzbänkchen zu Hilfe nehmen, mit dem Sie ihre Fußgelenke entlasten. Diese Übungsreihe besteht überwiegend aus ruhigen Dehnungen.

1. **Vorbereitung:** Massieren Sie Ihre Oberschenkel mit den Händen über Kreuz zu den Knien hin, etwa 1 Minute lang.

2. **Kreuzdehnung:** Stützen Sie sich mit den Händen seitlich neben den Knien auf und verschieben Sie das Gesäß abwechselnd etwas nach links und nach rechts. Das wirkt auf die Ileosakral-Gelenke, den Übergang vom Kreuzbein zum Becken.

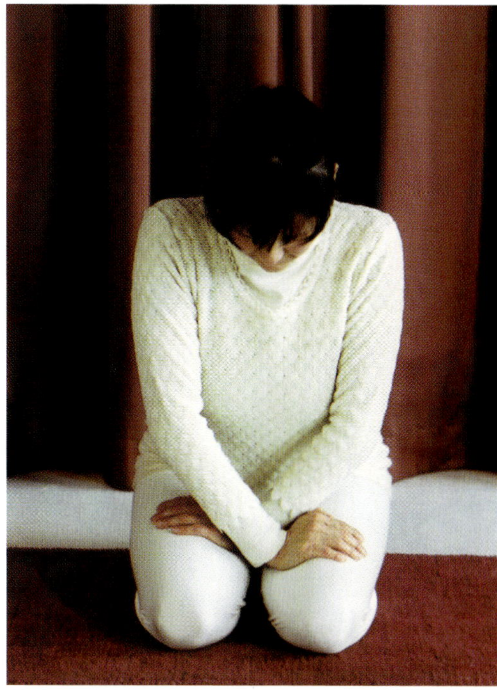

Oberschenkel massieren

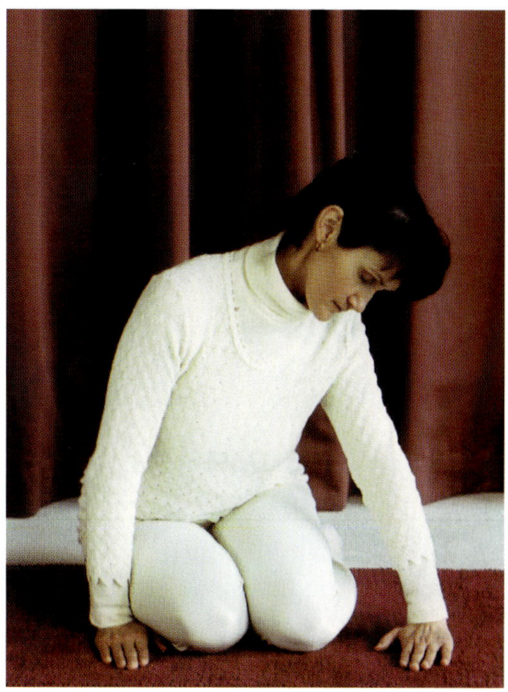

Kreuzdehnung

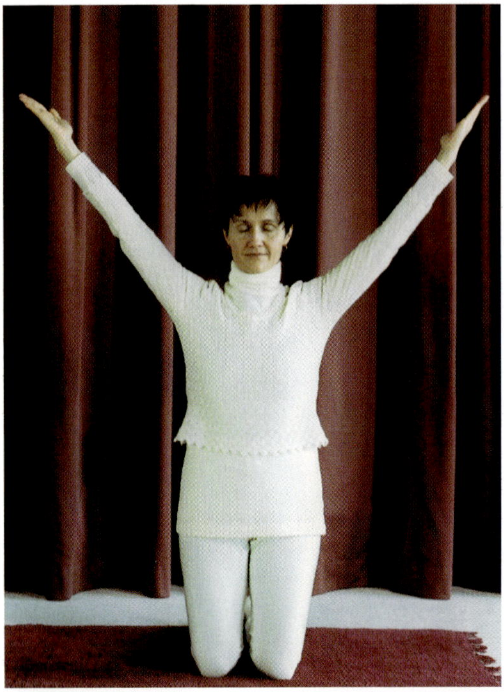

X-Y-Übung – ein

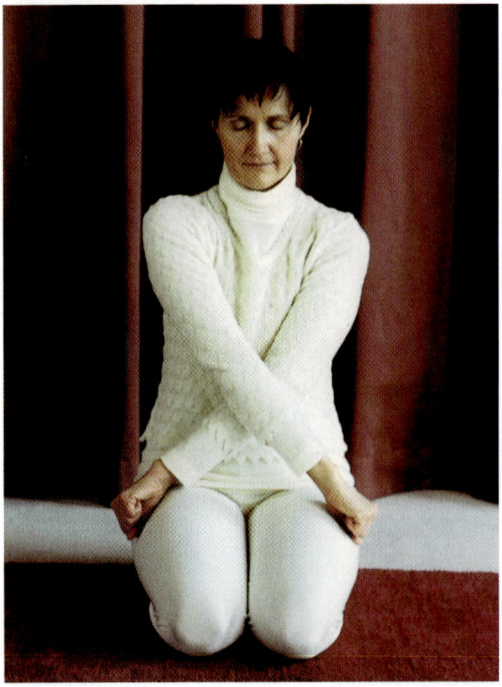

X-Y-Übung – aus

3. **X-Y-Übung:** Wechseln Sie in einem langsamen Rhythmus vom Fersensitz zum Kniestand und wieder zurück. Im Fersensitz sind die Arme an den Ellenbogen gekreuzt (X-Position) und die Hände werden zu Fäusten geschlossen. Im Kniestand nehmen Sie die Y-Position mit den Handflächen nach oben ein (vgl. Kap. 5.1). Atmen Sie beim Aufrichten ein und beim Absetzen aus. Die Arme drehen sich dabei im Wechsel spiralförmig nach außen und nach innen.

4. **Halbspagat:** Ausgehend vom Fersensitz strecken Sie nun das rechte Bein nach hinten, während das linke Knie vorn bleibt. Stützen sich mit beiden Händen seitlich davon ab. Dabei wird der Brustkorb gedehnt und der Kopf aufgerichtet, wobei der Blick schräg nach oben geht. Achten Sie dabei wieder auf Ihre Halswirbel! Verweilen Sie so für 3–5 lange Atemzüge, bevor Sie die Seiten wechseln. Diese Übung wirkt unter anderem auf die Leber und die Nieren.

5. **Brustdehnung:** Wieder zurück im Fersensitz stützen Sie sich mit den Händen seitlich neben den Füßen auf und dehnen den Oberkörper langsam nach hinten. Dabei bleibt der Kopf zunächst aufrecht. Wenn Ihnen das leicht fällt, dann können Sie die Finger nach außen drehen und die Arme weiter nach hinten und außen schieben. Achten Sie darauf, dass Sie dabei Kopf und Hals stabilisieren.

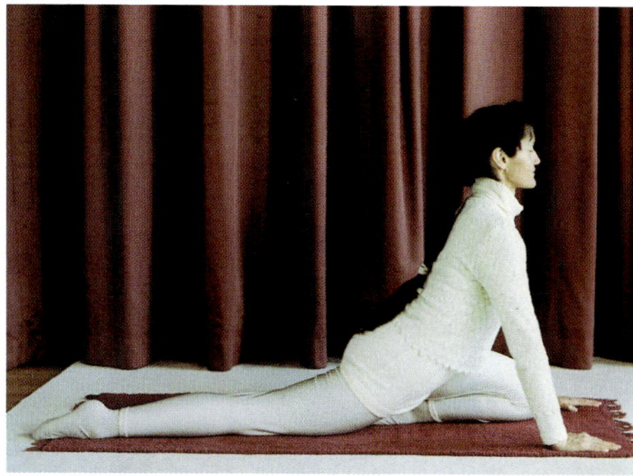

Halbspagat

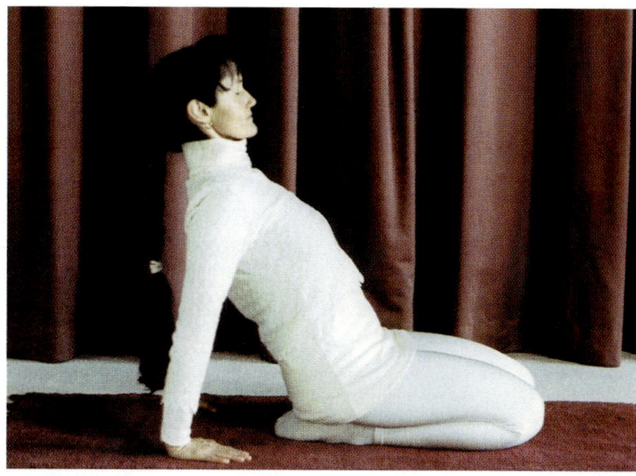

Brustdehnung

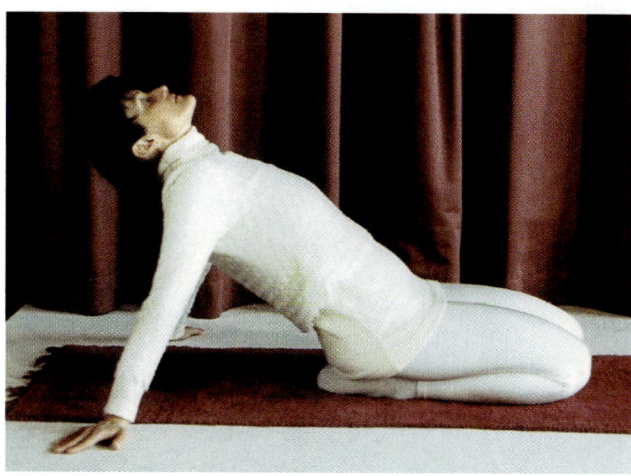

Brustdehnung – Variante

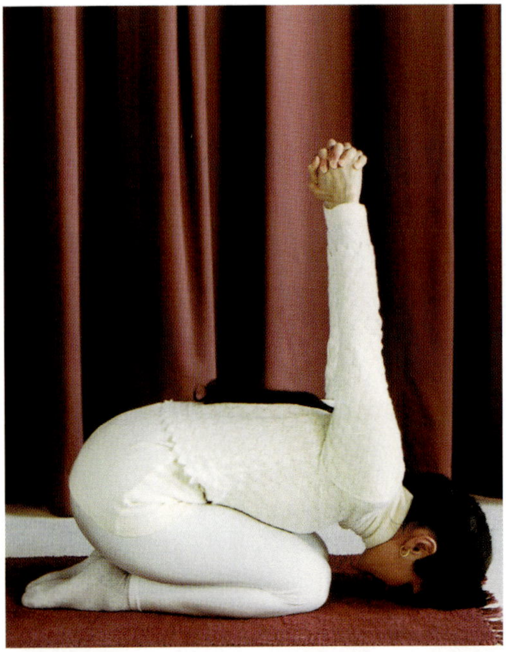

Yoga-Mudra

6. **Yoga-Mudra:** Kommen Sie in die Baby-Position (vgl. Kap. 5.6) und bringen Sie die Arme mit gefalteten Händen senkrecht nach oben bzw. soweit Sie es können. Halten Sie die Position mit langen, tiefen Atemzügen etwa 1 Minute lang. Diese Stellung wird als *Yoga-Mudra* bezeichnet.

7. **Flügelschlag:** Heben Sie nun das Gesäß etwas an und halten Sie den Oberkörper horizontal. Die Arme werden zur Seite ausgebreitet wie zwei Flügel, wobei die Handflächen nach unten schauen. Fangen Sie nun an, die gestreckten Arme in schnellem Rhythmus etwa 10 cm auf und ab zu bewegen.

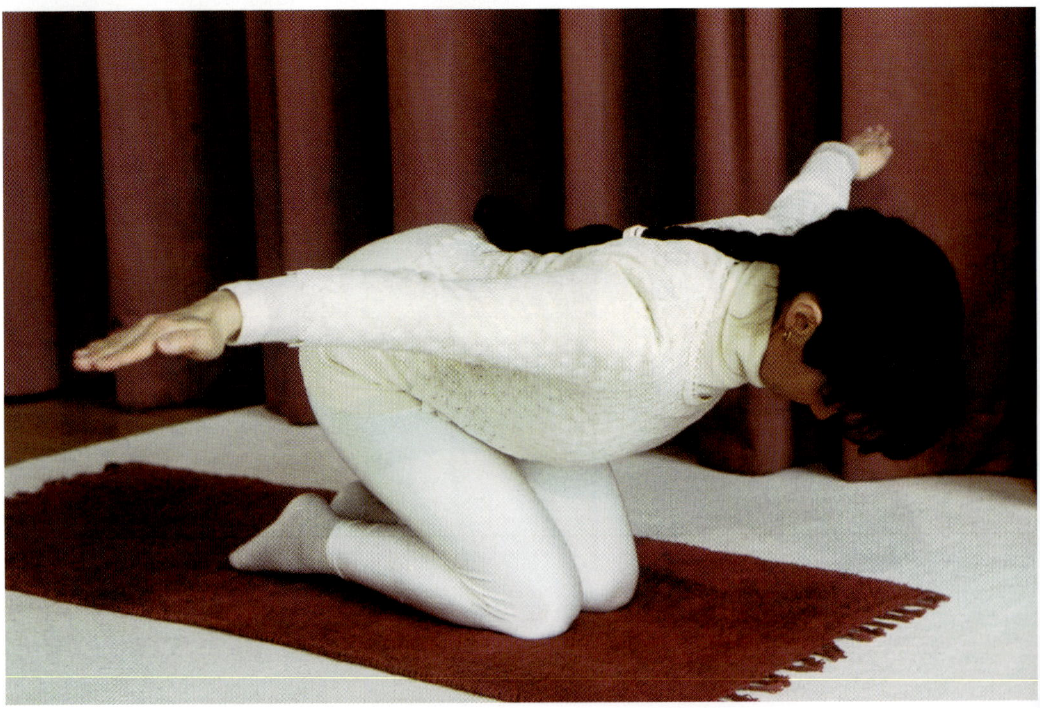

Flügelschlag

8. **Kopfwackeln:** Richten Sie sich wieder auf zum Fersensitz und wackeln Sie seitwärts mit dem Kopf hin und her wie die Inder, wenn Sie Ja sagen wollen.

9. **Meditation:** Bringen Sie die Handflächen über dem Kopf zusammen, die Ellenbogen können dabei etwas gebeugt sein. Sitzen Sie still mit langer, tiefer Atmung für 1–3 Minuten.

10. **Abschluss:** Bringen Sie die Hände wieder vor der Brustmitte zusammen *(Namaste)*. Sie können jetzt eine Tiefenentspannung im Liegen anschließen.

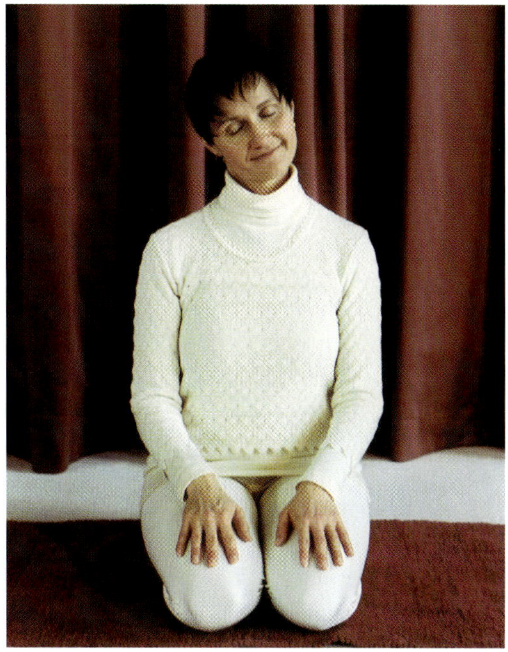

Kopfwackeln

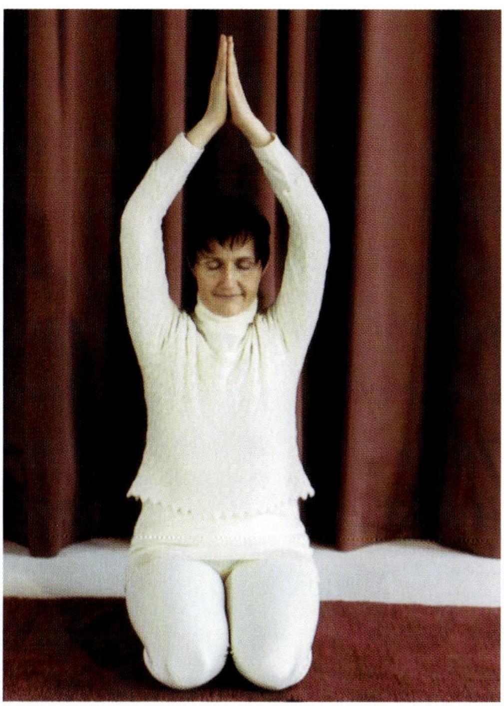

Meditation

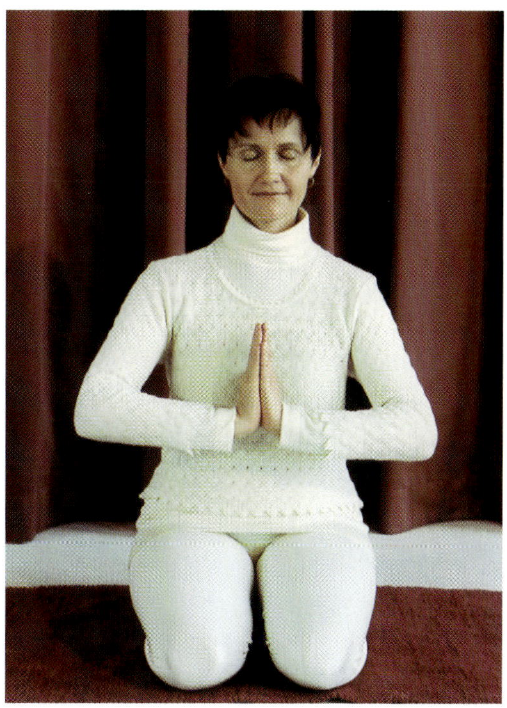

Abschluss mit Namaste

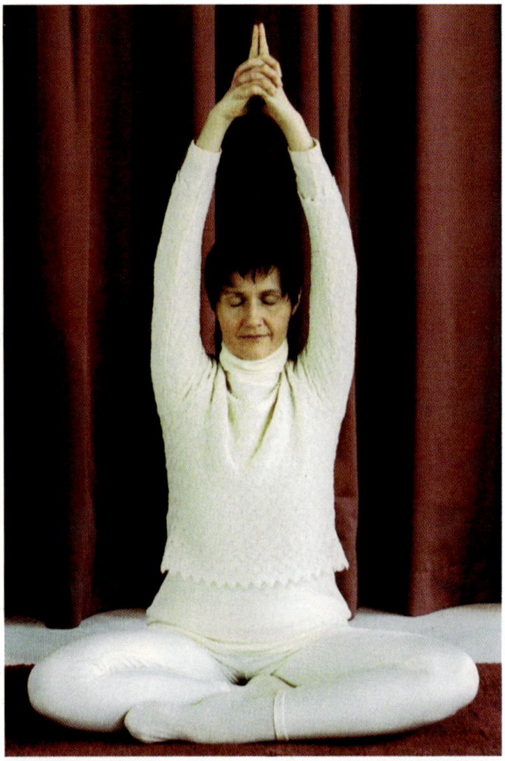

Vertikale Bewegung – ein

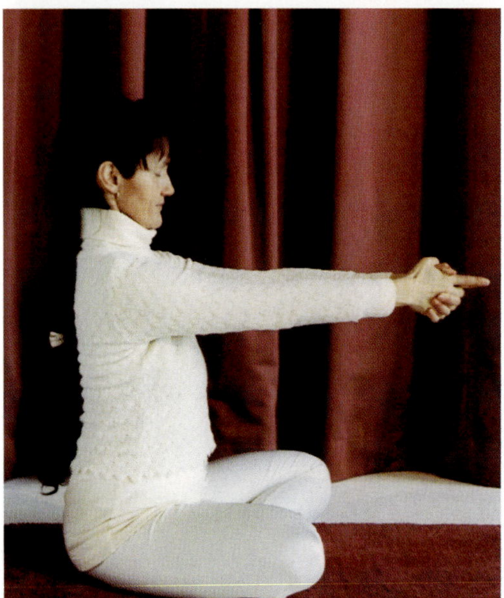

Vertikale Bewegung – aus

5.8. Power-Übungen für das Energiefeld

Die folgende Übungsreihe dient zum Aufladen mit neuer Energie. Lassen Sie dazu am besten kraftvolle, rhythmische Musik laufen, die ihnen dabei hilft, die Übungen durchzuhalten. Machen Sie die einzelnen Übungen je nach Ihrer Kondition für 1–3 Minuten und lassen Sie mindestens 1 Minute Pause zwischen ihnen zum Nachspüren. Die Übungen werden normalerweise im Schneidersitz ausgeführt. Wenn es angenehmer für Sie ist, können Sie auch im Fersensitz oder auf einem Stuhl sitzend üben. Atmen Sie nach jeder dynamischen Phase tief ein und halten Sie den Atem für 10–15 Sekunden mit angezogener Wurzelschleuse *(Mula-Bandha)*. Dann kann sich die mobilisierte Energie im ganzen Körper verteilen.

1. **Vertikale Bewegung:** Strecken Sie die Arme waagerecht nach vorn und falten Sie die Hände, nur die Zeigefinger werden gestreckt, so als wenn Sie auf ein imaginäres Ziel zeigen. Bewegen Sie die Arme nun mit rhythmischer Atmung schnell auf und ab, genau in einem 90-Grad-Winkel. Atmen Sie nach oben ein und nach vorne aus. Zum Schluss atmen Sie tief ein und halten die Arme in der oberen Stellung. Spannen Sie die Wurzelschleuse an, wie oben beschrieben, und spüren Sie die neue belebende Kraft in sich.

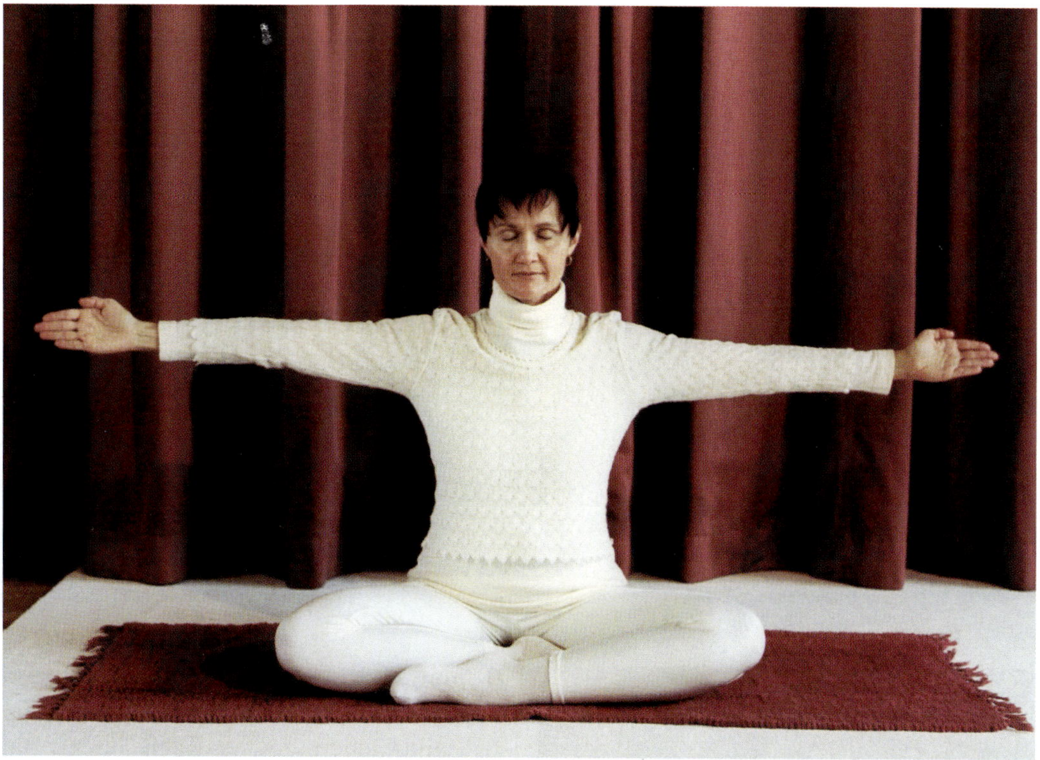

Horizontale Bewegung – ein

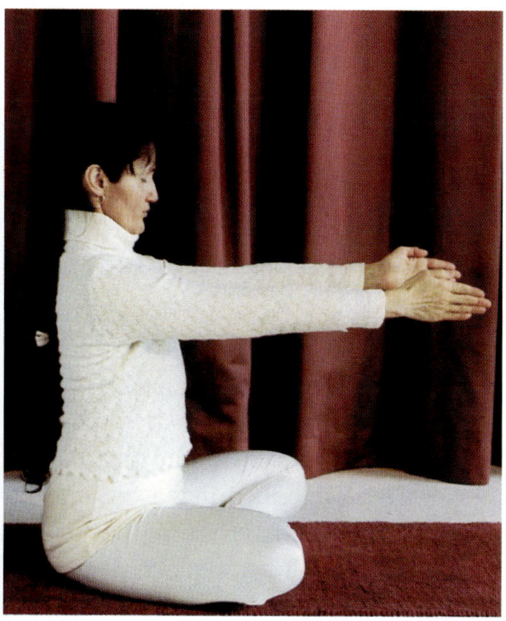

Horizontale Bewegung – aus

2. **Horizontale Bewegung:** Halten Sie die Arme parallel zueinander nach vorn, mit den Handflächen zueinander hin zeigend. Öffnen und schließen Sie nun die gestreckten Arme in schneller Bewegung. Atmen Sie kraftvoll durch die Nase, zur Seite ein und nach vorne aus. Am Schluss halten Sie die Arme wieder nach vorn gestreckt. Atmen Sie tief ein und halten Sie die Position für 10–15 Sekunden.

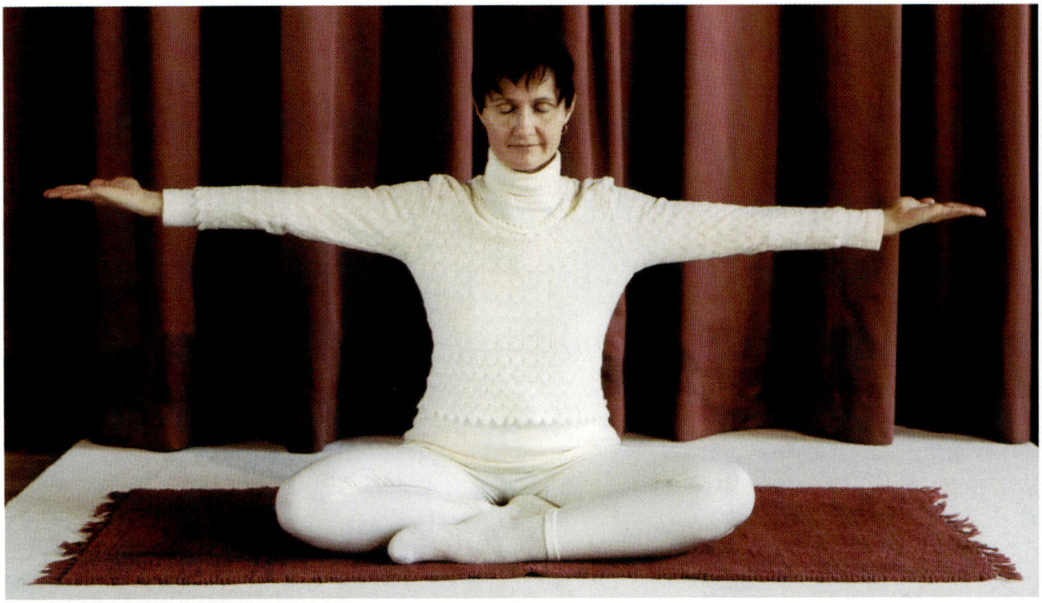

Seitlich vertikale Bewegung – ein

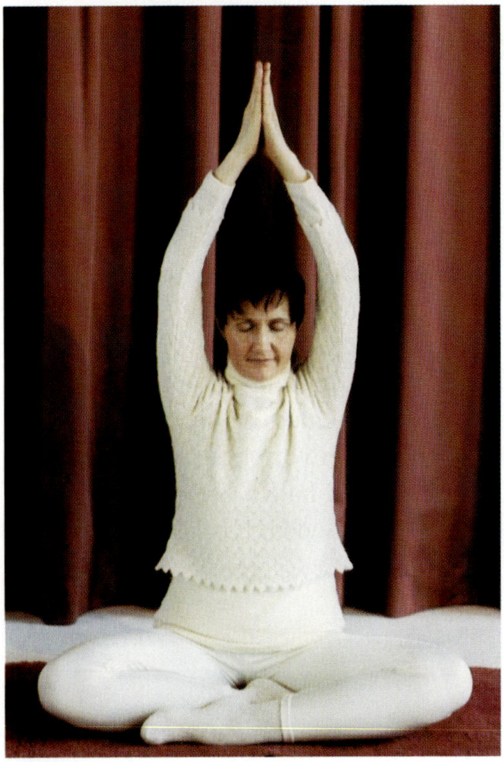

Seitlich vertikale Bewegung – aus

3. **Seitlich vertikale Bewegung:** Die Arme sind seitlich ausgestreckt und die Handflächen zeigen nach oben. Die Bewegung der Arme geht nach oben bis über den Kopf, wo die Hände leicht zusammenklatschen können, und wieder zurück zur Horizontale. Atmen Sie in schnellem Rhythmus nach oben aus und zur Seite ein. Zum Schluss atmen Sie in der oberen Stellung tief ein und halten den Atem für 10–15 Sekunden an.

4. **45-Grad-Bewegung:** Halten Sie die Arme wieder horizontal nach vorn gestreckt, diesmal mit nach unten zeigenden Handflächen und aneinander gelegten Fingern. Bringen Sie nun im Wechsel einen Arm schräg nach oben und wieder zurück, danach den anderen. Machen Sie diese Bewegung präzise wie eine Maschine. Der Atem-

rhythmus ist dabei noch schneller als bei den vorigen Übungen, etwa 1 Sekunde pro Atemzug. Atmen Sie nach oben ein und nach vorn aus, fast so schnell wie beim Feueratem (vgl. Kap. 6.4). Zum Schluss halten Sie wieder den Atem in der Ausgangsstellung und spannen den Beckenboden an.

5. **Fauststöße:** Machen Sie Fäuste mit innen liegenden Daumen und stoßen Sie kraftvoll jeweils mit einer Faust nach vorn. Während ein Arm nach vorn gestreckt wird, wird der andere zurückgezogen. Die Arme machen dabei eine Spiraldrehung wie in den Kampfkünsten, vorn zeigt der Handrücken nach oben und hinten nach unten. Der Atemrhythmus kann noch etwas schneller werden als bei der vorigen Übung. Atmen Sie mit jedem Fauststoß kräftig aus. Stellen Sie sich vor, dass Sie alle Hindernisse aus dem Weg boxen. Zum Abschluss atmen Sie wieder tief ein, strecken beide Fäuste nach vorn und spannen alle Muskeln an. Mit dem Ausatmen entspannen Sie am ganzen Körper. Wiederholen Sie das noch zwei weitere Male.

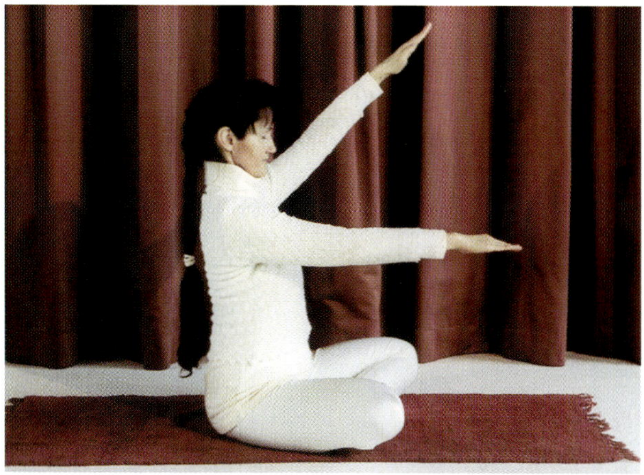

45-Grad-Bewegung – ein

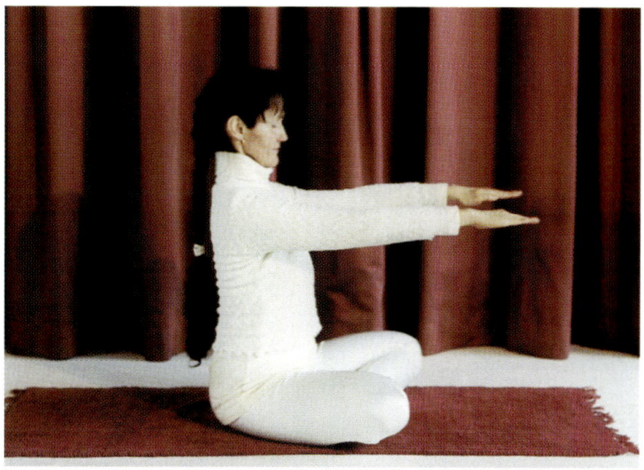

45-Grad-Bewegung – aus

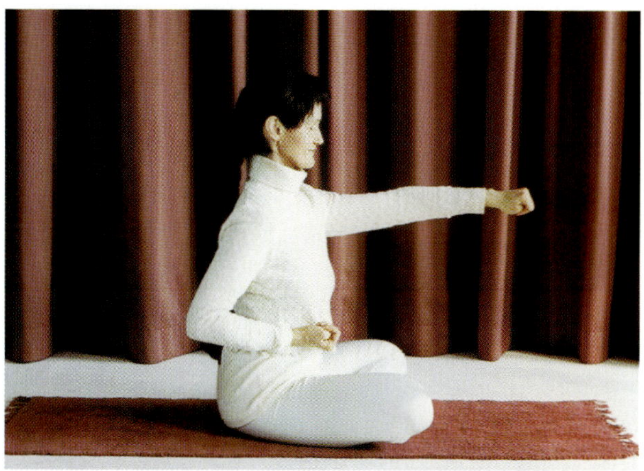

Fauststöße

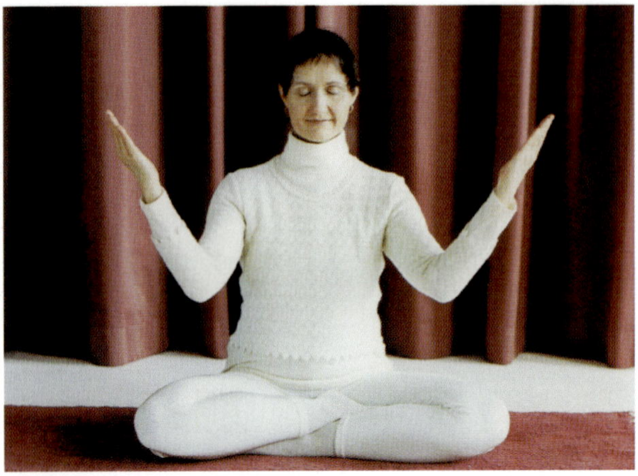

Scheibenwischer geöffnet

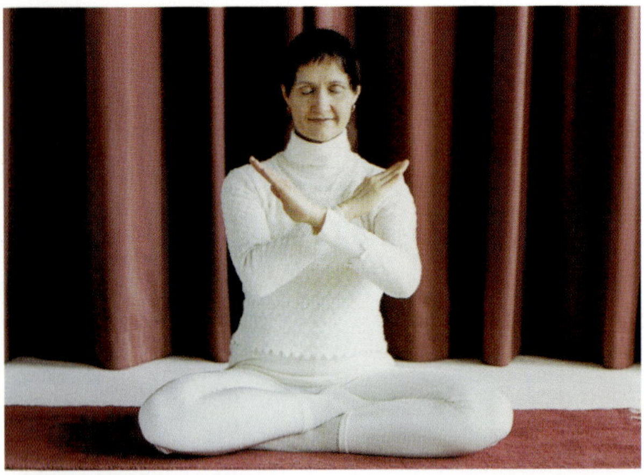

Scheibenwischer gekreuzt

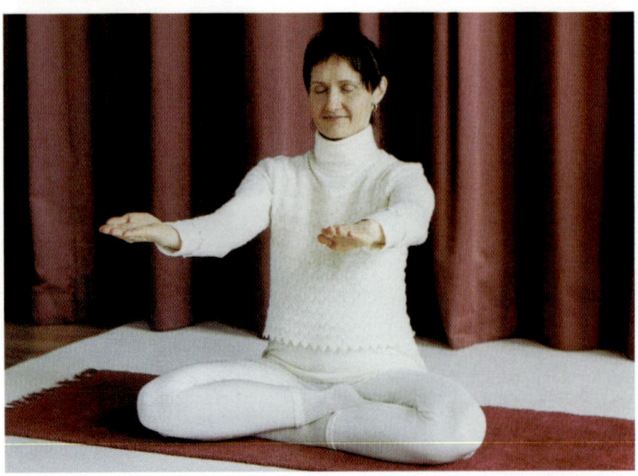

Sonne-Mond-Meditation

6. **Scheibenwischer:** Halten Sie die Unterarme gekreuzt vor der Brustmitte, die Hände sind dabei gestreckt, und die Handkanten zeigen nach vorn. Nun beginnen Sie mit einer schnellen Scherenbewegung der Unterarme, die zur Seite öffnen und in der Mitte wieder gekreuzt werden. Dabei ist einmal die linke und einmal die rechte Hand vorn. Lassen Sie den Atem ganz natürlich fließen.

7. **Sonne-Mond-Meditation:** Halten Sie die Arme locker nach vorn ausgestreckt, wobei eine Handfläche nach oben und die andere nach unten zeigt. Beginnen Sie damit, die Hände in einem langsamen Atemrhythmus gegenläufig zu wenden. Atmen Sie ein, wenn die rechte Hand nach oben zeigt (Sonne), und atmen Sie aus, wenn die linke Hand nach oben zeigt (Mond).

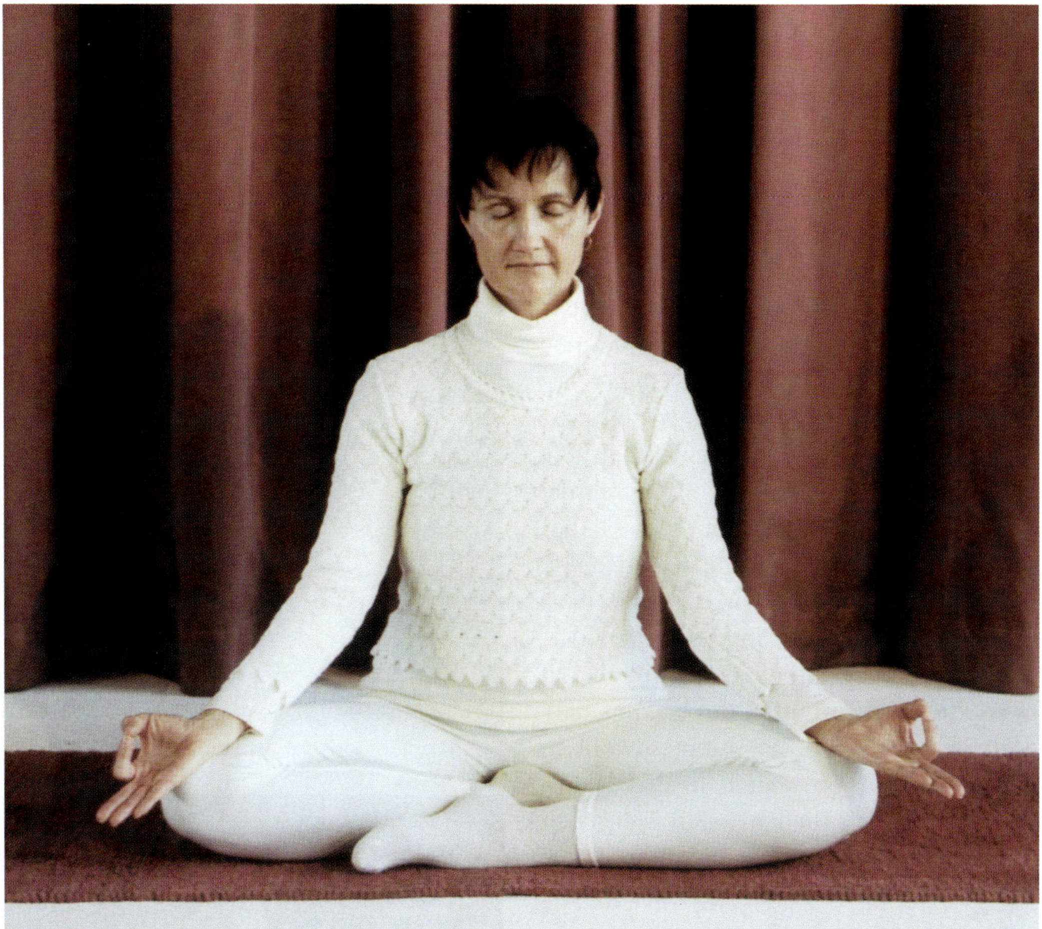

Yogi-Sitz mit Gyan-Mudra

8. **Yogi-Sitz:** Legen Sie die Hände auf die Knie mit den Handflächen nach oben. Die Spitzen von Daumen und Zeigefinger bilden einen Ring. Das nennt man *Gyan-Mudra,* die symbolische Geste für Weisheit (vgl. Kap. 7.1). Atmen Sie lang und tief und spannen Sie ganz sanft den Beckenboden etwas an *(Mula-Bandha).* Bleiben Sie für 3–5 Minuten in Ruhe sitzen. Wenn Sie möchten, können Sie eine Entspannung im Liegen anschließen. Oder Sie schieben die Entspannungsphase und ein paar Aufwachübungen (aus Kap. 5.3) zwischen dem 7. und 8. Teil ein.

5.9. Ein paar klassische Asanas

In diesem Abschnitt habe ich einige der bekanntesten *Asanas* aus dem *Hatha-Yoga* zusammengestellt. Sie können sie in der angegebenen Reihenfolge praktizieren oder einige davon auswählen. Achten Sie darauf, dass jeder Dehnung der Vorderseite des Körpers eine entsprechende Dehnung der Rückseite folgen sollte und umgekehrt. Bevor Sie mit den *Asanas* beginnen, sollten Sie unbedingt ein paar Lockerungsübungen für die Wirbelsäule machen (z.B. aus Kapitel 5.2) und die Muskulatur gut aufwärmen. Dies ist besonders morgens nach dem Aufstehen wichtig, wenn die Gelenke noch etwas unbeweglich sind. In der folgenden Anleitung werden möglichst einfach zu praktizierende Varianten der *Asanas* dargestellt. Lassen Sie den Atem sowohl in den Bewegungs- als auch in den Haltephasen natürlich fließen. – Für Menschen mit Wirbelsäulenschäden sind diese Übungen nur bedingt oder gar nicht geeignet.

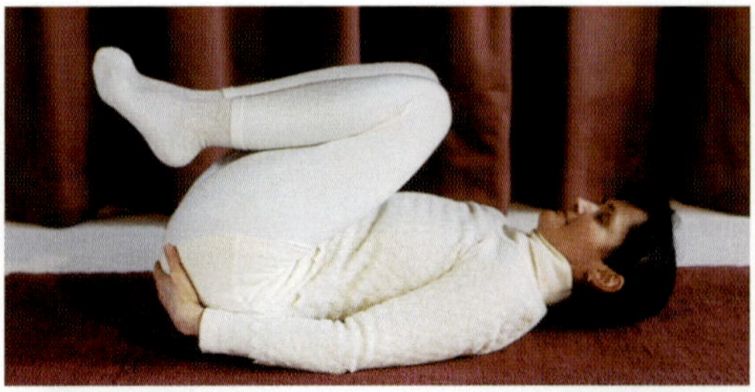

Schulterstand – Knie anziehen

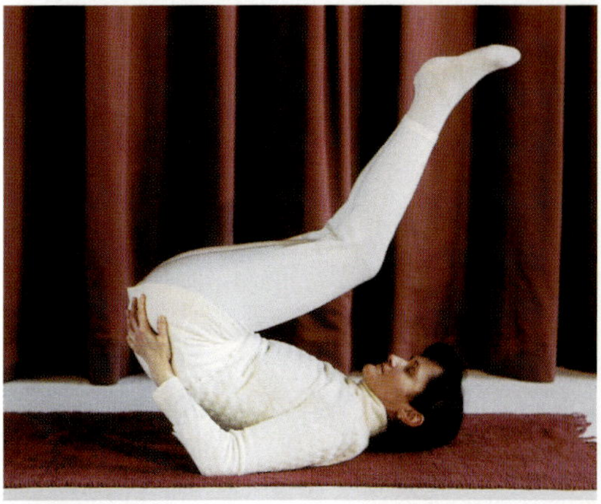

Schulterstand – Zwischenphase

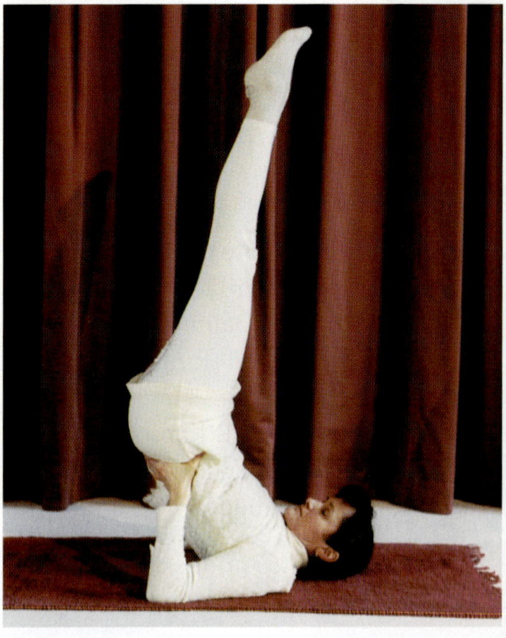

Schulterstand – Endstellung

1. **Schulterstand:** Von der Rückenlage aus ziehen Sie die Knie zum Bauch und fassen mit den Händen außen an die Hüften. Nun können Sie das Becken relativ leicht anheben und die Beine nach oben bringen. Halten Sie einen Teil des Körpergewichts mit den aufgestützten Armen und vermeiden Sie es, den Oberkörper ganz in die senkrechte Position zu bringen. Sonst gibt es leicht Probleme mit der Halswirbelsäule. Entspannen Sie den Bauch und die inneren Organe, die sich in der umgekehrten Richtung aushängen können. Zugleich

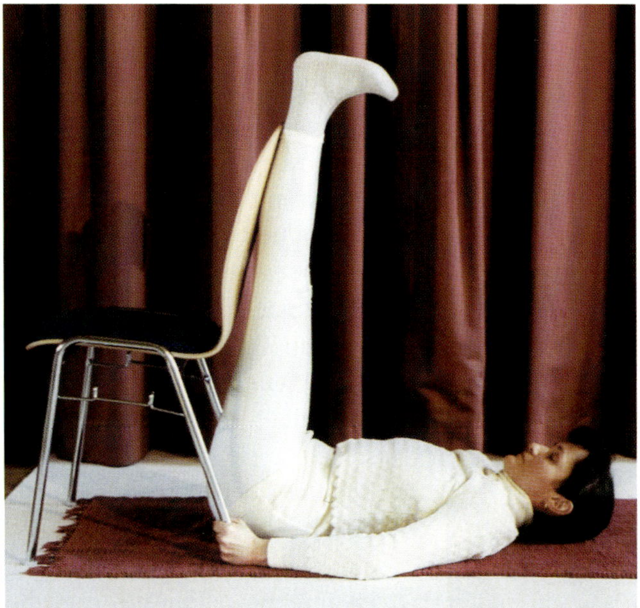

Schulterstand – Alternative 1

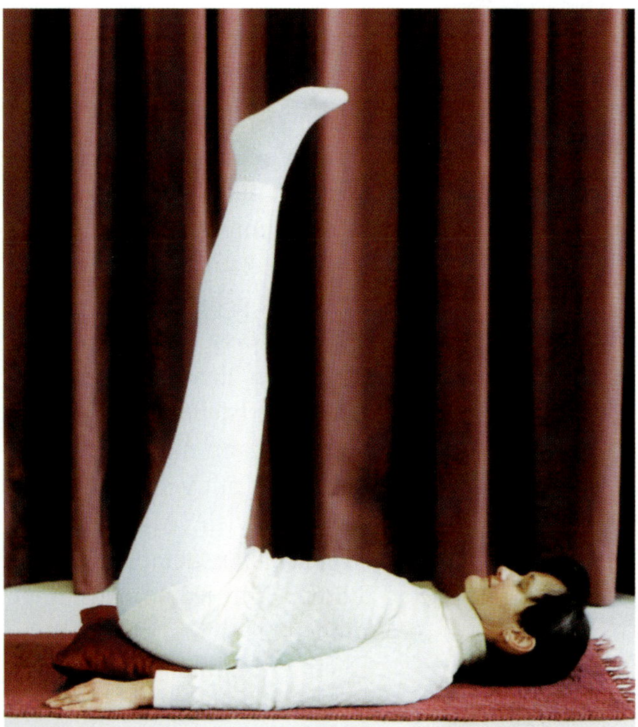

Schulterstand – Alternative 2

wird der venöse Rückstrom des Blutes aus den Beinen zum Herzen hin gefördert. Das Gehirn wird infolgedessen mit mehr frischem Sauerstoff versorgt.

Bleiben Sie anfangs nur eine halbe Minute in dieser Stellung, allmählich können Sie die Übungszeit auf 1–2 Minuten ausdehnen. Kehren Sie möglichst langsam wieder aus dieser Umkehrstellung zurück und bleiben Sie etwas in der Rückenlage, damit sich der Blutkreislauf wieder normalisieren kann. Wenn Sie gleich zum Sitzen kommen, könnte Ihnen schwindelig werden. Falls es Ihnen nicht gelingt, in den Schulterstand zu kommen, können Sie die Beine nach oben gestreckt an eine Wand anlehnen oder sich ein Kissen unter das Becken schieben. Bei Bluthochdruck oder Kreislauflabilität sollten Sie diese Übung nicht ausführen.

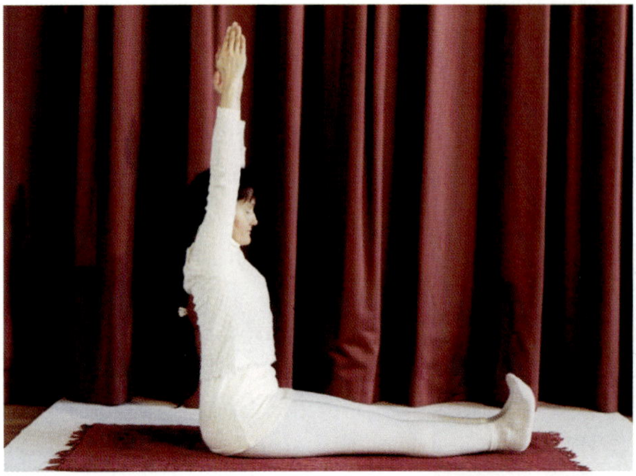

Zange – Arme hochstrecken

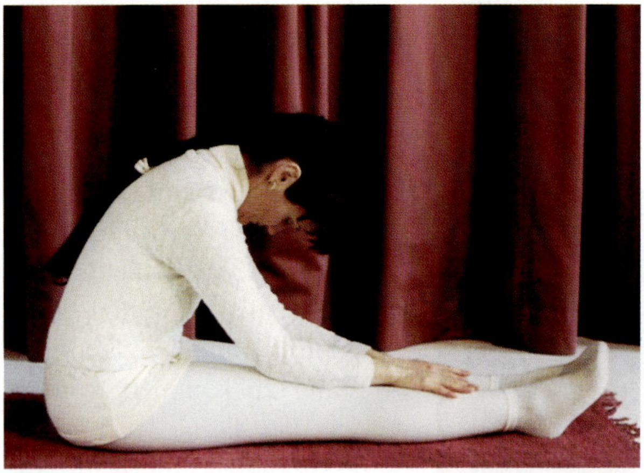

Zange – sanfte Variante

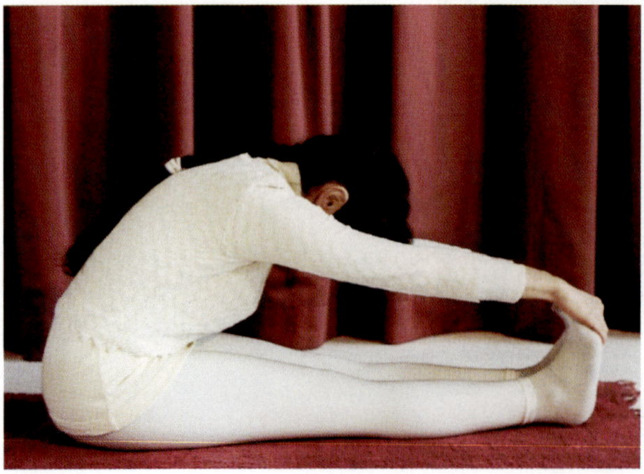

Zange – Endstellung

2. **Zange / Vorwärtsbeuge:** Das Ziel dieser Übung ist die Dehnung der gesamten Körperrückseite von den Fersen bis zum Nacken. Sitzen Sie zunächst mit lang ausgestreckten Beinen und ziehen Sie die Fußspitzen heran. Strecken Sie die Arme nach oben und richten Sie den Oberkörper auf. Nach einer Weile legen Sie die Hände auf die Oberschenkel und schieben sie sehr langsam in Richtung der Füße. Spüren Sie dabei, wann im unteren Rücken ein leichter Zug entsteht. Dies ist Ihre Bewegungsgrenze, die Sie unbedingt akzeptieren sollten. Wer sehr beweglich ist, wird die Zehen mit den Händen fassen können. Vermeiden Sie jedoch den Einsatz von Kraft, um dorthin zu gelangen, da es sonst zu massiven Problemen an den unteren Bandscheiben kommen kann. Eine Variante ist es, mit gebeugten Knien die Zehen zu fassen und den Oberkörper auf den Oberschenkeln abzulegen (siehe Foto auf Seite 148). So kann man diese Dehnung auch mit verkürzten Sehnen, die viele Menschen im Westen haben, gefahrlos durchführen. Mit jedem Ausatmen können Sie sich in die Dehnung hinein entspannen und die Füße allmählich weiter vorschieben. Nach einigen tiefen Atemzügen richten Sie sich langsam

wieder auf und entspannen sich in der Rückenlage. Zum Ausgleich können Sie Kniekreise machen (vgl. Kap. 5.3).

3. **Kobra:** Kommen Sie in die Bauchlage und legen Sie die Handflächen etwas seitlich vom Kopf auf dem Boden auf. Die Arme sind in einer U-Position, weiter vorn und außen als in der traditionellen Ausführung der Kobra. Die Stirn und die Nasenspitze liegen auf dem Boden auf. Beginnen Sie damit, den Schultergürtel leicht anzuspannen und das Kinn nach vorn zu schieben. Spannen Sie nun auch die Muskulatur am Beckenboden an und heben Sie Kopf und Brust, soweit es Ihnen mit Hilfe der Rückenmuskulatur möglich ist. Helfen Sie dann ein wenig mit den Armen nach und spüren Sie dabei die Ausdehnung der Wirbelsäule in ihrer Längsachse. Halten Sie den Kopf in der Endposition aufgerichtet, so als ob Sie nach vorn in die Weite schauen, und vergessen Sie nicht das Atmen. Vermeiden Sie es, in den Lendenwirbeln einzuknicken und den Kopf zu weit in den Nacken zu legen. Akzeptieren Sie auch bei dieser Übung die Grenze Ihrer Beweglichkeit. Nach ein paar Atemzügen senken Sie den Oberkörper langsam wieder ab und

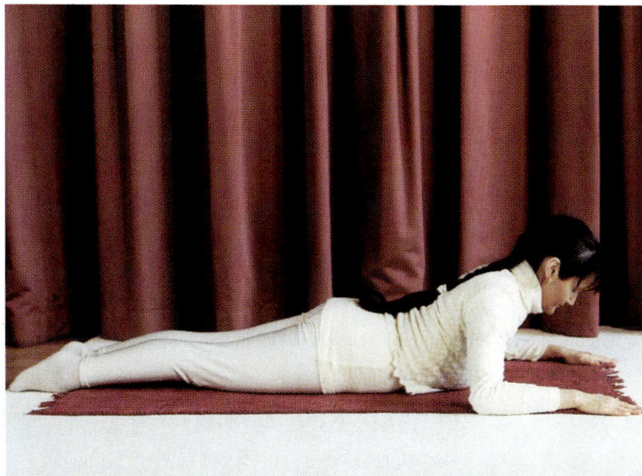

Kobra – Kopf aufrichten

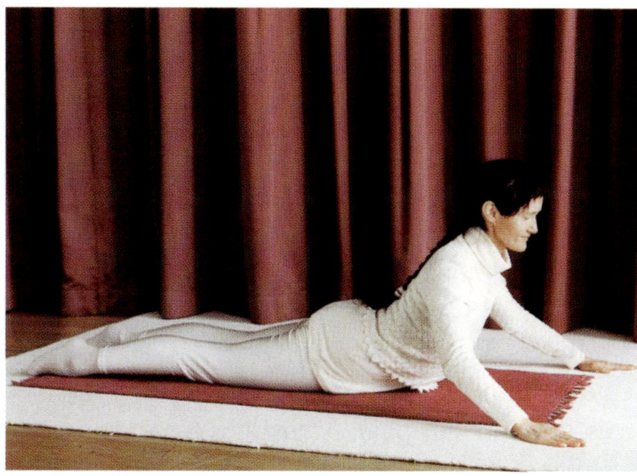

Kobra – Endstellung

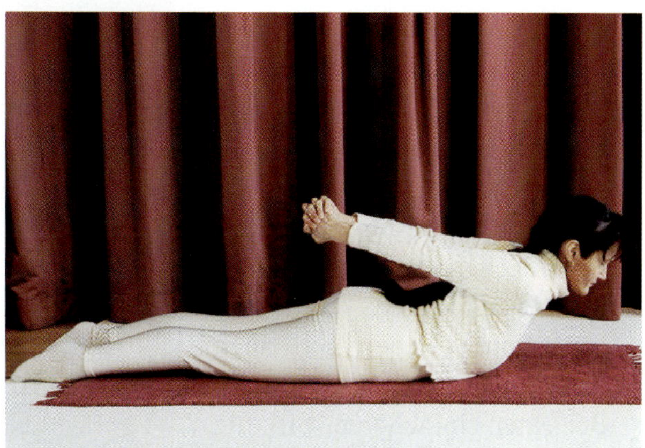

Kobra – Variante

bringen zuletzt die Stirn wieder zum Boden. Nach einer kurzen Entspannung können Sie die Übung wiederholen. Bei einer Variante der Kobra falten Sie die Hände hinter dem Rücken und richten den Oberkörper ganz ohne die Unterstützung der Arme auf. – Zum Ausgleich für die Kobra eignet sich die Baby-Position (vgl. Kap. 5.6).

4. **Heuschrecke:** Während die Kobra vor allem die obere Rückenmuskulatur kräftigt, hat die Heuschrecke eine entsprechende Wirkung auf den Kreuz-Lenden-Bereich und das Gesäß. Sie beginnen wieder in der Bauchlage und legen die Hände zunächst übereinander unter die Stirn. Als Vorübung bringen Sie jeweils ein Bein gestreckt nach oben und halten es dort für ein paar Atemzüge (»halbe Heuschrecke«). Dabei sollte das Becken unbedingt am Boden aufliegen und nicht zur Seite angehoben werden. Die Hauptübung besteht darin, beide Beine zugleich anzuheben. Dazu schieben Sie die Hände am besten mit den Handflächen nach oben unter die Leistenbeugen, dann geht es leichter. Heben Sie auch Kopf und Brust ein wenig an. Bei einer einfacheren Variante bleibt der Kopf in der Verlängerung der Wirbelsäule auf

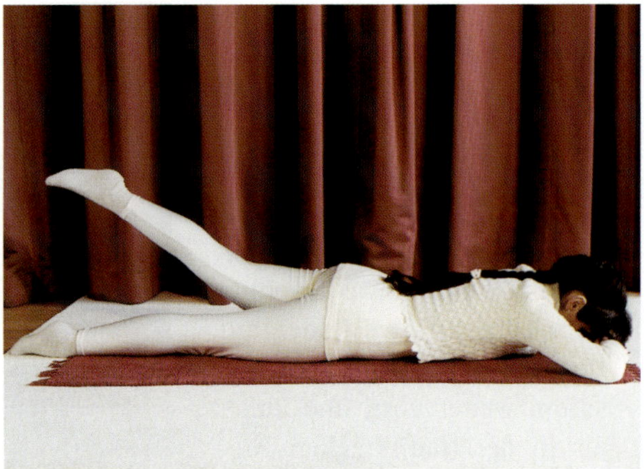

Heuschrecke mit einem Bein

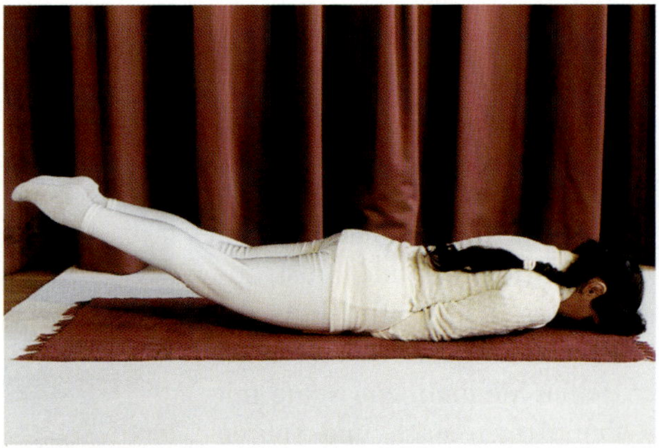

Heuschrecke mit beiden Beinen

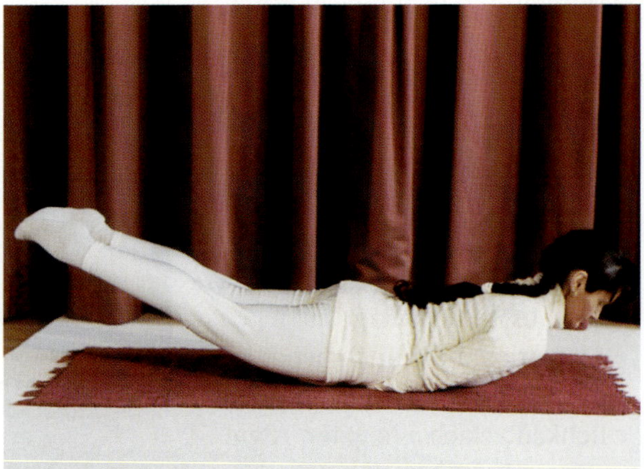

Heuschrecke – Endstellung

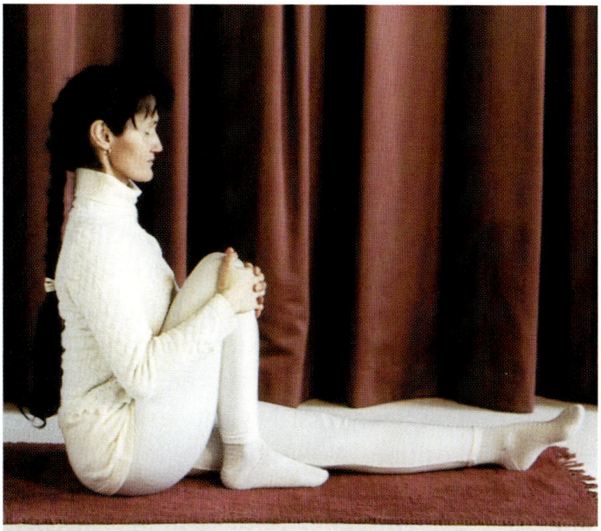

Drehsitz – Oberkörper aufrichten

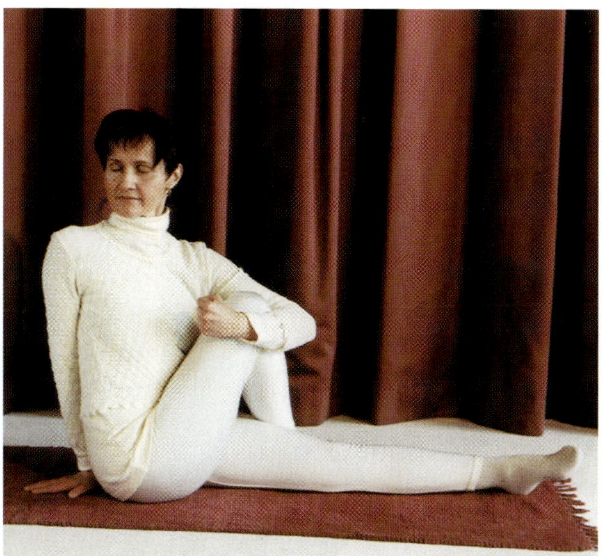

Drehsitz – Endstellung

dem Boden, und die Schultern sinken. Halten Sie die Position für einige Atemzüge und entspannen Sie sich danach in der Bauchlage. Wiederholen Sie das Anheben der Beine noch 1–2mal. – Die Baby-Position bildet auch für diese Übung den optimalen Ausgleich.

5. **Drehsitz:** Setzen Sie sich wieder mit lang ausgestreckten Beinen hin. Winkeln Sie nun das rechte Bein an und umfassen Sie es mit gefalteten Händen. Ziehen Sie das Bein zu sich heran und kommen Sie so in eine aufrechte Haltung. Spüren Sie den Druck der Sitzhöcker auf dem Boden. Nun wird der rechte Fuß über das linke Bein gekreuzt am Boden aufgesetzt. Lösen Sie die Hände vom Knie, umschließen Sie das rechte Knie mit dem linken Ellenbogen und ziehen es zum Brustkorb heran. Die linke Hand wird dabei zur Faust. Der rechte Arm wird nach hinten geführt und dicht hinter dem Kreuzbein mit der flachen Hand aufgesetzt. Der Blick geht über die rechte Schulter nach hinten. Verweilen Sie für ein paar Atemzüge in dieser Position. Kommen Sie dann langsam wieder aus der Spiraldrehung heraus: Bringen Sie zuerst den rechten Arm nach vorn zurück, dann lösen Sie den linken Arm vom rechten Knie und zuletzt legen Sie das rechte Bein wieder neben dem linken ab. Nach einigen Atemzügen wiederholen Sie die Übung zur anderen Seite. Entspannen Sie sich danach in der Rückenlage. – Die Hauptwirkung dieser Übung besteht in der Mobilisierung der Wirbel-

säule und des gesamten Rumpfes, wobei Becken und Schultergürtel gegenläufig gedreht werden. Es gibt verschiedene Varianten dieser Übung mit gekreuzten Beinen, auf deren Darstellung hier verzichtet wird.

6. **Krieger / Bogenschütze:** Kommen Sie zum aufrechten Stand und machen Sie mit dem linken Bein einen großen Schritt nach vorn, bei dem sich das Knie beugt. Der rechte Fuß wird etwas ausgedreht, und der Rumpf öffnet sich zur rechten Seite. Halten Sie die Arme auf Schulterhöhe, den linken nach vorn gestreckt und den rechten angewinkelt. Machen Sie Fäuste und strecken Sie den linken Daumen nach oben. Die rechte Faust befindet vor der rechten Schulter und der Ellenbogen zeigt waagerecht nach hinten, so dass der Brustkorb etwas gedehnt wird. Sie stehen jetzt so, als ob Sie mit der vorderen Hand einen großen Bogen halten und mit der hinteren die Sehne spannen würden. Blicken Sie auf die Daumenspitze und fixieren Sie ein imaginäres Ziel. Verharren Sie 1–3 Minuten lang möglichst bewegungslos in dieser Position. Wechseln Sie dann zur anderen Körperseite. Die Intensität der Übung können Sie dadurch bestimmen, wie groß Ihre Schrittlänge ist und wie tief Sie hinuntergehen.

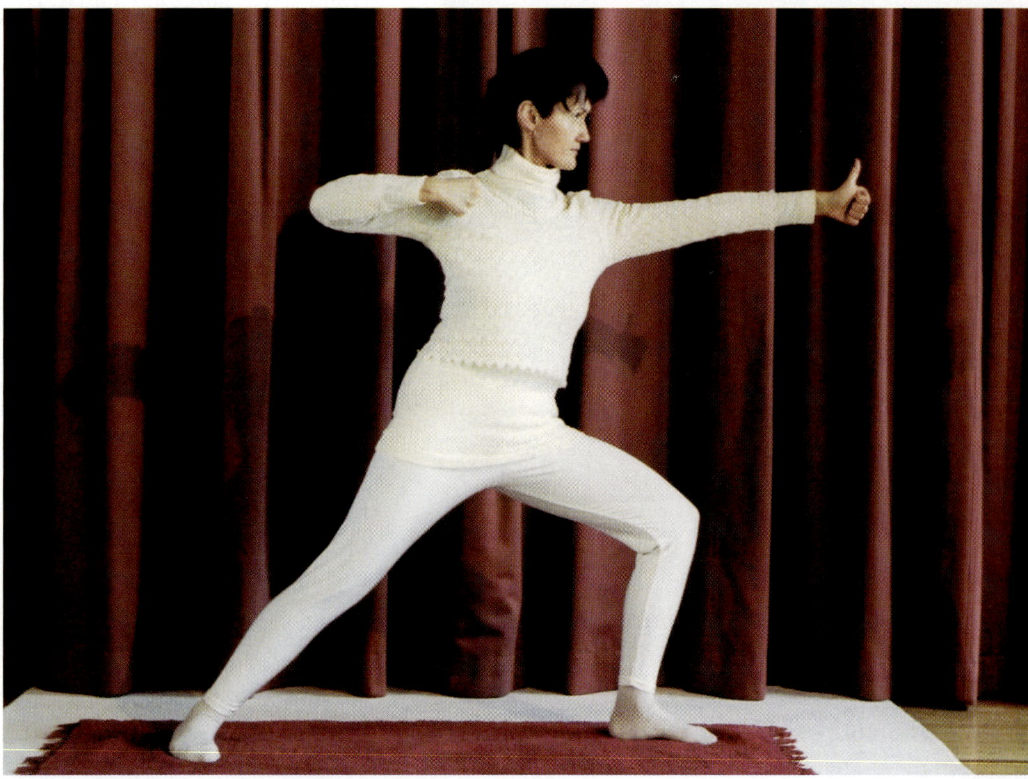

Krieger/Bogenschütze

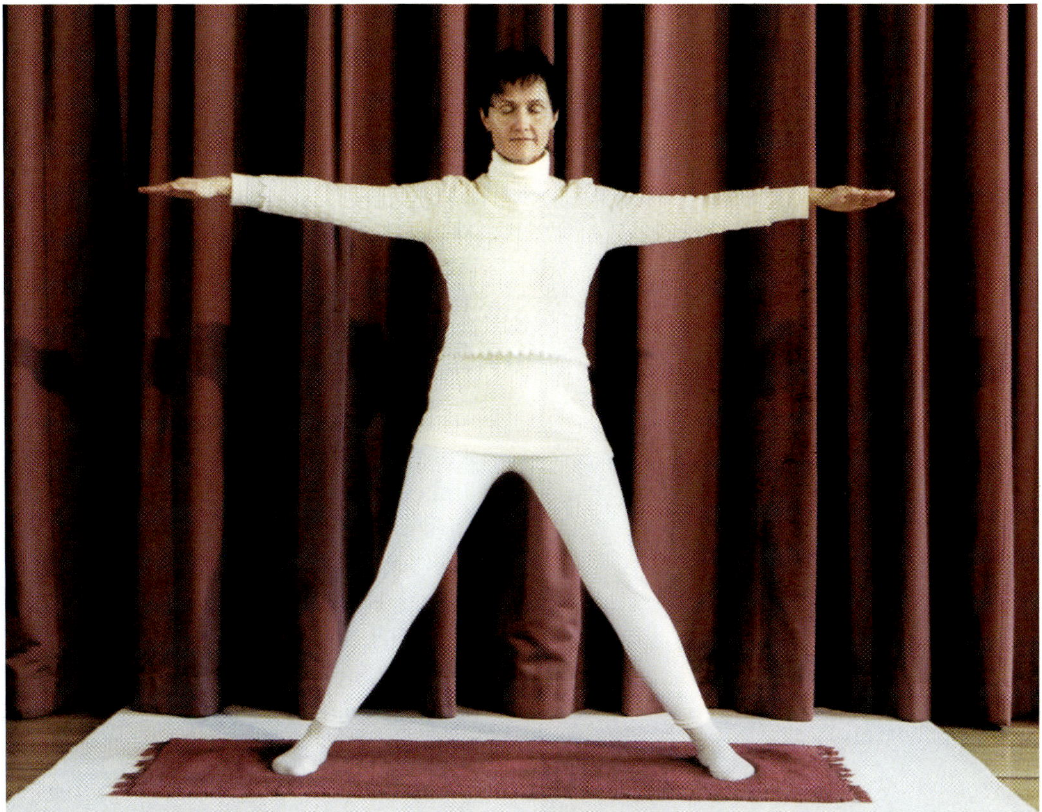

Dreieck – Arme ausbreiten

7. **Dreieck:** Kommen Sie in einen breit gegrätschten Stand und strecken Sie die Arme horizontal zur Seite aus, wobei die Handflächen nach unten zeigen. Drehen Sie den rechten Fuß etwas aus und neigen Sie den Oberkörper zur rechten Seite. Die rechte Hand stützt sich leicht auf dem rechten Unterschenkel ab, und die linke Hand zeigt nach oben. Beide Arme bilden nun eine senkrechte Linie, und die Handflächen schauen nach vorn ebenso wie der Kopf. Gehen Sie langsam in diese Stellung hinein und atmen Sie in die gedehnte Flanke. Verweilen Sie für einige Atemzüge und kommen Sie beim Auf-

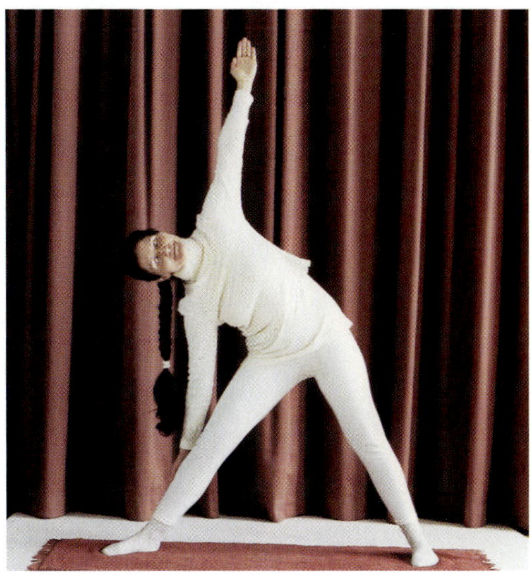

Dreieck – Endstellung

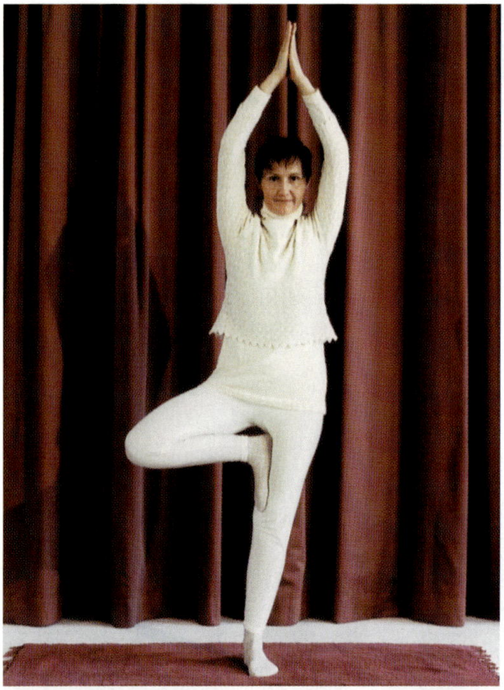

Baum – Endstellung

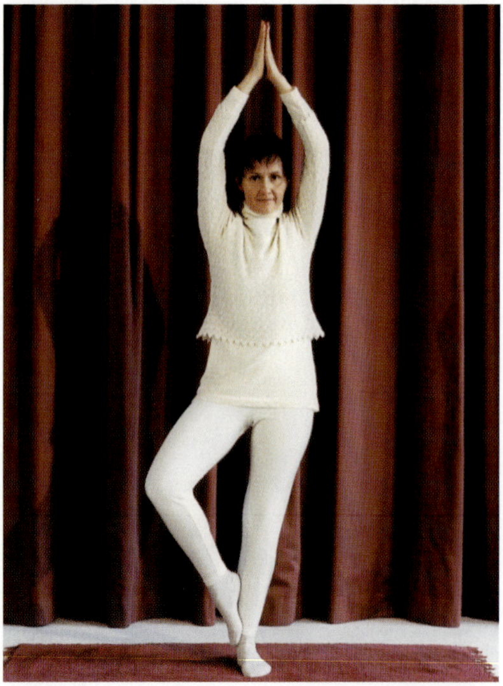

Baum – einfachere Variante

richten ebenso langsam zurück in die Ausgangsstellung. Akzeptieren Sie die Grenzen Ihrer Bewegungsmöglichkeiten und weichen Sie nicht mit dem Becken nach hinten aus, um so tiefer zu kommen. Wiederholen Sie alles zur anderen Seite hin.

8. **Baum:** Stellen Sie die Füße zusammen und verlagern Sie dann das Gewicht auf das linke Bein. Beugen Sie das rechte Bein und legen Sie die rechte Fußsohle möglichst weit oben an den linken Oberschenkel an. Finden Sie in dieser Stellung Ihr Gleichgewicht. Dabei kann es hilfreich sein, mit den Augen einen Punkt am Boden zu fixieren. Heben Sie dann die Arme und bringen Sie die Handflächen über dem Kopf zusammen, wobei die Ellenbogen etwas gebeugt sind. Atmen Sie lang und tief und halten Sie die Balance für 30–60 Sekunden. Danach wiederholen Sie die Übung mit dem anderen Bein. Geben Sie nicht gleich auf, wenn es nicht klappt, sondern versuchen Sie es immer wieder. Vielleicht stehen Sie auf einem Bein sicherer als auf dem anderen, dann sollten Sie gerade die schwächere Seite öfter trainieren. Eine einfachere Alternative ist es, die Fußsohle an die Wade des anderen Beins anzulegen.

5.10. Der Gruß an die Sonne

Diese sehr bekannte Übungsfolge aus dem *Hatha-Yoga*, von der es zahlreiche Varianten gibt, heißt im Sanskrit *Surya Namaskar (Surya* = Sonne, *Namaskar* = Begrüßung wie *Namaste)*. Sie umfasst 12 Einzelpositionen, die fließend ineinander übergehen. Es wird empfohlen, sie in Richtung zur aufgehenden Sonne zu praktizieren, also nach Osten. Vielleicht haben Sie ein entsprechendes Zimmer daheim oder Sie probieren es im Sommer einmal draußen in der Natur. Die Augen können Sie geöffnet lassen. Bei labilem Kreislauf sollten Sie sehr vorsichtig üben.

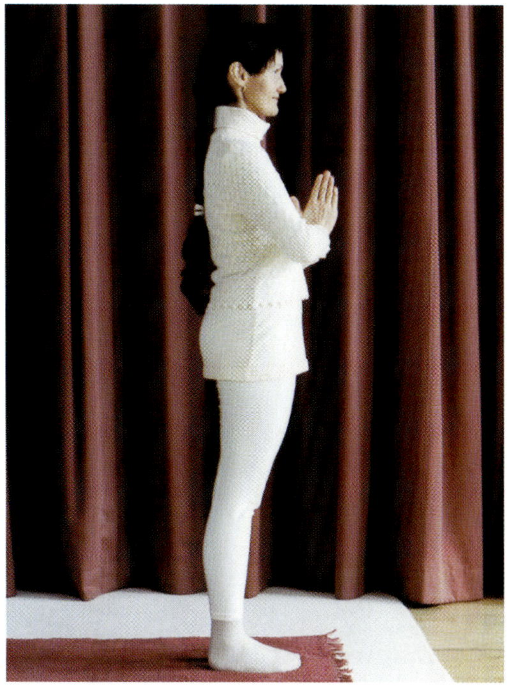

Ausgangsstellung

Beginnen Sie in der *Namaste*-Grundstellung mit geschlossenen Füßen und auf Herzhöhe zusammengelegten Händen. Warten Sie mit der Bewegung, bis Sie ausgeatmet haben.

1. **Brustdehnung:** Führen Sie die Hände zunächst zum Bauch hinunter. Öffnen Sie die Arme von dort in einer Aufwärtsbewegung, bis sie im Winkel von 45 Grad seitlich nach oben zeigen. Dehnen Sie den Brustkorb und schauen Sie schräg nach oben. Atmen Sie dabei tief ein und nehmen Sie die Energie des Himmels in sich auf.

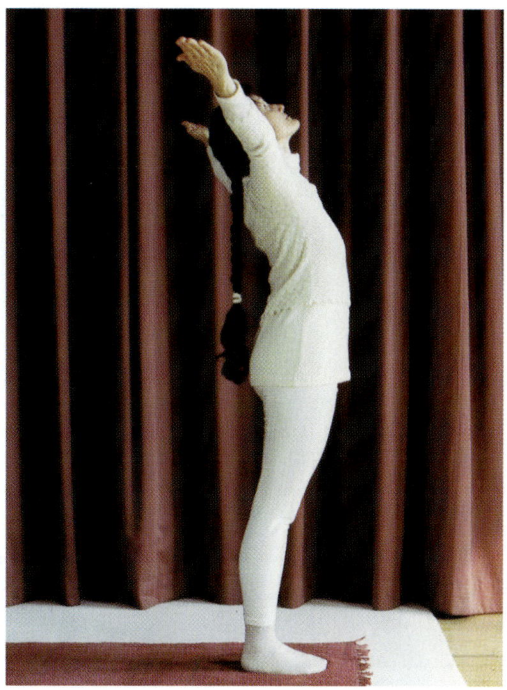

Brustdehnung

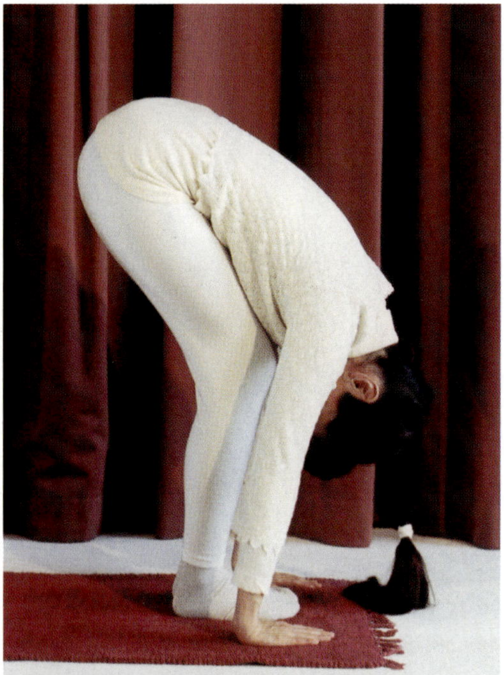

Stehender Kniekuss

2. **Stehender Kniekuss:** Beugen Sie den Oberkörper aus der Hüfte nach unten und setzen Sie die Hände seitlich neben den Füßen auf. Atmen Sie dabei aus, der Bauchraum wird komprimiert. Die Kniegelenke sollten etwas gebeugt bleiben, denn ihre vollständige Streckung, wie sie in zahlreichen Yoga-Büchern gezeigt wird, führt zu einer starken Belastung des unteren Rückens.

3. **Start-Position:** Setzen Sie mit dem Einatmen den linken Fuß weit nach hinten, möglichst ohne das Knie aufzusetzen, und halten Sie den rechten Unterschenkel senkrecht. Der Oberkörper liegt etwas auf dem rechten Oberschenkel auf. Machen Sie den Rücken ganz lang und schauen Sie schräg nach vorn unten.

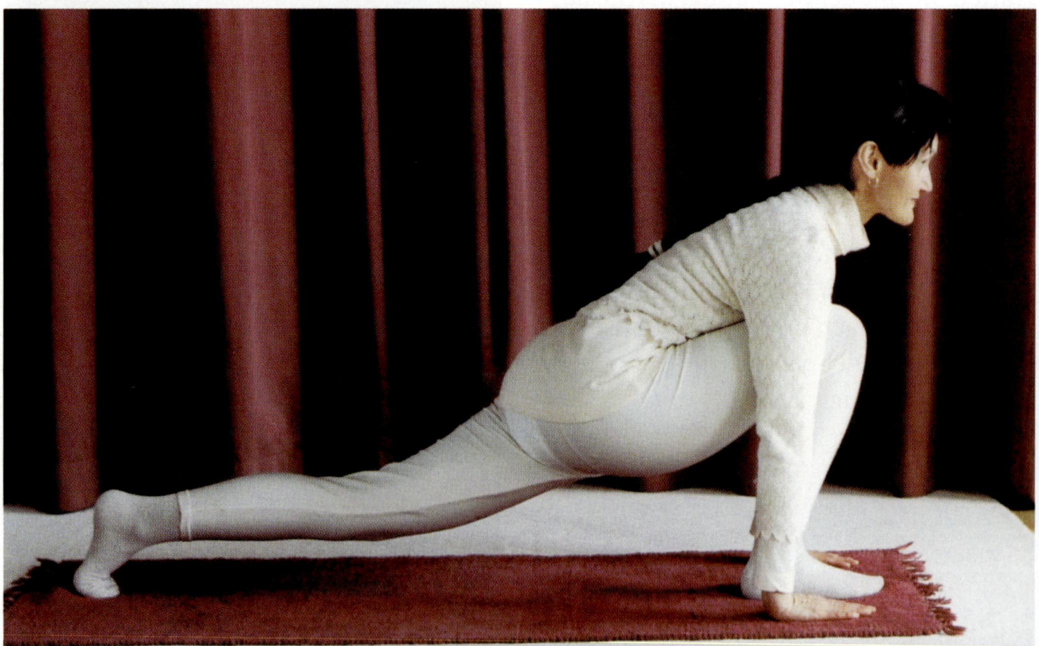

Start-Position

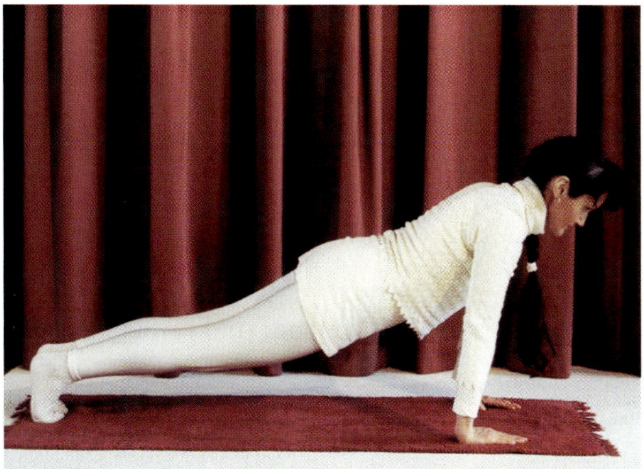

Plattform-Position

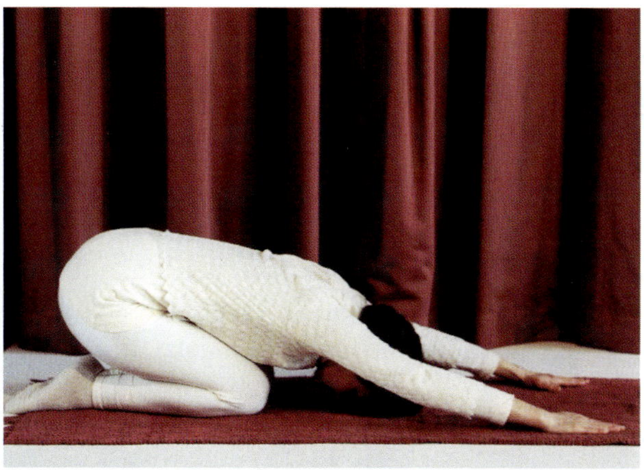

Rückendehnung

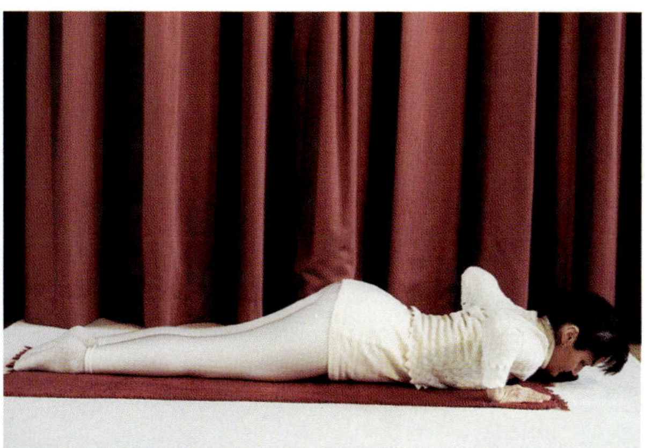

Krokodil

4. **Plattform-Position:** Mit der nächsten Ausatmung bringen Sie den rechten Fuß ebenfalls nach hinten. Jetzt halten Sie den ganzen Körper gerade gestreckt vom Kopf bis zu den Fußgelenken. Der Blick geht dabei zum Boden.

5. **Rückendehnung:** Setzen Sie sich mit dem Gesäß nach hinten auf die Fersen, wobei die Fußrücken am Boden aufliegen. Lassen Sie die Arme weit nach vorn gestreckt und bringen Sie die Stirn zum Boden. Atmen Sie dabei ein.

6. **Krokodil:** Mit dem Ausatmen schieben Sie dann Brust und Kinn dicht über dem Boden nach vorn. Der Po ist etwas hochgezogen, so dass das Becken in der Luft bleibt, während Brust und Kinn auf dem Boden aufliegen. Achten Sie auf Ihre Halswirbelsäule!

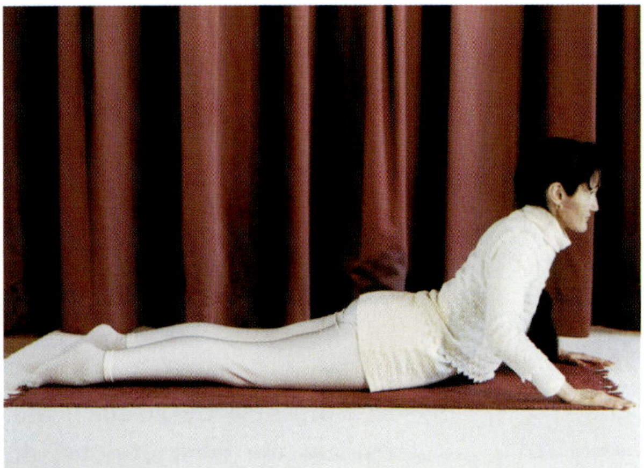

Kobra

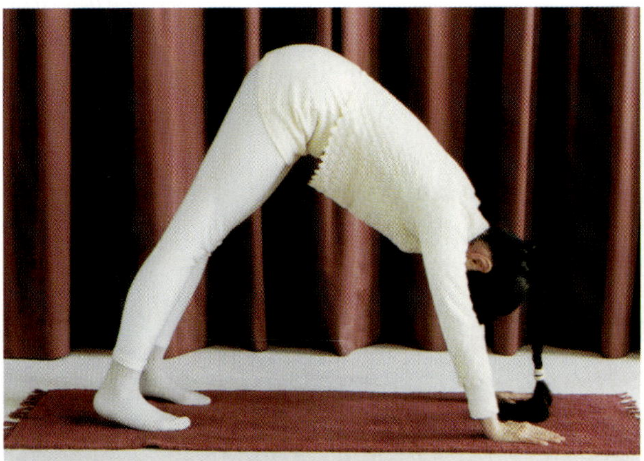

Hund

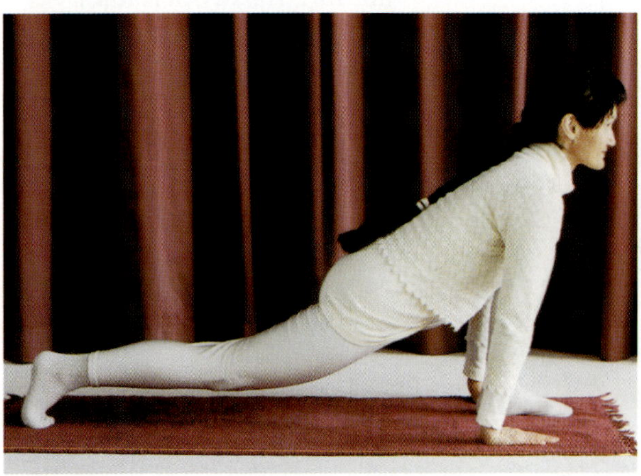

Start-Position

7. **Kobra:** Senken Sie das Becken wieder und richten Sie mit dem nächsten Einatmen den Oberkörper auf. Die Ellenbogen bleiben dabei etwas gebeugt, und der Blick geht nach vorn.

8. **Hund:** Stellen Sie die Fußspitzen auf und bringen Sie das Gesäß nach oben in eine Position, die von der Seite etwa so aussieht wie ein großes Dreieck. Arme und Rücken bilden ebenso wie die Beine eine möglichst gerade Linie. Atmen Sie dabei aus.

9. **Start-Position:** Beim nächsten Einatmen setzen Sie den linken Fuß vor bis zwischen die Hände, so dass der linke Unterschenkel senkrecht steht. Sie befinden sich jetzt in der seitenverkehrten Position zu Teil 3.

10. **Stehender Kniekuss:** Setzen Sie den rechten Fuß neben dem linken auf und bringen Sie das Gesäß nach oben. Kommen Sie so in die vorgebeugte Stellung, die Teil 2 entspricht, und atmen Sie dabei aus.

11. **Brustdehnung:** Richten Sie den Oberkörper mit dem Einatmen wieder auf und dehnen Sie den Brustkorb, wie in Teil 1 beschrieben.

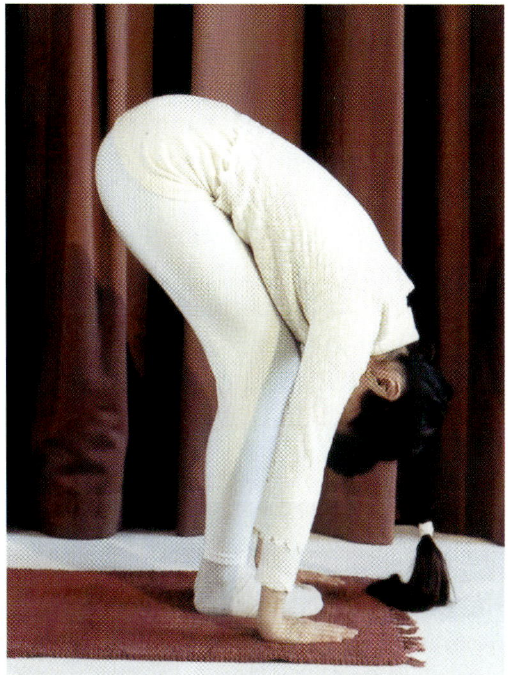

Stehender Kniekuss

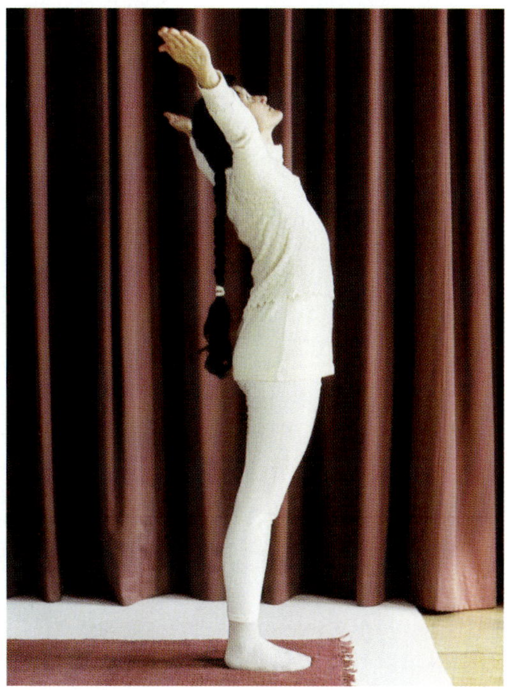

Brustdehnung

12. **Ausgangsstellung:** Führen Sie die Hände mit dem Ausatmen zusammen und vor dem Körper abwärts bis auf Herzhöhe. Sie stehen nun wieder in der *Namaste*-Stellung und können mit der nächsten Runde beginnen.

Zum Erlernen des Sonnengrußes empfehle ich folgende Schritte:

- Üben Sie die einzelnen Positionen separat für jeweils 30–60 Sekunden als Haltestellung.
- Üben Sie Teilabschnitte mehrfach hintereinander: erst 1–2 und 10–12, dann 1–4 und 9–12, dann 5–7, schließlich 4–8.

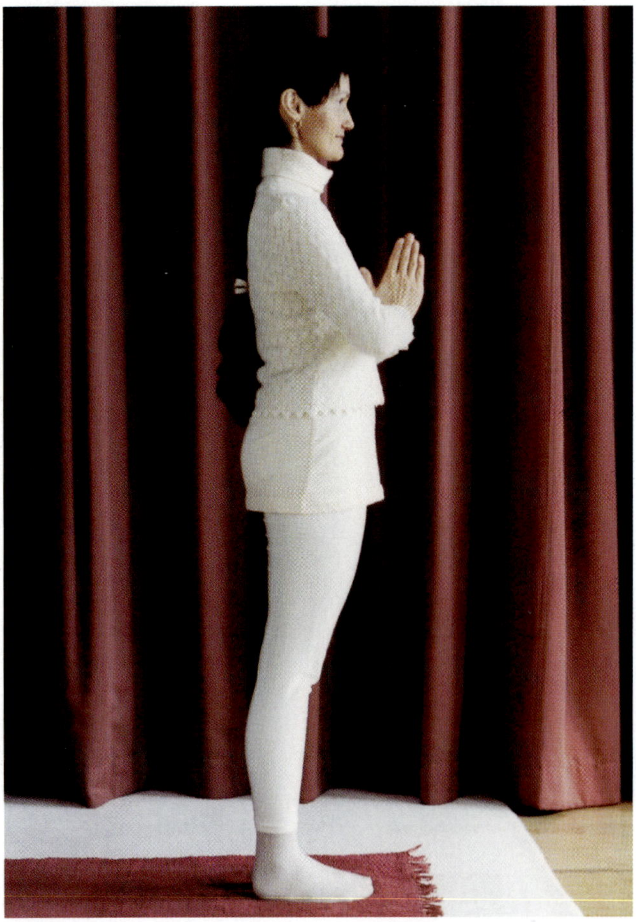

Endstellung

- Üben Sie alle 12 Positionen in einer Abfolge, langsam und ohne auf den Atem zu achten.
- Üben Sie die gesamte Abfolge im angegebenen Atemrhythmus. Bei den ungeraden Zahlen atmen Sie ein und bei den geraden aus, insgesamt sind es also 6 Atemzüge.
- Üben Sie mit unterschiedlichem Bewegungstempo. Entweder dehnen und kräftigen Sie den Körper mit langsamen Bewegungen und tiefen Atemzügen, oder Sie trainieren schneller und mit einer dynamischen, rhythmischen Atmung, um Kreislauf und Stoffwechsel zu aktivieren. Dafür sollte der Körper aber schon gut vorgewärmt und geschmeidig sein, damit sich keine Muskelzerrungen oder andere Probleme einstellen.

Abschließend wünsche ich Ihnen viel Spaß beim Ausprobieren aller Übungen, die in diesem Kapitel vorgestellt wurden, und gehe nun weiter zu speziellen Atemübungen.

6. Atemtechniken im Yoga

Pranayama ist die vierte Stufe auf dem achtstufigen Pfad des Patanjali (vgl. Kap. 2.1) und bildet einen elementaren Teil des Yoga. Über den biochemischen Prozess des Austausches von Sauerstoff gegen Kohlendioxid hinaus geht es hier um die Aufnahme des feinstofflichen *Prana*, um alle Funktionen von Körper und Geist zu verbessern. Unser Wort »Atmen« kommt von *Atman* und bezeichnet somit den Lebensstoff jeder individuellen Seele. – Die im Folgenden beschriebenen Atemtechniken können im Rahmen einer Yoga-Stunde ausgeführt werden, entweder in Kombination mit Körperübungen oder auch separat. Achten Sie darauf, dass der Raum vor dem Üben gut belüftet worden ist.

6.1. Die lange, tiefe Atmung

Im Normalzustand atmen wir 12–15mal pro Minute ein und aus und nutzen nur 15–20 % unseres Atemvolumens. Wenn wir aufgeregt sind, atmen wir sogar doppelt so schnell, und der Atem wird noch flacher. Bei einer sportlichen Übung nehmen wir mehr Sauerstoff in die Lungen auf als gewöhnlich und treiben dabei den Pulschlag in die Höhe. Im Yoga lernen wir, ohne Anstrengung lang und tief zu atmen und dabei 80–100 % unserer Lungenkapazität zu nutzen. Das reinigt die Lungen von alten Ablagerungen.

Wenn Sie das noch nie getan haben, legen Sie sich dazu am besten flach auf den Boden. Stellen Sie die Füße auf und legen Sie die Hände so auf den Bauch, dass sich die Fingerspitzen leicht berühren. Beim Einatmen wölbt sich der Bauch jetzt nach vorn und die Fingerspitzen gehen etwas auseinander, beim Ausatmen kommen sie wieder zusammen. Entspannen Sie sich und spüren Sie, wie Bauch und Brustkorb sich ganz natürlich auf und ab bewegen. Lassen Sie den Atem frei fließen. Wenn Ihnen das schwer fällt, dann seufzen Sie ein paar Mal laut hörbar beim Ausatmen.

Um den langen, tiefen Atem zu trainieren, unterteilen wir ihn zunächst in drei Abschnitte:

1. Lassen Sie die Hände auf dem Bauch liegen und bewegen Sie nur den Bauch beim Atmen, während der Brustkorb unbewegt bleibt. Das Zwerchfell hebt und senkt sich im Wechsel und Sie tauschen 30–35 % der Atemluft aus.
2. Legen Sie die Hände seitlich auf die Rippen auf und atmen Sie nur mit den Flanken des Brustkorbs, der Bauch bleibt jetzt ohne Bewegung. Die Zwischenrippenmuskulatur dehnt sich und zieht sich wieder zusammen, wobei Sie rund 50 % der Atemluft austauschen.
3. Legen Sie die Hände auf den oberen Brustkorb dicht unterhalb der Schlüs-

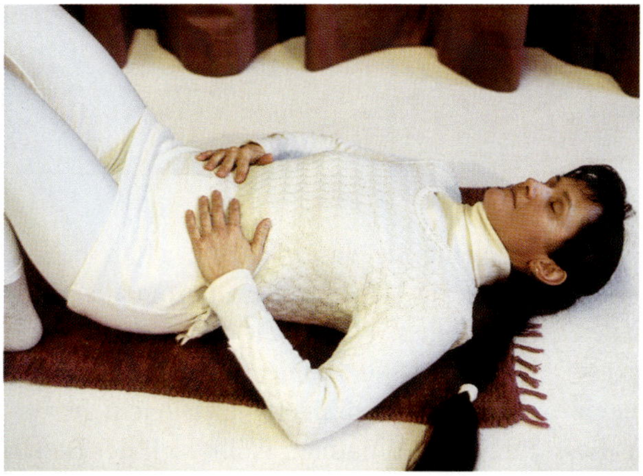

Bauchatmung

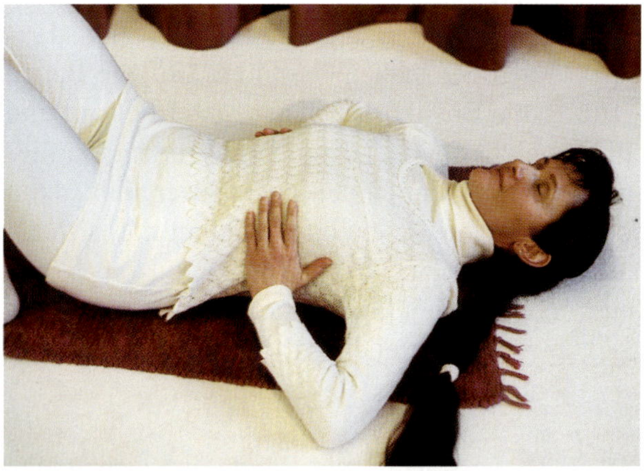

Flankenatmung

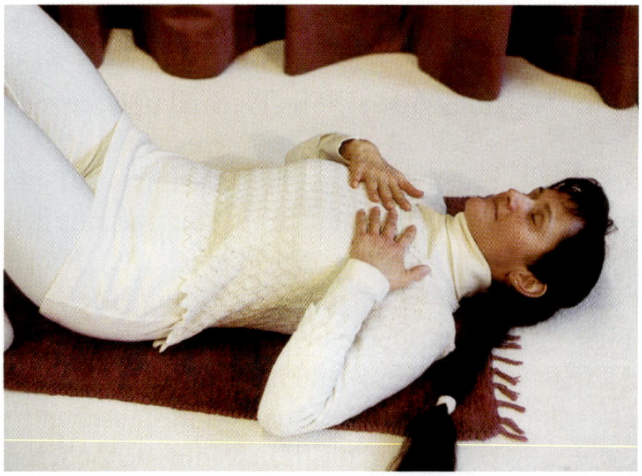

Schlüsselbeinatmung

selbeine. Atmen Sie nur in die Lungenspitzen, so dass sich das Brustbein leicht hebt und senkt, Flanken und Bauch bleiben unbewegt. Dabei beatmen Sie die restlichen 15–20 % der Lungen.

Jetzt können Sie alle drei Abschnitte miteinander kombinieren. Atmen Sie zunächst vollständig aus, bis Sie das Gefühl haben, dass die Lunge leer ist. Selbst dann verbleibt noch rund ein halber Liter Luft in ihr. Nun können Sie mit dem Einatmen beginnen. Spüren Sie, wie sich die Bauchdecke anhebt und der Bauchraum sich ausweitet. Das Zwerchfell senkt sich nach unten ab, und der Brustkorb dehnt sich in alle Richtungen aus. Zuletzt hebt sich das Brustbein leicht nach oben, und die Lungenspitzen füllen sich bis unter die Schlüsselbeine. Damit haben Sie vollständig eingeatmet (ca. 4–5 Liter Luft). Die Ausatmung geht in umgekehrter Reihenfolge, also von oben nach unten. Das Brustbein sinkt wieder etwas, der Brustkorb zieht sich zusammen, die Bauchdecke senkt sich, und das Zwerchfell geht nach oben zurück. Dabei wird der Lungenraum etwas komprimiert. Sobald es Ihnen gelingt, den Atem dabei gleichmäßig und mühelos fließen zu lassen, können Sie das auch im Sitzen üben. Eine hilfreiche Übungsmethode ist es, beim Ausatmen einen langen Ton zu singen (vgl. Kap. 7.2).

Diese Art von Atmung ist vielleicht am Anfang ungewohnt oder sogar anstrengend, mit der Zeit jedoch wird sie immer leichter vonstatten gehen. Dann können Sie dazu übergehen, bewusste Atempausen *(Kumbhaka)* einzufügen, erst nach dem Einatmen, später auch nach dem Ausatmen. Erst sind es nur wenige Sekunden, später 10 Sekunden und länger. Achten Sie darauf, dass Sie dabei nicht in Atemnot geraten, sondern ganz entspannt bleiben. Bald werden Sie mit dieser Methode nur noch 2–3 Atemzüge pro Minute benötigen. Auch Ihre normale Atemfrequenz im Alltag wird deutlich geringer werden, weil Sie sich daran gewöhnen, tiefer zu atmen. In den alten Mythen heißt es, dass der Mensch nur eine gewisse Anzahl von Atemzügen für sein Leben zur Verfügung habe. Wenn wir langsamer atmen, werden wir demnach viel ruhiger und können so länger leben.

Der langen, tiefen Atmung werden zahlreiche positive Wirkungen zugeschrieben:

- Vergrößerung der Atemkapazität
- Entgiftung der Lunge und Reinigung des Blutes
- Stärkung der Abwehrkräfte
- Unterstützung von Heilungsprozessen
- Aufladung mit neuer Energie
- Beruhigung des Nervensystems
- Vorbeugung gegen Stress
- Verbesserung von Konzentration und Intuition
- Stärkung der Aura, des elektromagnetischen Feldes
- Verringerung von Ängsten und Depressivität
- positivere Grundstimmung durch vermehrte Produktion von Endorphinen im Gehirn

Meditation der bewussten Atmung:

- 10 Sekunden einatmen – 10 Sekunden Atem halten – 10 Sekunden ausatmen. Üben Sie für 5–10 Minuten in aufrechter Haltung und mit geschlossenen Augen. Damit laden Sie neue Energie auf und fühlen sich wacher. Wenn Sie es umgekehrt praktizieren, gleiten Sie langsam in einen stillen Meditationszustand hinein:
- 10 Sekunden einatmen – 10 Sekunden ausatmen – 10 Sekunden Atem halten

6.2. Die Wechselatmung

Im Laufe des Tages wechselt unsere Atmung etwa alle zwei Stunden unwillkürlich von einem Nasenloch zum anderen. Wir atmen selten ganz gleichmäßig durch beide Nasenlöcher. Atmen wir mehr rechts, befinden wir uns in einem Zustand von erhöhter Aktivität, und atmen wir mehr links, so sind wir entspannter oder sogar müde. Beobachten Sie dies einmal kurz vor dem Einschlafen oder kurz nach dem Aufwachen. Das gibt Ihnen Aufschluss darüber, welche Gehirnhälfte gerade aktiver ist, nämlich immer genau die entgegengesetzte zum Nasenloch.

Auf die beiden Energiekanäle *Ida* und *Pingala* bin ich in Kapitel 2.4 eingegangen. Da sie in den Nasenlöchern enden, können wir von dort aus Einfluss nehmen auf die aktivierende Funktion des Sym-

Tabelle 9: **Die Energiekanäle und ihre körperlichen Entsprechungen**

Energiekanal (Nadi)	Pingala	Ida
Symbolkraft	Sonne	Mond
Symbolfarbe	weiß	schwarz
Nasenloch	rechts	links
Gehirnhälfte	links	rechts
Körperseite	rechts	links
Wirkungen	aktivierend	beruhigend
	wärmend	kühlend
Blutdruck	erhöht	gesenkt
Energieform	Prana (nährend)	Apana (reinigend)

pathikus und die beruhigende des Parasympathikus, die beide zum vegetativen Nervensystem gehören. Wenn wir das linke Nasenloch verschließen und nur rechts atmen, werden wir wacher und klarer im Kopf. Atmen wir dagegen durch das linke Nasenloch und halten das rechte verschlossen, können wir uns entspannen und zur Ruhe kommen. Machen wir Beides in bewusstem Wechsel, dann werden die zwei Gehirnhälften miteinander harmonisiert.

Kurze Übungsreihe mit Wechselatmung:

1. Der rechte Daumen drückt leicht gegen den rechten Nasenflügel und verschließt so das Nasenloch, die anderen Finger zeigen wie Antennen zum Himmel. Atmen Sie links tief ein und aus, etwa 1 Minute lang.
2. Dasselbe machen Sie nun seitenverkehrt mit dem linken Daumen. Achten Sie darauf, dass der Kopf ganz aufrecht gehalten wird.
3. Daumen und Ringfinger der rechten

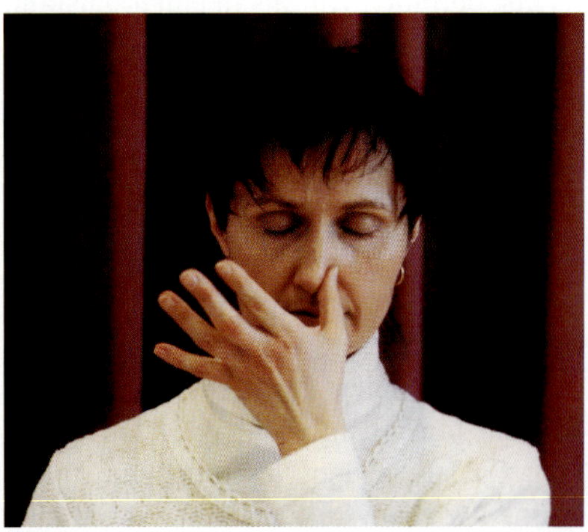

Wechselatmung – ein

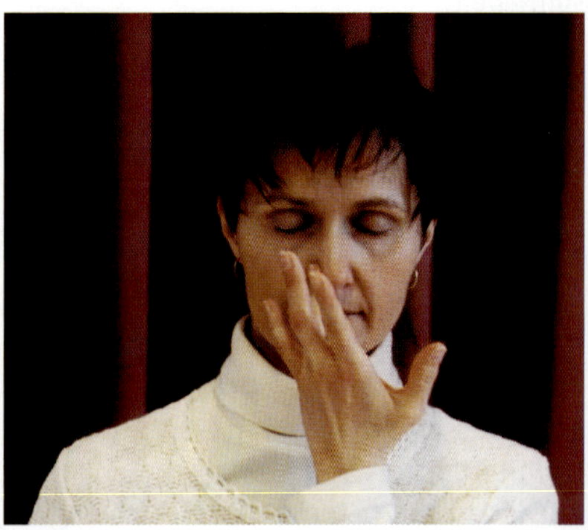

Wechselatmung – aus

Hand verschließen das rechte und das linke Nasenloch im Wechsel. Atmen Sie 1 Minute lang links ein und rechts aus.
4. Wiederholen Sie dasselbe seitenverkehrt mit der linken Hand, also rechts ein- und links ausatmen (siehe Fotos).
5. Zuletzt atmen Sie lang und tief durch beide Nasenlöcher oder Sie praktizieren 1 Minute lang Feueratem (siehe Kap. 6.4).

Eine andere Möglichkeit besteht darin, jeweils nach dem Einatmen die Nasenlöcher zu wechseln. Das können Sie mit Hilfe der linken oder der rechten Hand tun. Achten Sie darauf, den Kopf gerade zu halten und ihn nicht zur Hand hin zu neigen. Der Rhythmus ist dann folgendermaßen: links ein - rechts aus - rechts ein - links aus - wieder links ein usw. Sitzen Sie am ganzen Körper entspannt und üben Sie dies 3-5 Minuten lang mit geschlossenen Augen und langer, tiefer Atmung. Können Sie die ausgleichende Wirkung im Gehirn spüren? Diese Übung wirkt schnell und eignet sich gut für kleine Pausen im Alltag. - Das gilt auch für eine weitere Form von Wechselatmung, die in folgendem Rhythmus geht: Nase ein - Mund aus - Mund ein - Nase aus - wieder Nase ein usw. Atmen Sie mit langen, tiefen Atemzügen und entspannen Sie sich dabei.

6.3. Die Intervallatmung

Eine andere Methode, um die energetische Wirkung des Atems zu intensivieren, ist es, ihn in mehrere Abschnitte zu unterteilen. Dabei wird mehr feinstoffliches *Prana* von den Lungen aufgenommen und im gesamten Körper verteilt. So können Sie sich gegen Müdigkeit, Ängste und Ärger selbst helfen. Stellen Sie sich diese Atemtechnik etwa so vor, als wenn Sie einen Luftballon mit mehreren Atemstößen aufblasen. In diesem Fall ist die Lunge der Ballon, der Widerstand ist geringer und die Geschwindigkeit schneller als bei einem Ballon aus Gummi. Den Atemrhythmus können Sie durch ein innerlich gesprochenes *Mantra* unterstützen oder Sie zählen im Geiste mit: 1-2-3-4 usw. Im Folgenden beschreibe ich drei Methoden

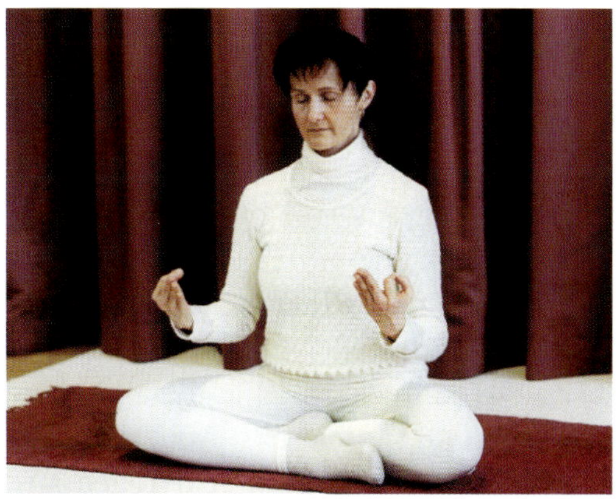

Intervall-Atmung 2 - Zwischenphase

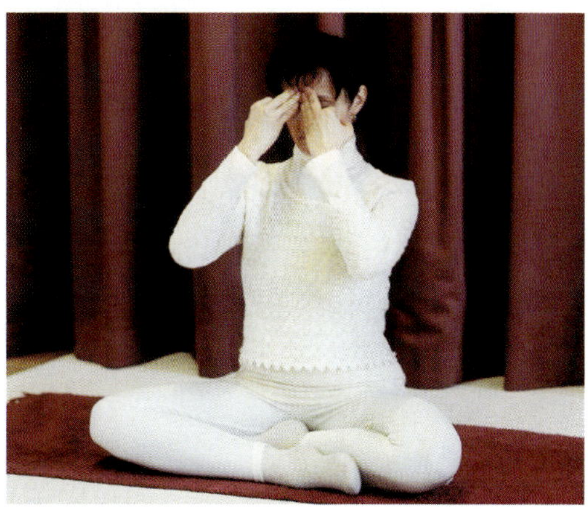

Intervall-Atmung 2 - vollständig ein

der Intervallatmung, die Sie jeweils für 3–5 Minuten üben können.

1. Atmen Sie durch die Nase ein und aus, und zwar in jeweils vier Takten und lassen Sie jeweils zwei Takte Pause dazwischen. Also: 1–2–3–4 einatmen, 5–6 Pause, 7–8–9–10 ausatmen, 11–12 Pause. Ein Atemzyklus dauert 10–15 Sekunden.
2. Halten Sie die Hände in *Gyan-Mudra* (vgl. Kap. 7.1) auf den Knien und bringen Sie diese in acht gleich langen Abschnitten etwas ruckartig bis zur Stirn. Atmen Sie dazu in acht Takten schnüffelnd durch die Nase ein. Zuletzt liegen die Spitzen der Mittel- und Ringfinger am Dritten Auge zwischen den Augenbrauen. Dann atmen Sie gleichmäßig in einem Zug aus und senken die Hände wieder ab. Dieser Teil entspricht einer Länge von vier Takten. Beides zusammen dauert wieder 10–15 Sekunden.
3. Zuletzt können Sie eine dynamischere Version ausprobieren: Atmen Sie in acht Teilen ein und in acht Teilen aus, ohne eine Pause dazwischen zu lassen. Auch das sollte 10–15 Sekunden dauern. Dazu drücken Sie die Außenseite der Finger und die Handrücken vor der Brustmitte fest gegeneinander. Im *Kundalini-Yoga* wiederholt man dazu innerlich das *Mantra* SA TA NA MA, das für den Kreislauf des Lebens steht (vgl. Kap. 7.2). So können Sie leichter einen gleichmäßigen Rhythmus einhalten. Wenn Sie diese Meditation 3–5 Minuten lang ausgeführt haben, werden Sie sich voll neuer Kraft fühlen. Nehmen Sie sich genug Zeit zum Nachspüren.

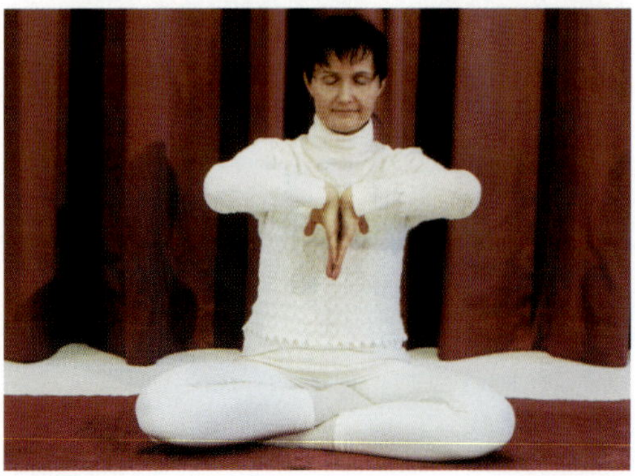

Intervall-Atmung 3 – dynamisch

6.4. Der Feueratem

Wie der Name schon vermuten lässt, ist der Feueratem eine sehr dynamische Methode. Sie wird schon in den *Upanishaden* beschrieben. Anfänger haben öfter Probleme mit dieser Technik, dennoch möchte ich sie hier nicht weglassen, da sie viele positive Wirkungen hat. Der Atemrhythmus ist schnell und kraftvoll wie bei einem Blasebalg, der das innere Feuer anfacht. Bauchnabel und Zwerchfell bewegen sich kontinuierlich ein und aus, aber die Bewegung im Bauch ist nicht allzu groß. Beim Ausatmen wird der Bauch etwas ruckartig eingezogen, beim Einatmen dehnt er sich wieder aus. Anders als bei der langen, tiefen Atmung wird bei jedem einzelnen Atemzug nur wenig Luft ausgetauscht. Dafür wird etwa 2mal pro Sekunde geatmet, also 30–60mal so schnell wie beim langen, tiefen Atmen.

Setzen Sie sich entspannt hin, halten Sie die Wirbelsäule aufrecht, insbesondere Kopf und Nacken, und legen Sie eine Hand zum Spüren auf den Nabel. Nähern Sie sich dem richtigen Rhythmus für den Feueratem allmählich an. Üben Sie zunächst nur 30 Sekunden lang und machen Sie danach 1 Minute Pause zum Nachspüren. Das können Sie mehrmals wiederholen und dabei folgende Rhythmen ausprobieren:

- aus – ein in 2 Sekunden
- aus – ein in 1 Sekunde
- aus – ein – aus – ein in 1 Sekunde

Zwei Atemzüge pro Sekunde – das ist der richtige Rhythmus für den Feueratem. Beginnen Sie immer mit dem Ausatmen, weil sich die Lunge leicht zu sehr füllt, wenn das Einatmen überbetont wird. Die Bauchdecke bewegt sich intensiv, während die Brust fast unbewegt bleibt. Das ist etwas vollkommen anderes als mit dem oberen Teil der Lunge zu hecheln, bis es einem schwindelig davon wird (Hyperventilation). Vom Feueratem sollten Sie sich erfrischt, gekräftigt und klar im Kopf fühlen. Wenn Sie es richtig machen, müssen sich die Nasenflügel bewegen. Achten Sie darauf, nicht in einen paradoxen Rhythmus zu kommen – also nicht beim Einatmen den Bauch einziehen! Das beobachte ich öfter bei Anfängern. Der Feueratem soll rhythmisch, aber nicht zu angestrengt ausgeführt werden.

Zum Abschluss jeder Übungssequenz empfiehlt es sich, tief einzuatmen, den Atem für 5–10 Sekunden zu halten und dabei die Wurzelschleuse kräftig anzuspannen *(Mula-Bandha)*. Die aufgenommene Energie kann sich während dieser Phase im ganzen Körper verteilen wie z. B. bei der folgenden kurzen Übung.

Energie aufladen mit Feueratem:
Sitzen Sie im Schneidersitz und strecken Sie die Arme seitlich im Winkel von 45 Grad nach oben. Die Hände bilden Fäuste, und die gestreckten Daumen zeigen zum Himmel. Machen Sie so 1–2 Minuten Feueratem. Zum Schluss atmen Sie tief ein, führen die Daumenspitzen über den Kopf zusammen und ziehen die Wurzelschleuse an. Danach sollten Sie sich im Sitzen oder Liegen entspannen.

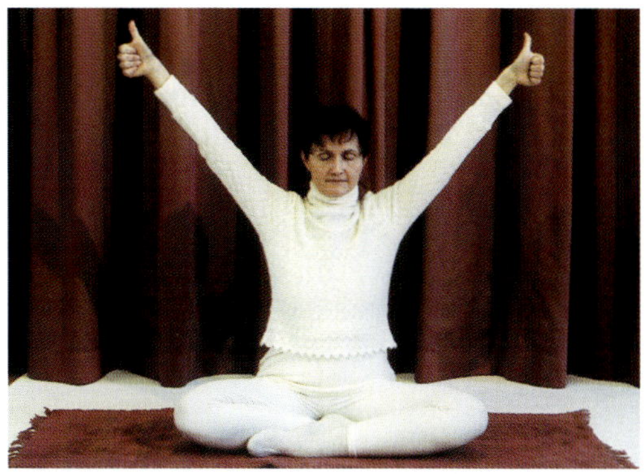

Energie aufladen mit Feueratem

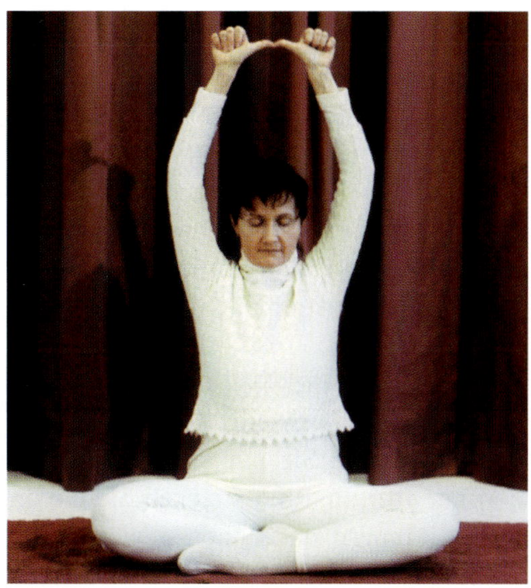

Abschluss mit Mula-Bandha

Durch den Feueratem bringen wir schnell viel Sauerstoff ins Blut und fühlen uns dadurch erfrischt. Wenn wir es lernen, ihn mehrere Minuten lang zu praktizieren, findet ein intensiver Entgiftungsprozess in allen Teilen des Körpers statt. Unterstützen Sie dies dadurch, dass Sie viel trinken. Feueratem *(Kapalabhati)* zählt zu den Reinigungsübungen im Yoga. Er stärkt die Nervenzentren, das physische Durchhaltevermögen und das elektromagnetische Feld. Beim fortgeschrittenen Üben kann man sowohl statische als auch dynamische Körperübungen mit dieser Atemtechnik verbinden. So erhöht sich die Fähigkeit, auch schwierigere Übungen zu meistern. Wenn Sie zu hohem Blutdruck neigen, sollten Sie diese Form des *Pranayama* meiden.

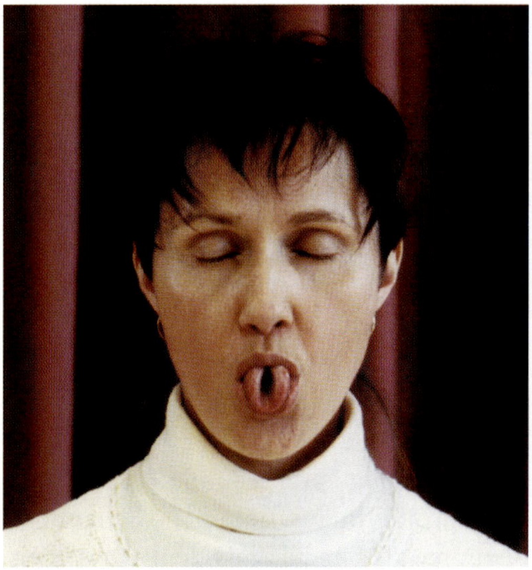

Kühlender Atem

6.5. Weitere Atemtechniken

Neben dem Feueratem gibt es zahlreiche andere Techniken, die zur inneren Reinigung des Körpers von Schadstoffen führen. Hier möchte ich Ihnen zwei Methoden vorstellen, bei denen wir die Zunge benutzen. Auf ihr lagern sich leicht Abfallprodukte des Stoffwechsels ab, umgekehrt können wir den Körper insbesondere im Krankheitsfall gut über die Zunge entgiften.

1. Der **kühlende Atem** *(Sitali Pranayama):* Formen Sie mit den Lippen eine runde Öffnung und strecken Sie die an den Rändern nach oben gewölbte, U-förmige Zunge etwas hinaus. Atmen Sie durch den Mund ein wie durch ein schmales Rohr und spüren Sie den kühlenden Luftstrom auf der Oberfläche der Zunge. Atmen Sie durch die Nase wieder aus, und zwar mit eingezogener Zunge und geschlossenem Mund. Falls Sie die Zunge nicht einrollen können, lassen Sie einen schmalen Spalt zwischen Zunge und Oberlippe. Üben Sie dies 3–5 Minuten mit langer, tiefer Atmung. Achten Sie darauf, ob sich etwas an ihrer Geschmackswahrnehmung ändert. Vermeiden Sie ebenso wie bei der nächsten Übung kalte Außenluft. Diese Methode wirkt auf das Drüsensystem und eignet sich gut gegen hohen Blutdruck und Fieber.
2. Die **Löwen-Atmung:** Strecken Sie die Zunge weit heraus und reißen Sie dazu die Augen weit auf. Atmen Sie kräftig durch den Rachen ein und aus, aber nicht so schnell wie beim Feueratem. Tun Sie dies für 1–2 Minuten. Diese

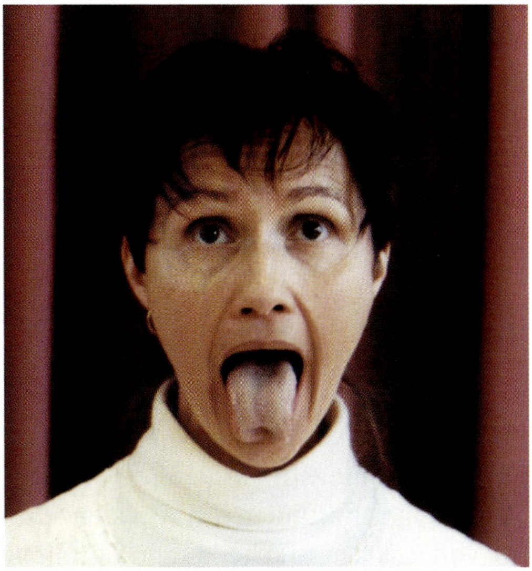

Löwen-Atmung

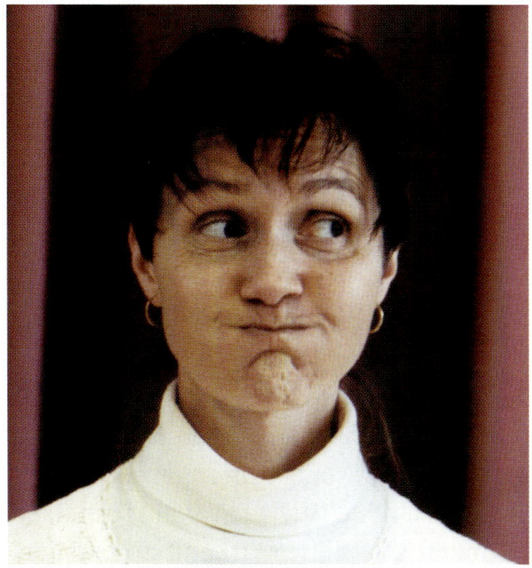

Wangen aufblasen

Übung verbessert die Durchblutung im Nasen- und Rachenraum, hilft bei Heiserkeit und stärkt gleichzeitig die Sehkraft. Im Anschluss können Sie die Wangen aufblasen und die Augen kreisen lassen. Bewegen Sie dabei die Luft im Mund wie Wasser. Das führt zu besserer Durchblutung der Gesichtshaut und verschönert Ihren Teint.

Eine weitere Methode des *Pranayama,* der pfeifende Atem, wird in der *Kriya* für die sieben Chakren beschrieben (siehe Kap. 7.5).

7. Meditationen im Yoga

Wissenschaftliche Forschungsergebnisse belegen, dass erst bei einer Bündelung der Aufmerksamkeit auf mindestens zwei Dinge (z. B. Laut und Bild) die Alltagsgedanken zur Ruhe kommen. Eine Sache allein reicht nicht aus. Offensichtlich haben dies die alten Yogis schon gewusst, denn sie haben eine Vielzahl von Techniken ersonnen, um diese Wirkung zu erzielen. Mit ihnen wird der Rückzug der Sinneswahrnehmungen nach innen *(Pratyahara)* erreicht. Über die Konzentration auf äußere oder innere Bilder, Laute und Empfindungen *(Dharana)* soll allmählich ein Zugang zur eigentlichen Meditation *(Dhyana)* gefunden werden. Dies ist wie der Übergang vom aktiven Tun zum Nichtstun. Meditation geht oft mit einem Gefühl von Leere oder unendlich weitem Raum einher, was wiederum zu vorher unbekannten Glücksgefühlen *(Samadhi)* führen kann. Dies alles entspricht den vier höheren Stufen aus dem achtstufigen Pfad des Patanjali (vgl. Kap. 2.1).

7.1. Die Finger mit Mudras nutzen

Mit dem Begriff *Mudra* wird eine symbolische Geste bezeichnet, die mit verschiedenen Körperteilen ausgeführt werden kann. Am bekanntesten sind mit den Händen und Fingern ausgeführte *Mudras*. Davon gibt es Hunderte. Sie bilden eine Art von Zeichensprache, durch die Informationen an unser Bewusstsein übermittelt werden. Solche symbolischen Handhaltungen sind nicht nur bei religiösen Statuen, den segnenden Gesten eines Priesters oder im indischen Tempeltanz zu sehen, sondern wir kennen sie auch aus unserem Alltag. Denken wir nur an die zum Schwur erhobene Hand, an die zum Beten gefalteten Hände oder die geballte Faust des Leistungssportlers, der sich motivieren will. Auch das mit Zeige- und Mittelfinger geformte V für »Victory« oder die Faust mit dem nach oben zeigenden Daumen als Zeichen für Anerkennung sind Gesten, die jeder bei uns kennt.

Tabelle 10: **Die Finger und ihre Zuordnungen**

	Daumen	Zeigefinger	Mittelfinger	Ringfinger	kleiner Finger
Planet	Mars	Jupiter	Saturn	Sonne/Venus	Merkur
Element	Feuer	Luft	Äther	Erde	Wasser
Eigen-	Wille	Wissen	Geduld	Liebe	Kreativität
schaften	Vitalität	Weisheit	Disziplin	Schönheit	Kommunikation
	Ego = Ich	Inspiration	Hingabe	nährende Kraft	Sexualität

Bewusst eingesetzte *Mudras* können körperliche wie psychische Zustände positiv beeinflussen und helfen uns bei der geistigen Konzentration. Die Bedeutung der Finger sind in der Traditionellen Chinesischen Medizin genauso bekannt wie im indischen *Ayurveda* oder in der westlichen Reflexzonentherapie. Beim Mentaltraining nutzt man sie zum Verankern positiver Botschaften an Körper, Geist und Seele, und mit Hilfe der »BrainGym«-Methode aus der Kinesiologie wird heute Schulkindern zu mehr Konzentration verholfen. In Tabelle 10 finden Sie einige Bedeutungen, die den Fingern zugeordnet werden.

In der Regel werden die Fingerspitzen sanft aufeinander gelegt, bei einigen Übungen kann auch Kraft eingesetzt werden, wie z.B. beim Bärengriff. Wenn Sie eine *Mudra* separat oder im Rahmen einer Meditation einsetzen, sollten Sie die Position der Hände und Finger mindestens für 3–5 Minuten so halten. Die Zeitdauer für Meditationen ist variabel. Spüren Sie, wieviel Ihnen gut tut und Nutzen bringt. In der Regel ist länger besser als kürzer, es gibt aber auch einige Ausnahmen.

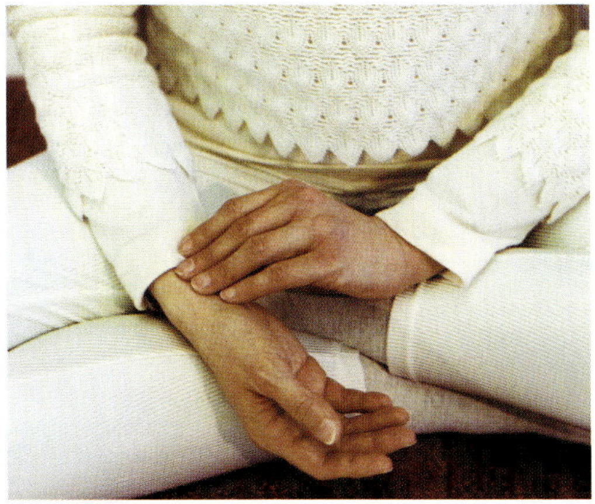

Puls-Mudra

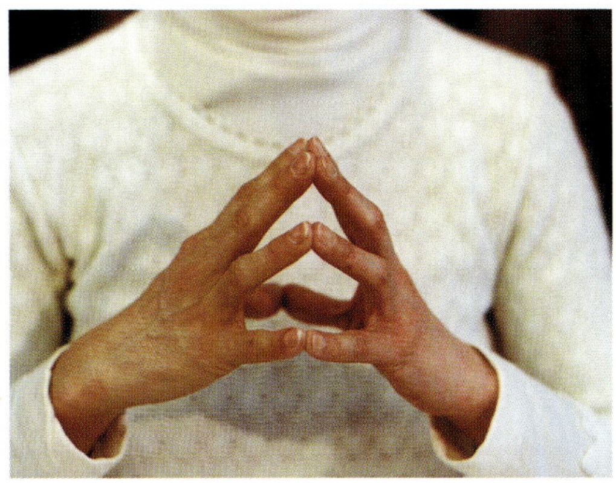

Hakini-Mudra

1. **Puls-Mudra:** Dies ist eine Meditation für Anfänger. Legen Sie die Fingerspitzen einer Hand auf den Puls am anderen Handgelenk und fühlen Sie dort den Rhythmus Ihres Herzens. Denken Sie sich dazu mit jedem Pulsschlag das *Mantra* SAT NAM und fühlen Sie, wie Ihr Körper sich entspannt und die Gedanken zur Ruhe kommen.

2. **Hakini-Mudra** (Geste für Konzentration): Legen Sie die Fingerspitzen der linken und rechten Hand aufeinander und halten Sie die Hände auf Brusthöhe. Damit werden die beiden Gehirnhälften synchronisiert. Richten Sie den Blick etwas nach oben und legen Sie beim Einatmen die Zungenspitze locker an den oberen Gaumen, um sie beim Ausatmen wieder abzusenken. Diese einfache Yoga-Technik wird heute auch in Management-Trainings unterrichtet. Beobachten Sie einmal in Ihrem Alltag, wer sie vielleicht ganz unbewusst benutzt.

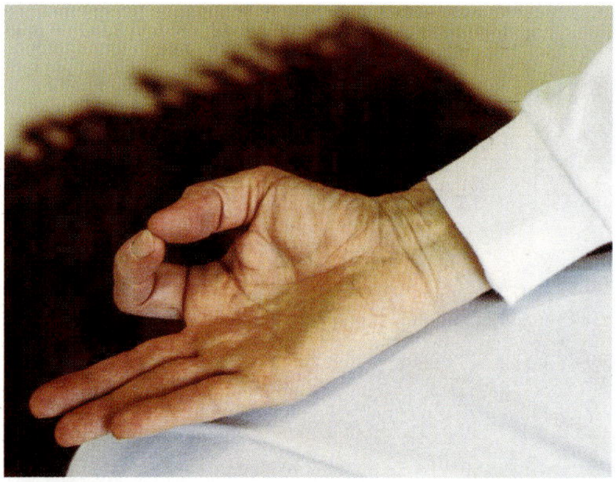

Gyan-Mudra

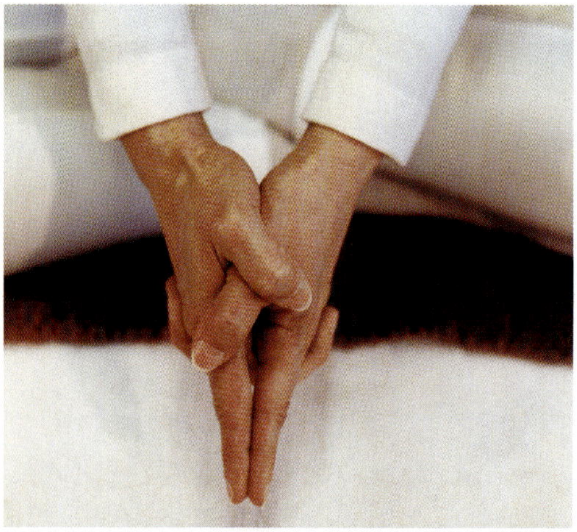

Ksepana-Mudra zum Ableiten

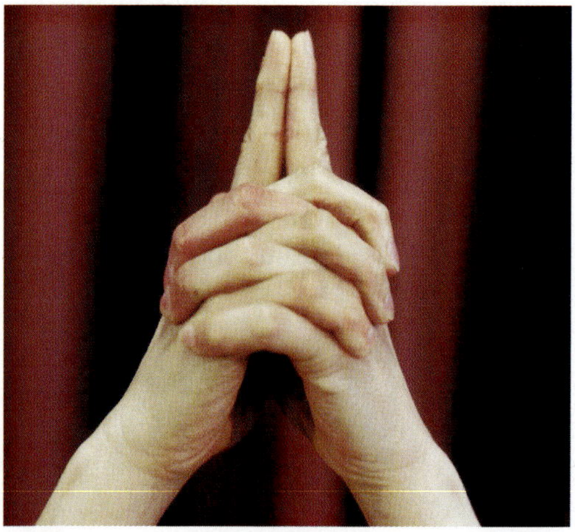

Mudra zur Energieaufnahme

3. **Gyan-Mudra** (Geste des Wissens): Diese Mudra wird oft für Meditationen verwendet (vgl. Kap. 5.8 und 6.3). Die Spitzen der Daumen und Zeigefinger bilden einen Ring, wobei der Daumen leicht auf den Nagel des Zeigefingers drückt, die anderen Finger sind locker gestreckt. Damit kommen Sie in Kontakt mit Ihrer inneren Weisheit (Energie des Zeigefingers). Üblicherweise liegen die Hände mit den Handflächen nach oben auf den Knien. Diese Mudra bringt den Kern des Yoga zum Ausdruck: die Verbindung von Einzelseele mit dem Universum. Es gibt Darstellungen von Buddha und Christus, die sie mit einer Hand in dieser Geste vor dem Herz-*Chakra* zeigen.

4. **Ksepana-Mudra** (Geste des Loslassens): Dabei werden die Hände gefaltet, nur die Zeigefinger liegen gestreckt aneinander. Wenn sie im Sitzen oder im Liegen in die Richtung der Füße zeigen, fördert das alle Ausscheidungsprozesse und hilft Verspannungen aufzulösen. Im *Kundalini-Yoga* werden die Zeigefinger öfter nach oben oder horizontal nach vorn gehalten (vgl. Kap. 5.8 und 7.5). Damit wird die Aufnahme von kosmischer Energie bzw. eine zielgerichtete Abgabe von Energie gefördert. Diese Mudra sollte man anfangs nicht länger als 3 Minuten halten, weil sonst leicht zuviel Energie abgegeben bzw. aufgenommen wird.

5. **Prana-Mudra** (Lebens-Mudra): Legen Sie die Spitzen der Daumen, Ringfinger und kleinen Finger zusammen und strecken Sie Zeigefinger und Mittelfinger. Diese Handposition aktiviert das Wurzel-Chakra, stärkt die Vitalität, hilft gegen Müdigkeit und Nervosität und verbessert die Sehkraft. Sie können sie mit verschiedenen Armpositionen verbinden, mit nach vorn, zur Seite oder nach oben zeigenden Fingerspitzen.

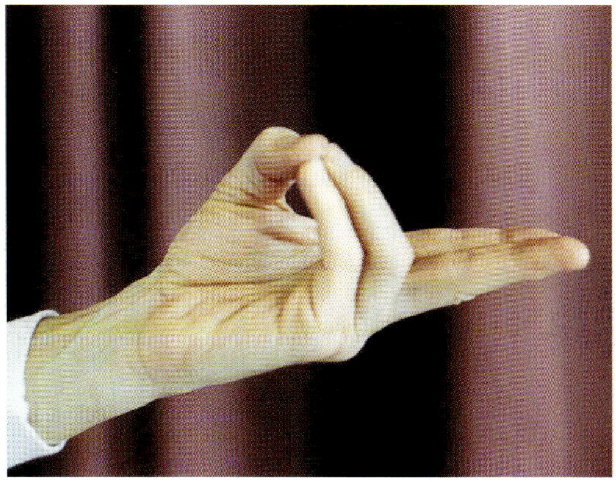

Prana-Mudra

6. **Kubera-Mudra** (Wohlstands-Mudra): Diese Mudra hilft dabei, Wünsche zu erfüllen, und hat eine fast magische Wirkung. Legen Sie die Spitzen von Daumen, Zeigefinger und Mittelfinger zusammen und die der beiden anderen Finger in die Handmitte. Sprechen Sie dann dreimal laut einen Wunsch aus und zwar so, als wäre er bereits erfüllt (also z. B. »Ich bin glücklich«) und fühlen Sie das auch. Drücken Sie dabei jeweils die Fingerspitzen zusammen und verstärken Sie so Ihre Affirmation. Eine Kursteilnehmerin mit wenig Geld bekam nach mehrfachem Praktizieren dieser Methode ein Auto geschenkt, zudem noch in ihrer Wunschfarbe.

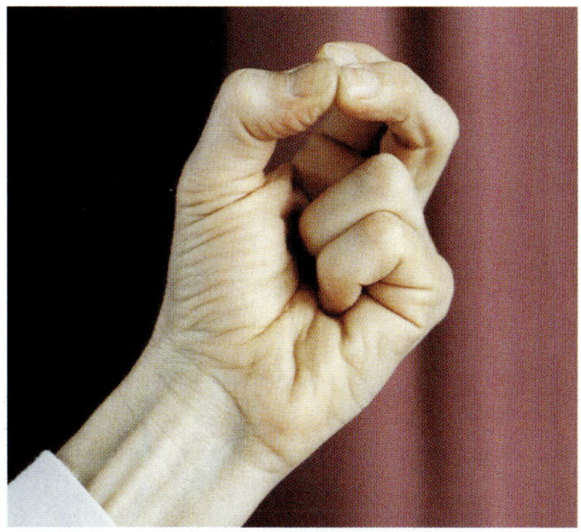

Kubera-Mudra

7. **Kalesvara-Mudra:** Diese Mudra hilft dabei, die Flut der Gedanken und Gefühle zur Ruhe zu bringen. Buddha soll sie seinen Schülern als Meditationshilfe gegeben haben. Bringen Sie beide Hände auf Herzhöhe und heben Sie die Ellenbogen auf die gleiche Höhe an. Legen Sie die Spitzen der Daumen und Mittelfinger so aneinander, dass die letzteren nach vorn zeigen. Die beiden

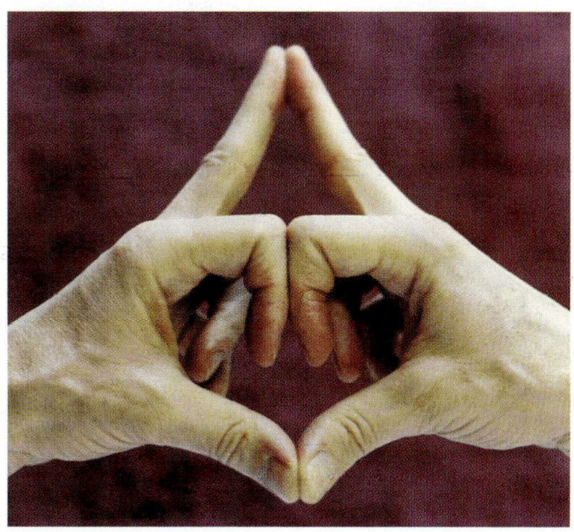

Kalesvara-Mudra

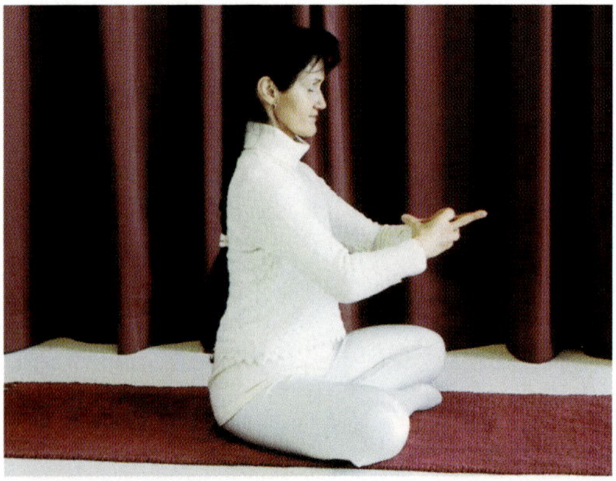

Meditation zur Gedankenberuhigung

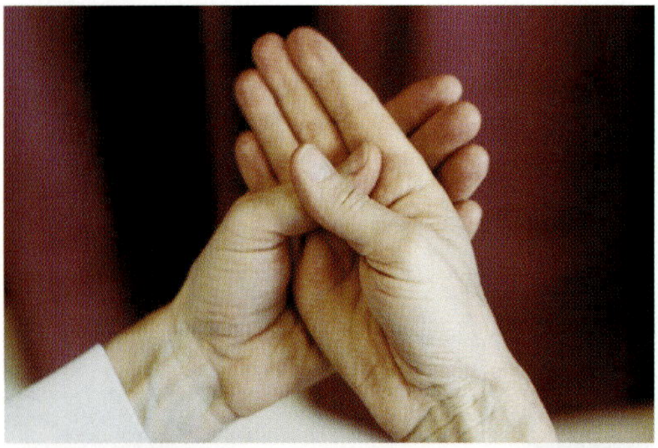

Heil-Mudra

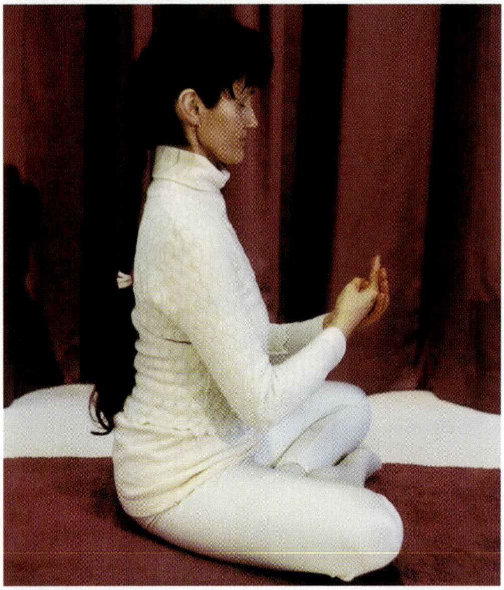

Heil-Meditation

Zeigefinger berühren sich am mittleren Glied, die anderen beiden Finger sind einwärts gekrümmt. Dazu können Sie innerlich ein *Mantra* sprechen, am besten jeweils in der Atempause nach dem Ein- und dem Ausatmen.

8. **Heil-Mudra:** Legen Sie die rechte Hand mit dem Handrücken in die linke Handfläche und kreuzen Sie den rechten Daumen über den linken. Halten Sie die Arme entspannt und mit etwas Abstand vor dem Körper, so dass beide Handflächen zum Herzen hinschauen. Im *Kundalini-Yoga* singen wir dazu 11 Minuten lang das *Mantra* RA MA DA SA – SA SE SO HUNG, was in etwa bedeutet: »Sonne und Mond, Universum und Erde – Ich bin eins mit der gesamten Schöpfung«.

9. **Power-Mudra:** Ballen Sie die rechte Hand zur Faust und legen Sie die linke außen um sie herum. Die beiden Daumen liegen aneinander und zeigen nach oben. Jetzt strecken Sie die Arme horizontal nach vorn aus und schauen auf die Daumen. Atmen Sie 3–5 Minuten lang in folgendem Rhythmus: 5 Sekunden ein – 5 Sekunden aus – 15 Sekunden Atempause – dann wieder von vorn. Diese Meditation gibt Ihnen kraftvolle neue Energie und hilft dabei, Ängste loszulassen.

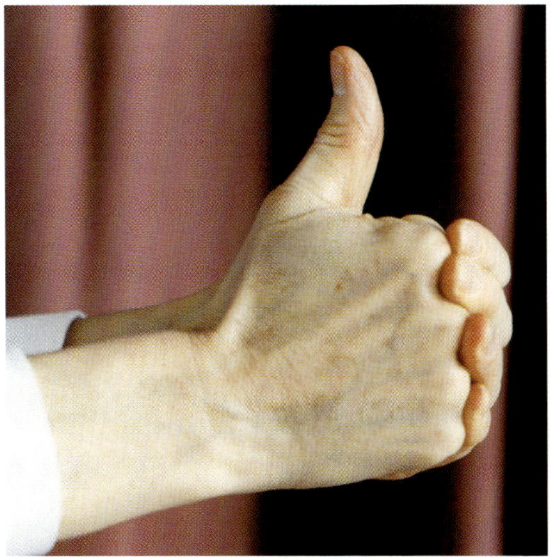

Power-Mudra

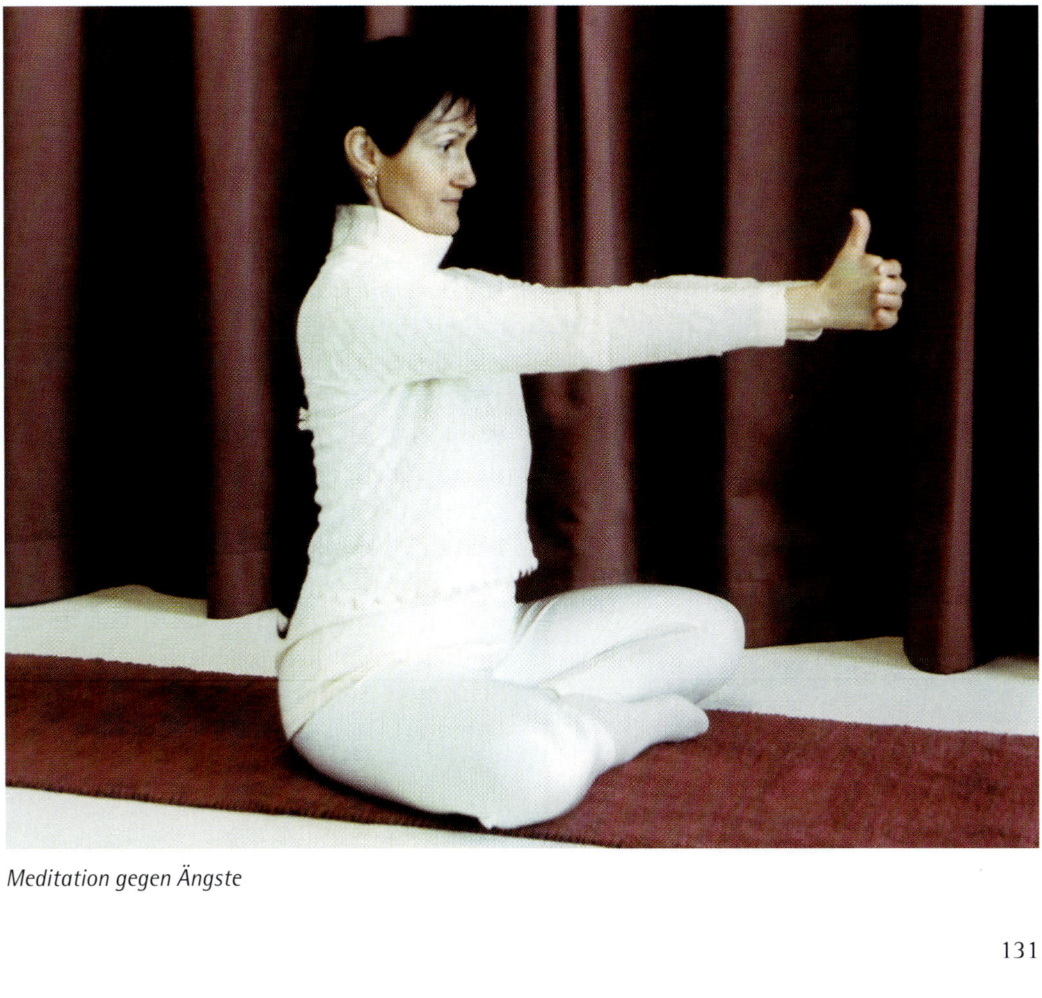

Meditation gegen Ängste

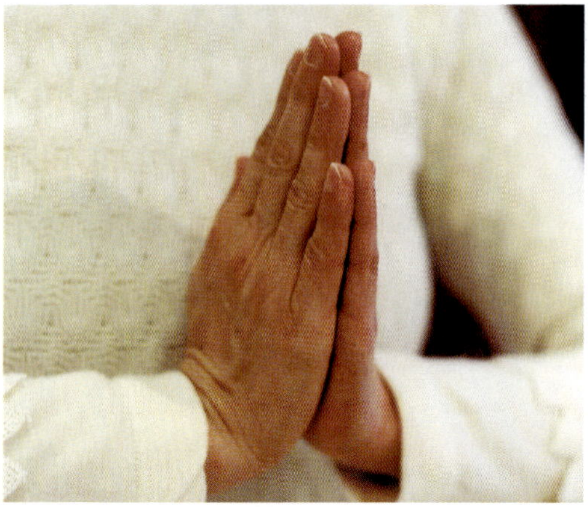

Namaste-Mudra

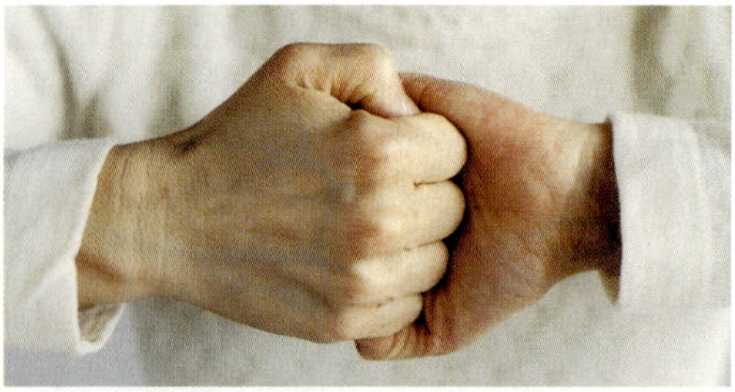

Ganesha-Mudra

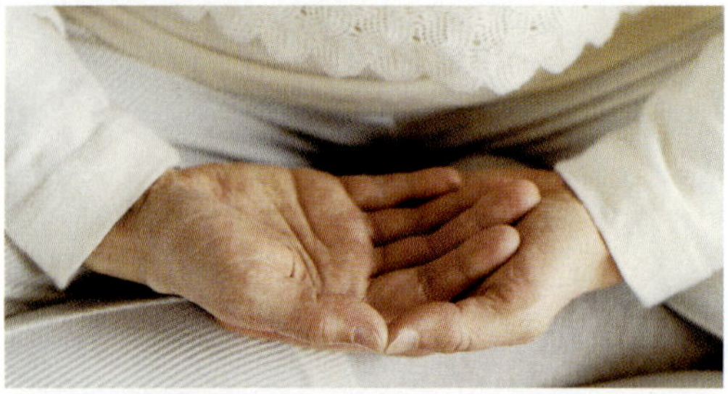

Dhyani-Mudra

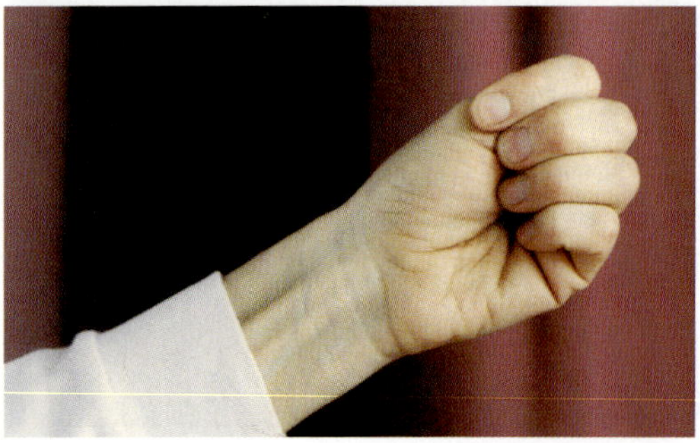

Faust-Mudra

In den vorigen Kapiteln wurden einige weitere *Mudras* vorgestellt:

- *Namaste-Mudra* (zusammengelegte Hände) in Kap. 4.4, 5.1, 5.3 und 5.7 – wird vor allem zum Einstimmen und Abschließen benutzt
- *Ganesha-Mudra* (auch Bärengriff genannt) in Kap. 5.2 – hilft dabei, das vierte Chakra zu öffnen
- *Dhyani-Mudra* (Hände wie zwei Schalen halten) in Kap. 5.2 – für tiefe Meditation
- *Faust-Mudra* (mit innen liegendem Daumen) in Kap. 5.4 und 5.8 – wirkt positiv auf das Herz und gegen Depressionen
- *Kirtan-Kriya* (Finger-Meditation mit vier verschiedenen Mudras) in Kap. 5.4, siehe auch Kap. 7.2 – wirkt harmonisierend auf Körper und Seele
- *Handrücken-Mudra* in Kap. 6.3 – wirkt regenerierend bei Erschöpfung
- *Lotus-Mudra* (Hände wie zu einer Blüte geformt) folgt in Kap. 7.5 – zur Aufnahme von kosmischer Energie

Wenn Sie sich mehr mit *Mudras* beschäftigen wollen, empfehle ich Ihnen die ausgezeichneten Bücher der Schweizer Yoga-Lehrerin Gertrud Hirschi. Im *Kundalini-Yoga* gibt es eine Vielfalt von Meditationen mit *Mudras* und *Mantras*, von denen zahlreiche in den Büchern von Lütge, Seitz und Singh beschrieben sind (siehe Literatur).

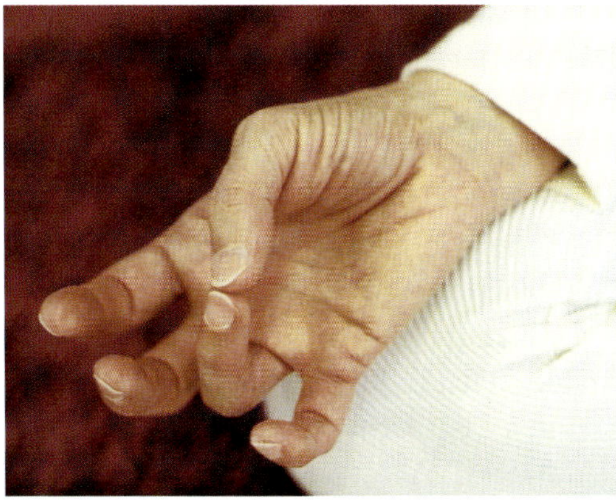

Surya-Mudra (aus Kirtan-Kriya)

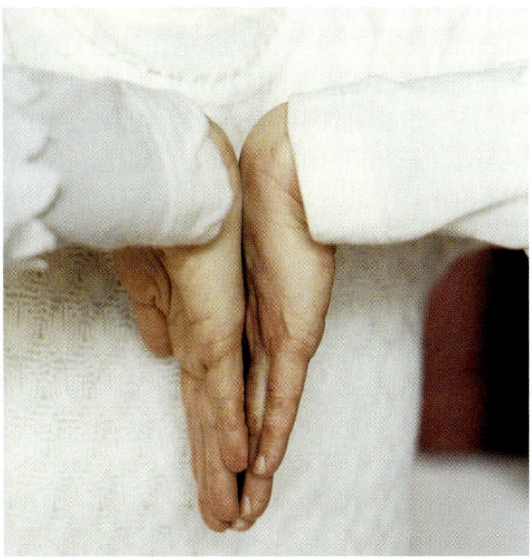

Handrücken-Mudra

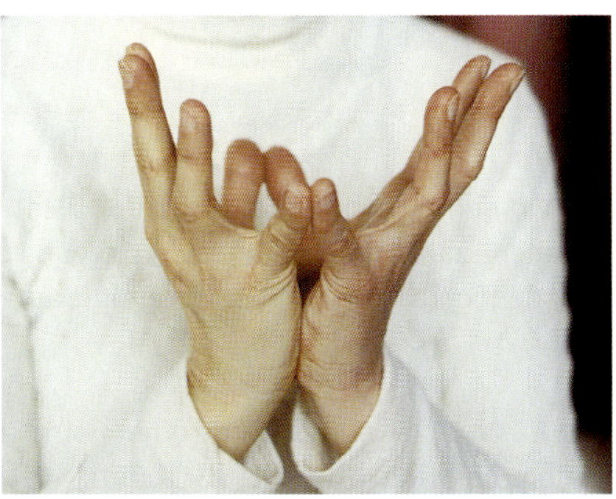

Lotus-Mudra

7.2. Die Stimme mit Mantras nutzen

Durch regelmäßig gesprochene Affirmationen können wir unser Bewusstsein positiv beeinflussen, wie gerade bei *Kubera-Mudra* beschrieben. Eine ähnliche Wirkung können wir durch das Sprechen oder Singen von *Mantras* hervorrufen. Es sind Meditationsworte, die dabei helfen, eine Verbindung zwischen uns Einzelwesen und dem universellen Bewusstsein, dem Göttlichen herzustellen. Einer alten Legende zufolge erschuf Gott den Menschen aus Ton (Materie), dem durch Töne (Engelsmusik) eine lebendige Seele eingehaucht wurde.

Die wörtliche Bedeutung von *Mantra* ist »Projektion des Geistes«. Töne, Laute und Rhythmen sind Formen von Energie, die dichter am Bewusstsein sind als die Bewegungen des Körpers. Sie erzeugen eine energetische Vibration in allen Zellen und ein inneres Gefühl. Denken wir nur an die vielfältigen Wirkungen der Musik, von kraftvoller Rock- oder Marsch-Musik über klassische Barock-Musik bis hin zu beruhigender Meditations-Musik. In der Musiktherapie werden die speziellen Wirkungen von verschiedenen Instrumenten, Taktschlägen und Tonlagen gezielt eingesetzt. Das Wort »Sound« ist verwandt mit »gesungen«, aber auch mit »gesund«. Mehr dazu können Sie in dem Klassiker »Nada Brahma – Die Welt ist Klang« von J.-E. Behrendt sowie in dem »Superlearning«-Buch von Ostrander und Schroeder nachlesen (siehe Literatur).

Mantras können aus einer einzigen Silbe bestehen oder aus einer komplexeren Folge. Sie können ein Mantra laut singen, es leise flüstern oder ganz still im Geist aussprechen. Wenn Sie es laut singen, ist es zugleich eine Form von Atem-Meditation. Die Schwingungskraft und die vielen Wiederholungen eines Mantras haben einen positiven Effekt auf das Nervensystem. Zu diesem Zweck können Sie getrost indische oder tibetische Mantras benutzen, auch wenn Sie sich dem Christentum zugehörig fühlen. Für eine nachhaltige Wirkung sollten Sie ein Mantra mindestens 40 Tage lang regelmäßig benutzen, weil sich erst dann eine neue Gewohnheit gefestigt hat. Das Üben sollte stets mit einem freudigen Gefühl verbunden sein und nicht als unangenehme Pflicht empfunden werden. Für den Anfang reichen 5–10 Minuten aus.

Von einem Mantra geht eine dreifache Wirkung aus:

1. eine physiologisch-energetische Wirkung durch die Bewegung und Stellung von Zunge, Lippen, Zähnen und Kehle
2. eine psychisch-emotionale Wirkung durch Klang und Rhythmus sowie durch häufiges Wiederholen *(Japa)*
3. eine geistig-spirituelle Wirkung durch die Bedeutung der Silben

Das bekannteste Mantra ist das OM (auch AUM geschrieben), der Ur-Laut der schöpferischen Energie, aus dem sich auch unser christliches AMEN herleitet. Es ist zugleich verwandt mit dem lateinischen »Omnis«, welches »Alles« bedeutet. Das offene O geht in das gesummte M über und erschafft so elektromagnetische Wellen im gesamten Körper, die in das Energiefeld ausstrahlen. So entsteht ein Resonanzeffekt mit dem Universum. ONG ist eine etwas kraftvollere Version aus der tibetisch-buddhistischen Tradition. Egal ob Sie OM oder ONG benutzen, sollten Sie die Töne wie große Glocken oder Gongs im Körperinneren fühlen.

Das kaum in Worte übersetzbare OM findet sich oft in Kombination mit konkreteren Begriffen wie z. B. im Mantra OM NAMO SHIVAYA. Der Begriff NAMO ist verwandt mit unserem Wort »Name« und meint »aussprechen«. SHIVA ist im Hinduismus ein Aspekt des dreieinigen Gottes *(Brahma, Vishnu* und *Shiva)*. Andere Beispiele sind das tibetische Mantra OM MANI PADME HUNG oder das indische OM SOHUNG, welches für die Verbindung von *Brahman* und *Atman* steht, von Universum und Einzelwesen. Auch das schon erwähnte Begrüßungs-Mantra ONG NAMO GURU DEV NAMO (vgl. Kap. 4.4) ist hier zu nennen.

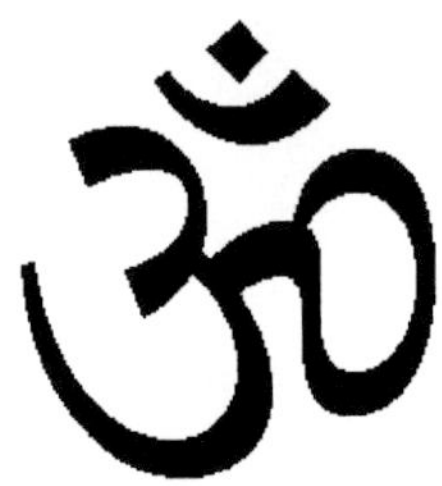

AUM-Symbol

Im *Kundalini-Yoga* werden für die Meditationen zahlreiche Mantras verwendet, von denen ich im Folgenden einige aufführe:

- SAT NAM (»wahres Sein« oder »wirkliche Identität«) wurde in Kapitel 4.4. bereits als Abschluss-Mantra für eine

Yoga-Stunde vorgestellt und die Finger-Meditation *(Kirtan-Kriya)* mit den 4 Kernlauten SA TA NA MA in Kapitel 5.4. Letztere bringt den Kreislauf allen Lebens zum Ausdruck (Unendlichkeit, Geburt, Leben, Tod und Wiedergeburt). Intonieren Sie dieses Mantra mit einem gleichmäßigen Rhythmus in den Tönen A-G-F-G. *Satya,* die Wahrhaftigkeit, findet sich in den Namen zahlloser heiliger Stätten und Personen Indiens wieder ebenso wie in Gandhis ethischem Prinzip *Satyagraha.*

- HAR oder HARE oder HARI wird als Mantra benutzt, um die Durchhaltekraft zu stärken. Es ist verwandt mit unseren Worten »Herr« und »ausharren«. Ziehen Sie mit jedem HAR rhythmisch den Bauchnabel nach innen und lassen Sie beim R die Zungenspitze an den oberen Gaumen schnellen. So wird innere Hitze *(Tapas)* erzeugt, und die Zunge stimuliert die Reflexpunkte für die zentralen Drüsen in der Kopfmitte.

- WAHE GURU ist das Mantra für Erstaunen oder Erleuchtung. WAHE ist vermutlich verwandt mit dem englischen Ausruf »Wow«, und GURU meint nicht eine bestimmte Person, sondern bedeutet »von der Dunkelheit zum Licht«. Eine sehr schöne Meditation, die ich in vielen Melodien kenne, verbindet dreimal WAHE GURU mit einmal WAHE JIO, wobei die Silbe JIO Freude bedeutet. Legen Sie die Hände dazu in *Gyan-Mudra* oder in *Dhyani-Mudra* und singen Sie dieses Mantra 5–10 Minuten lang in Ihrer eigenen Melodie.

Viele Mantras sind inzwischen durch wunderschöne Musikaufnahmen im Westen über den Kreis der Yoga-Praktizierenden hinaus populär geworden (z.B. durch die CD's von Deva Premal). In meinen Yoga-Kursen ist das gemeinsame Singen von Mantras, die teilweise mit Bewegungen der Hände und Arme verbunden werden, überaus beliebt. Im Anhang 5 gebe ich Ihnen ein paar Tipps für Musikaufnahmen mit Mantras.

7.3. Die Augen zur Konzentration nutzen

Ebenso wie die Ohren können wir auch unsere Augen dazu benutzen, um die Konzentration zu fördern, und zwar durch den Blick auf äußere oder innere Objekte. Von unseren Sinnesorganen reagieren die Augen am stärksten auf Stress, weshalb eine tiefe Entspannung gerade den Augen nützt. Hier folgen einige einfach durchzuführende Techniken:

1. **Äußeres Fokussieren:** Richten Sie die Augen auf eine Kerze, eine Blume, auf ein *Mandala* (= Meditationsbild) oder einen neutralen Punkt an der Wand und halten Sie die Aufmerksamkeit dort anfangs für 2 Minuten. Später können Sie 5–10 Minuten lang üben. Die Augen können sich auf dem gewählten Objekt ausruhen. Diese Konzentrationsübung nennt man *Trataka.* Vermeiden Sie es möglichst zu blinzeln, auch wenn die Augen anfangen zu tränen. Die Tränenflüssigkeit reinigt nämlich die Augen. Nach einiger Zeit

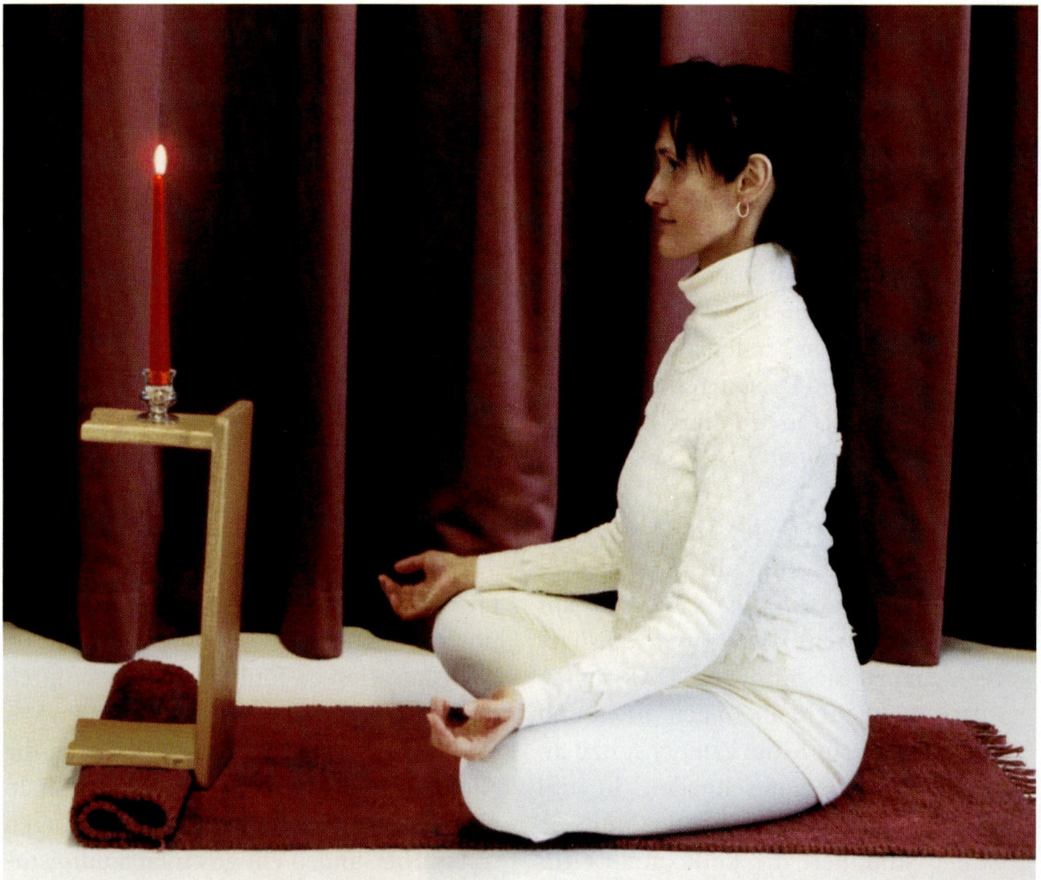

Trataka

wird die klare Wahrnehmung verschwimmen, und Sie tauchen ein in eine entspanntere und erweiterte Sichtweise. Das ist ähnlich wie bei 3D-Bildern, die verschiedene Gehirnregionen über den Sehnerv aktivieren.

2. **Inneres Fokussieren:** Schließen Sie die Augen und schauen Sie zur Nasenspitze oder zur Nasenwurzel. Dabei brauchen Sie jedoch nicht angestrengt zu schielen. Es reicht aus, wenn Sie die Aufmerksamkeit etwas nach innen und zum Dritten Auge lenken. Dies wirkt ebenfalls über den Sehnerv auf die Hirnanhangdrüse und das sechste *Chakra*. Atmen Sie lang und tief und entspannen Sie sich dabei. Falls anfangs ein unangenehmes Druckgefühl im Kopf entstehen sollte, gehen Sie mit der Aufmerksamkeit zum Unterbauch oder zu den Füßen.

3. **Visualisieren:** Stellen Sie sich mit geschlossenen Augen eine Bergspitze, einen Wasserfall, einen Baum, das Licht einer Kerze oder ein anderes konkretes, positiv wirkendes Objekt vor und stär-

ken Sie so Ihre Vorstellungskraft. Falls Sie hin und wieder abschweifen, kehren Sie einfach zu Ihrem Bild zurück, sobald Sie es merken. Mit der Zeit wird es Ihnen immer leichter fallen, die Aufmerksamkeit bei einer Sache zu halten, anstatt die Gedanken umherschwirren zu lassen.

4. **Imaginieren:** Stellen Sie sich nun beliebige Farben oder Formen vor, innerhalb oder außerhalb Ihres Körpers. Sie können sich z. B. eine schützende Pyramide aus Gold vorstellen, die Sie umgibt. Oder Sie fühlen, wie klares Licht Sie durchdringt und einhüllt. Oder Sie imaginieren schillernde Regenbogenfarben an den Stellen der sieben *Chakren* (vgl. Kap. 7.5). Damit erschaffen Sie durch die Kraft Ihrer Fantasie ein ganz neues Bild in sich. Sie können sich auch bestimmte Klänge (z. B. einen Gong oder das Plätschern eines Baches) oder Düfte (z. B. von einer Rose oder von Sandelholz) vorstellen, um Ihre Konzentration zu fördern. Dann benutzen Sie andere Sinnestore als die Augen und richten mit deren Hilfe die Wahrnehmung nach innen.

Wenn Sie regelmäßig solche Techniken anwenden, wird sich der Zustand einer tieferen Meditation bald wie eine konditionierte Reaktion einstellen. Sie sollten sich allerdings nicht abhängig machen von der Erwartung bestimmter Resultate. Wenn Sie nichts erwarten und ganz entspannt üben, geht es leichter. Lernen Sie es, die Sinne mehr und mehr abzuschalten und die Gedanken zur Ruhe zu bringen. Nur so erreichen Sie die nächste Stufe.

7.4. In die Stille eintreten

Heute ist viel über Meditation zu hören und zu lesen, aber was ist eigentlich damit gemeint? Die wörtliche Bedeutung ist »in der eigenen Mitte ankommen«, jenseits der äußeren Reize und ihrer inneren Entsprechungen als Körpergefühle, Emotionen und Gedankenketten. Einige Techniken dazu haben Sie in den vorigen Abschnitten schon kennengelernt. Dabei ging es immer um eine bewusste Lenkung der Aufmerksamkeit. Sie können diese auch auf den Atem richten: einatmen – ausatmen usw. Schließen Sie die Augen und werden Sie sich Ihrer Atmung bewusst, ohne sie in irgendeiner Weise verändern zu wollen. Diese buddhistische Methode nennt man *Vipassana.* Sie können sie leicht im Alltag praktizieren, um die innere Ruhe wiederzufinden.

Wenn Sie an Ihrem gewohnten Platz zum Abschluss einer Yoga-Stunde einfach nur Ihren Atem beobachten, wird das jedoch eine andere, tiefere Qualität bekommen. Sie lassen Gedanken und Gefühle kommen und gehen wie vorbeiziehende Wolken am Himmel, nur der Atem bleibt wie ein kontinuierlicher Strom. Vielleicht spüren Sie nach einer Weile auch den Herzschlag oder eine noch feinere Pulsation Ihrer Lebensenergie. Oder Sie ertappen sich dabei, dass Gedankenpausen auftreten. Kriegen Sie keinen Schreck, dann ist der schöne Zustand nämlich gleich wieder vorbei. Über die körperliche Entspannung und die Konzentration der Aufmerksamkeit hinaus können Sie allmählich die Erfahrung einer tieferen Stille gewinnen, einer Leere in

Ihrem Inneren. Die Gedanken kreisen nicht mehr um Vergangenheit oder Zukunft – dann sind Sie angekommen im Hier und Jetzt. Das ist wie ein traumloser Schlaf, aber im Wachzustand.

Möglicherweise empfinden Sie nun die Atmung und den Herzschlag wie ein ständiges Öffnen und Schließen, Kommen und Gehen, das Sie verbindet mit den kürzeren und längeren Zyklen außerhalb von sich selbst wie Tag und Nacht, Sommer und Winter, Leben und Tod oder mit dem Wandel ganzer Zeitalter, der sogenannten *Yugas*. Wenn Sie einen Zustand der Leere erreichen, bekommen Sie zugleich einen Schimmer von der Fülle des Universums und Ihrer eigenen Verbindung mit allem was ist, im Kleinen wie im Großen und unabhängig von Raum und Zeit. Wer diesen Zustand öfter erreichen kann, wird eine wachsende innere Freude in sich erleben, die unabhängig ist von äußeren Ereignissen, und eine Ahnung von dem, was die alten Yogis als den Zustand der Erleuchtung, als *Samadhi* bezeichnet haben.

7.5. Kriya für die sieben Chakren

Damit kommen wir nun wieder zurück zu einer konkreten Übung, die Körper, Atem und Geist miteinander kombiniert. Sie hilft dabei, die Energie der *Chakren*, unserer feinstofflichen Energiewirbel, zu aktivieren und unsere wichtigsten Energiekanäle *(Nadis)* durchgängig zu machen. *Kriya* bezeichnet hier eine Übungsfolge, die die Meditation in jeder Phase mit einschließt. Zur Vorbereitung setzen Sie sich im Schneidersitz auf den Boden und stimmen sich mit vor der Brust zusammengelegten Händen auf die Übungsreihe ein, so wie Sie es schon kennen (vgl. Kap. 4.4).

1. Wurzel-Chakra:
Die Handflächen liegen auf den Knien und die Augen sind geschlossen. Beginnen Sie mit einer Kreisbewegung aus der Hüfte im Uhrzeigersinn. Dabei dreht sich der gesamte Oberkörper wie auf einer Kugel, die Sie sich am Beckenboden vorstellen können. Diese Übung ist unter dem Namen »Sufi-Kreise« bekannt, da die *Sufis* viele solcher Drehübungen praktizieren, um sich in eine Art von Trance-Zustand zu bringen. Machen Sie dies für 3–5 Mi-

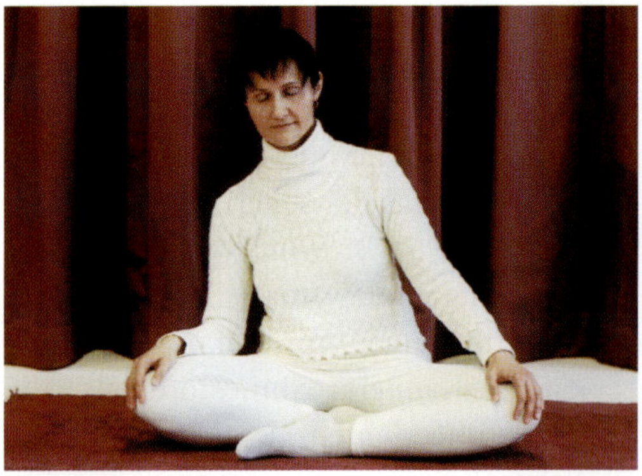

Sufi-Kreise

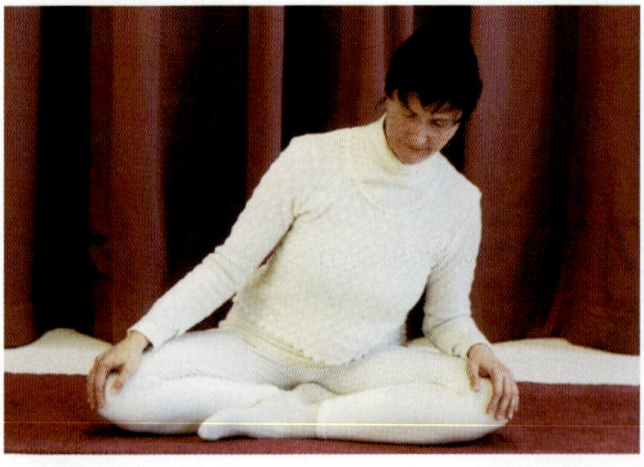

Sufi-Kreise

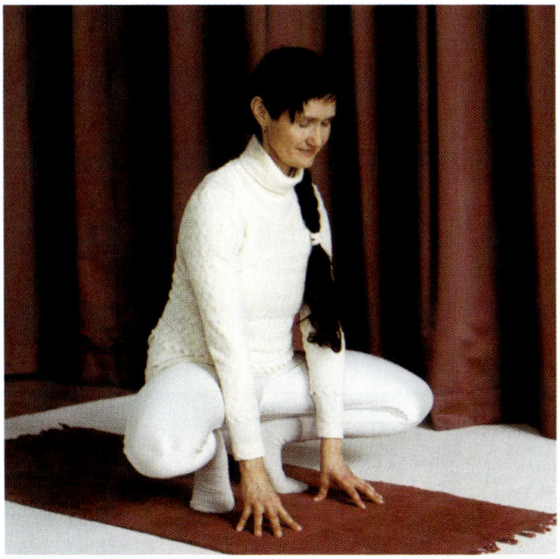
Frosch – aus

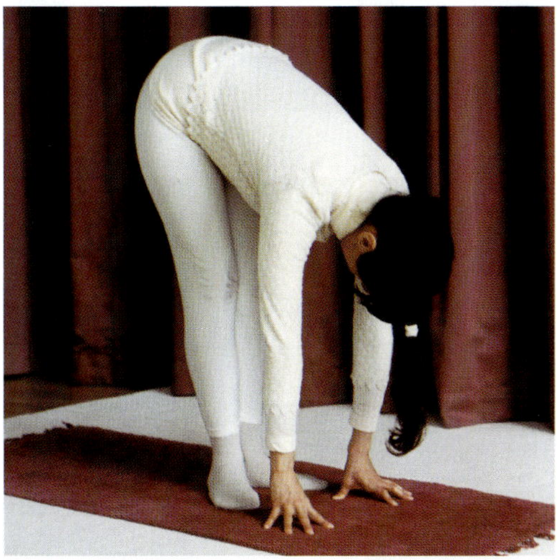
Frosch – ein

nuten und lassen Sie sich forttragen aus dem Alltag. Atmen Sie lang und tief beim Üben. Zum Abschluss lassen Sie das Kreisen allmählich ausklingen. Ziehen Sie die Wurzelschleuse (After, Genitalien und Beckenboden) leicht an und halten Sie diese Anspannung für 2–3 Minuten. Atmen Sie dabei ruhig weiter.

2. Sakral-Chakra:
Kommen Sie in die Hockposition (Frosch-Stellung) mit den Fersen zusammen und mit weit gegrätschten Knien. Der Oberkörper ist aufgerichtet und die Arme befinden sich zwischen den Knien. Die Fingerspitzen stützen sich auf dem Boden ab und bleiben dort während der gesamten Bewegung. Beim Einatmen wird nun das Becken angehoben und die Knie werden gestreckt, soweit es Ihnen möglich ist. Oberkörper und Kopf hängen sich nach unten aus. Beim Ausatmen kommen Sie wieder zurück in die Ausgangsstellung. Diese Bewegung geht mit kräftiger Atmung rhythmisch auf und ab, 1–2 Minuten lang. Beginnen Sie langsam, später können Sie die Geschwindigkeit steigern.

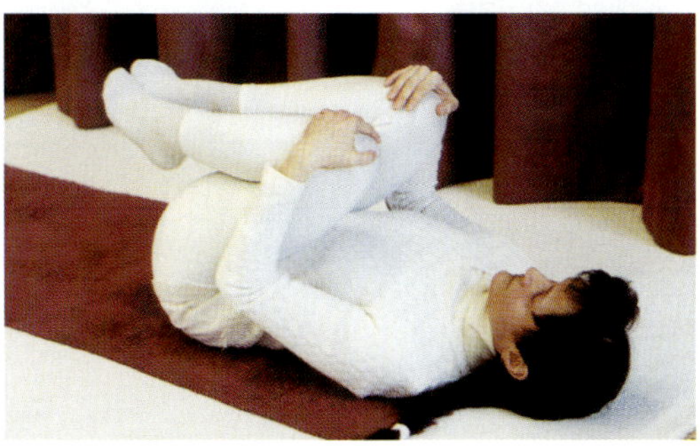
Rückenlage – aus

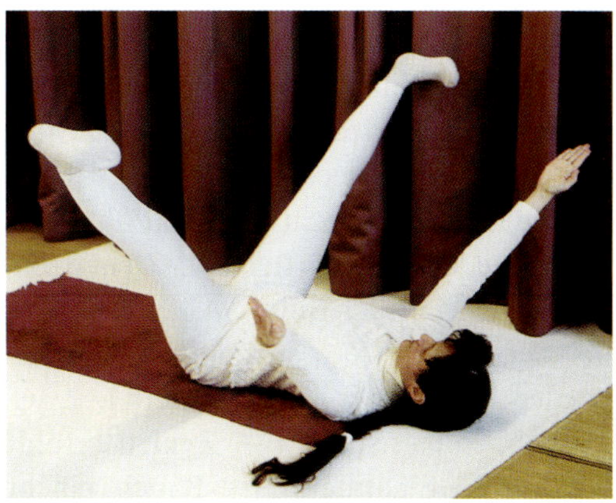
Rückenlage – ein

Vermeiden Sie, dass der Kopf bei zuviel Schwung in den Nacken fällt. Entspannen Sie danach in der Rückenlage.

Ziehen Sie die Knie zum Bauch und halten Sie sie dort mit den Händen. Mit dem Einatmen bringen Sie Arme und Beine in U-Stellung nach oben, und zwar seitlich geöffnet. Achten Sie darauf, dass die Lendenwirbel gut am Boden aufliegen. Beim Ausatmen bringen Sie die Knie wieder zum Bauch zurück in die Ausgangsstellung. Öffnen und schließen Sie Arme und Beine 1–3 Minuten lang mit rhythmischer Atmung. Entspannen Sie danach mit angezogenen Beinen.

3. Nabel-Chakra:
Drehen Sie sich in die Bauchlage und setzen Sie das Kinn vorn auf. Heben Sie die Unterschenkel, so dass Sie die Fußgelenke mit den Händen fassen können. Die Knie dürfen leicht geöffnet sein. Nun ziehen Sie den Oberkörper beim Einatmen mit der Kraft der Beine langsam hoch und lassen ihn beim Ausatmen langsam wieder sinken. Wiederholen Sie diese Bewegung für 1–3 Minuten.

Kommen Sie danach in den Fersensitz und falten Sie die Hände, nur die Zeigefinger liegen gestreckt aneinander. Heben Sie die Arme senkrecht gestreckt über den Kopf und atmen Sie tief ein. Ziehen Sie den Bauch bei der Silbe SAT kräftig ein, bei der Silbe NAM entspannen Sie ihn wieder. Ein solcher Zyklus dauert 1–2 Sekunden, immer nach 4–6 Zyklen erfolgt ein kurzes Einatmen. Der Bauch macht eine rhythmisch pumpende Bewegung, so

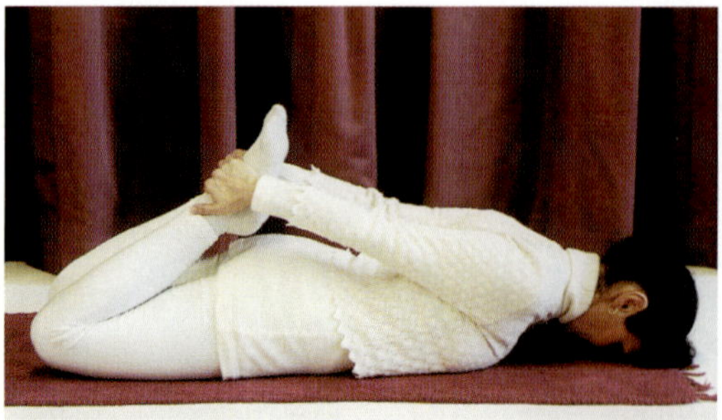

Bauchlage – aus

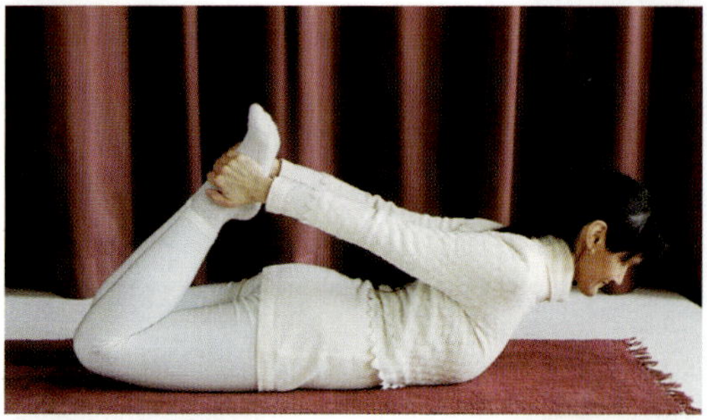

Bauchlage – ein

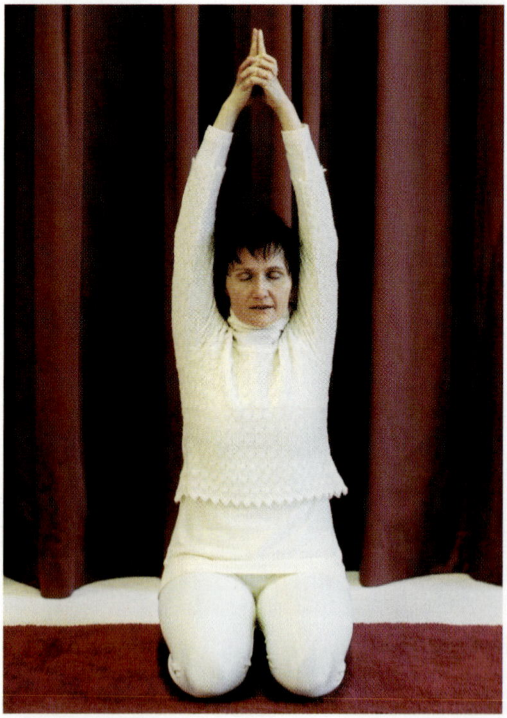

Bauch pumpen mit SAT NAM

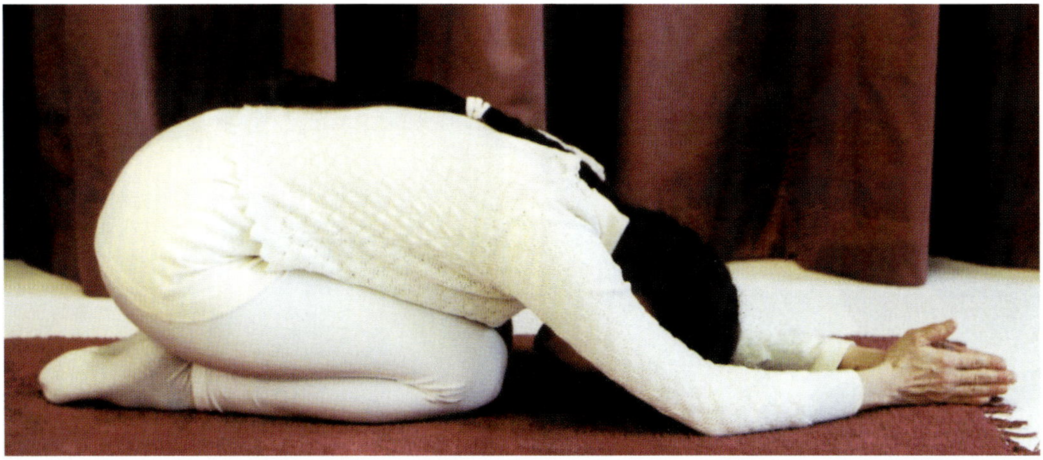

Entspannungs-Position

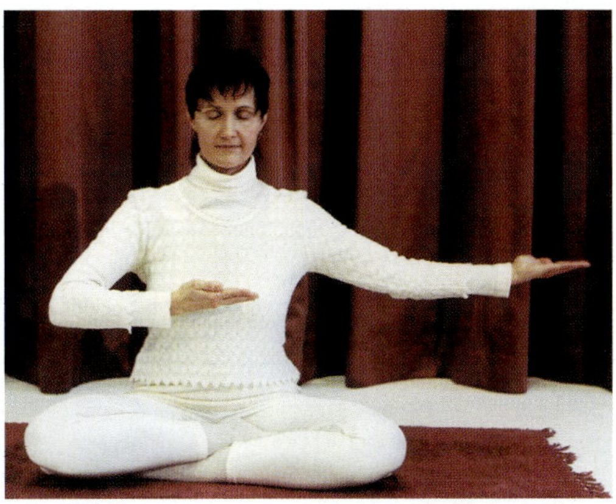

Arm links – ein

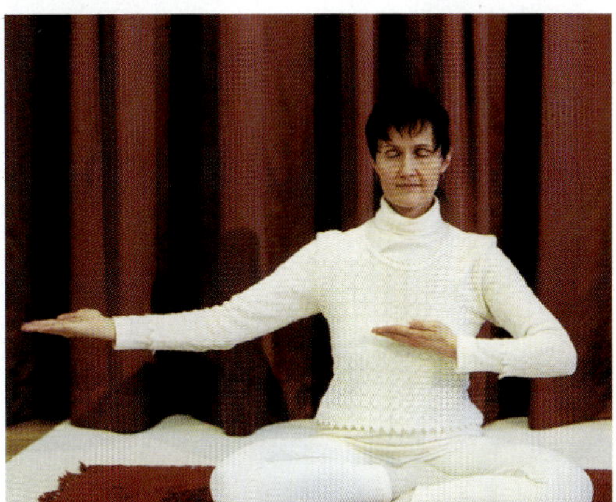

Arm rechts – aus

dass die innere Energie weiter nach oben befördert wird. Dabei wird das Zwerchfell aktiviert *(Uddiyana-Bandha)*.

Nach 2–3 Minuten atmen Sie tief ein und spannen die Wurzelschleuse 5–10 Sekunden lang an. Dann atmen Sie vollständig aus und ziehen zusätzlich das Zwerchfell nach oben. Nach 5–10 Sekunden entspannen Sie den Bauch, atmen wieder ein und strecken zugleich den Nacken. Mit dem nächsten Ausatmen entspannen Sie alle drei Körperschleusen *(Bandhas* – vgl. Kap. 2.5) und beugen den Oberkörper vom Fersensitz aus nach vorn. Die Knie sollten dabei etwas geöffnet sein, die Arme werden mit zusammengelegten Händen vorgestreckt, und die Stirn berührt den Boden. Verweilen Sie so für 3 Minuten in tiefer Entspannung.

4. Herz-Chakra:

Dann kommen Sie zurück in den einfachen Sitz und bringen die Unterarme horizontal auf Brusthöhe. Halten Sie die beiden Hände mit nach oben zeigenden

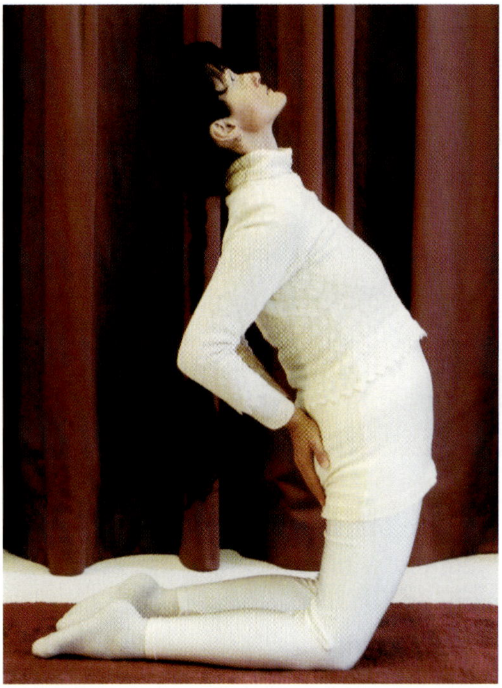

Kniestand – ein

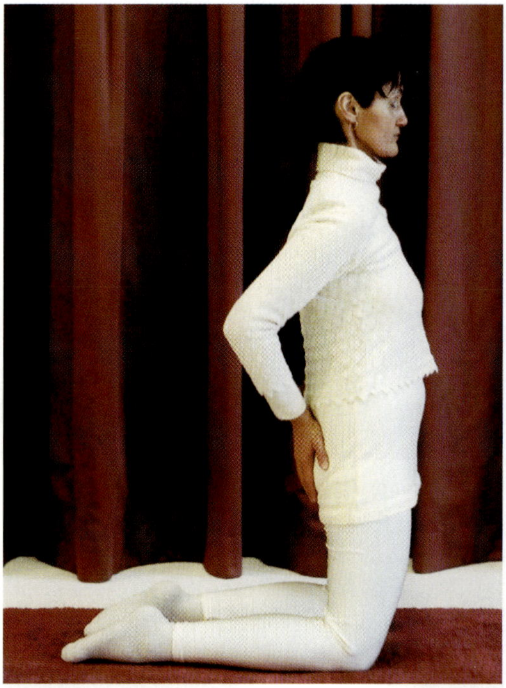

Kniestand – aus

Handflächen wie Schalen vor der Brustmitte. Fangen Sie damit an, die Arme im Wechseltakt seitwärts ein- und auszuschwenken. Atmen Sie ein, wenn der linke Arm zur Seite schwenkt, und aus bei der Armbewegung nach rechts. Üben Sie dies für 1–3 Minuten.

Kommen Sie in den Kniestand und legen Sie die Hände hinten auf die Beckenknochen. Beugen Sie sich etwas nach hinten und dehnen Sie beim Einatmen den Brustkorb. Dabei legen Sie den Kopf vorsichtig etwas in den Nacken. Beim Ausatmen richten Sie sich wieder auf. So fließt die Energie weiter zum Hals. Machen Sie diese Bewegung langsam 1–3 Minuten lang.

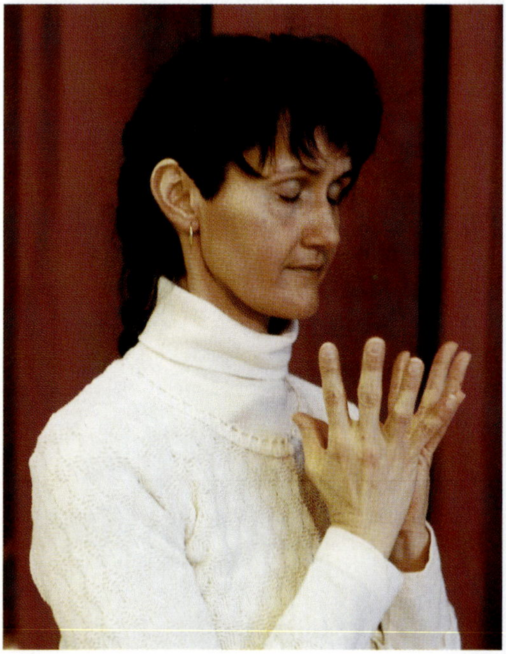

Lotus-Mudra mit Nackenschleuse

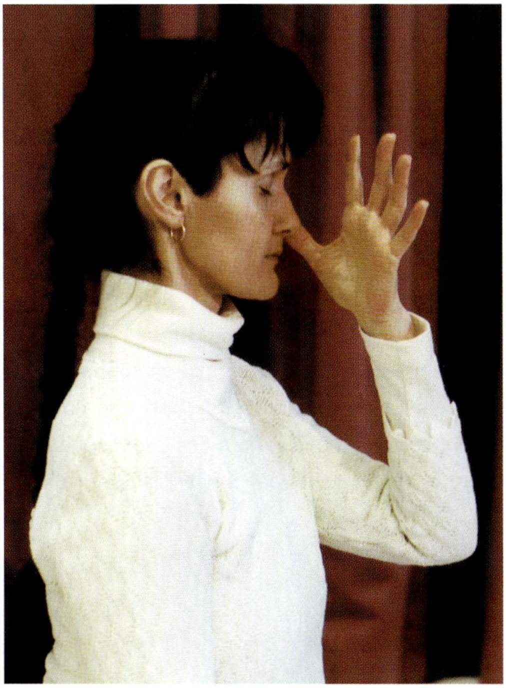

Wechselatmung

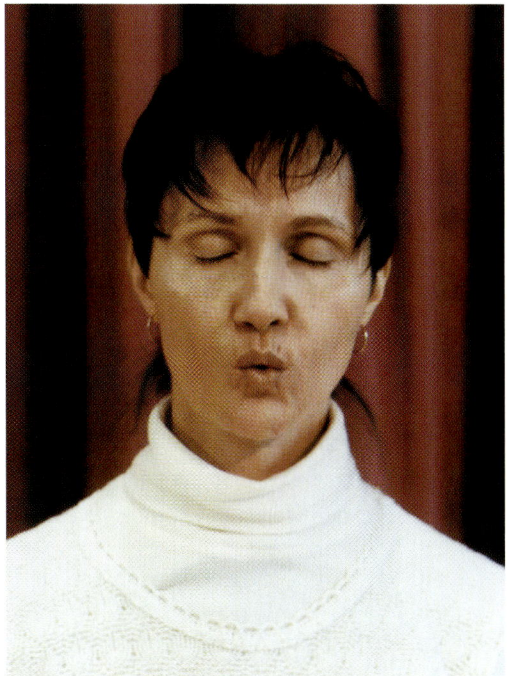

Meditation mit Pfeifton

5. Kehl-Chakra:
Sitzen Sie aufrecht mit eingezogenem Kinn und leicht gestrecktem Nacken (Nackenschleuse) und halten Sie die Hände in *Lotus-Mudra* etwas vor dem Hals. Dazu legen Sie die Handwurzeln sowie die Spitzen der Daumen und kleinen Finger aneinander und öffnen die Hände nach oben wie einen Blütenkelch. Singen Sie dazu mit monotoner Stimme das *Mantra* RA-A-MA-A (Sonne und Mond) mit vier gleich langen Tönen, am besten in den Tönen A-F-G-A. Lauschen Sie dem äußeren und inneren Klang für etwa 3 Minuten.

6. Stirn-Chakra:
Bringen Sie eine Hand zur Nase und üben Sie die langsame Wechselatmung: links ein - rechts aus - rechts ein - links aus, wie in Kap. 6.2 beschrieben. Das wirkt auf die beiden Gehirnhälften und bringt das Nervensystem in Balance. Halten Sie die Aufmerksamkeit bei geschlossenen Augen 3–5 Minuten lang an der Nasenwurzel.

7. Scheitel-Chakra:
Sitzen Sie ganz aufrecht mit den Händen in *Gyan-Mudra* und richten Sie den inneren Blick leicht aufwärts zur Nasenwurzel. Pfeifen Sie dazu beim Einatmen mit gespitztem Mund und atmen Sie langsam durch die Nase wieder aus. Versuchen Sie mit einem Teil der Aufmerksamkeit eine Öffnung am Scheitelpunkt zu fühlen. Bleiben Sie 3–5 Minuten lang bei dieser Meditation.

Legen Sie sich zum Abschluss dieser Übungsreihe auf den Rücken. Entspannen Sie den ganzen Körper und bleiben Sie sich Ihrer Atmung bewusst. Nach etwa 10 Minuten können Sie ein paar Abschlussübungen machen, wie in Kapitel 5.3 beschrieben. Die folgende Meditation für die sieben Chakren können Sie nach dieser Übungsfolge oder separat durchführen.

Meditation für die sieben Chakren

Sitzen Sie entspannt mit aufrechter Wirbelsäule und schließen Sie die Augen. Bringen Sie Ihre Aufmerksamkeit für jeweils 1-3 Minuten zu jedem einzelnen Chakra und fühlen Sie es im Inneren des Körpers. Lassen Sie dazu in sich Töne vibrieren, die sehr tief beginnen (U-Laut) und dann immer höher ansteigen (bis zum OM). Visualisieren Sie die schillernden Farben des Regenbogens an den Chakren. Diese Übung können Sie auch im Liegen machen und dabei eine Hand auf die entsprechenden Stellen des Körpers legen.

1. Chakra	Beckenboden, von der Steißbeinspitze zur Erde hinunter U-Laut	 rot
2. Chakra	Unterbauchmitte, Eierstöcke und Keimdrüsen O-Laut	 orange
3. Chakra	Nabel und Sonnengeflecht, Bauchspeicheldrüse A-Laut	 gelb
4. Chakra	Brustmitte, Herz und Thymusdrüse E-Laut	 smaragdgrün, von rosa umgeben
5. Chakra	Kehlbereich, Schilddrüsen und Nebenschilddrüsen I-Laut	 türkisblau
6. Chakra	Drittes Auge, Kopfmitte, Hirnanhangdrüse M-Laut (Summen)	 indigoblau
7. Chakra	Scheitelpunkt, Zirbeldrüse OM-Laut	 violett oder weiß oder golden

8. Erfahrungen aus der Yoga-Praxis

8.1. Ergebnisse einer Umfrage

Für dieses Buch habe ich eine Umfrage unter meinen Kursteilnehmern durchgeführt, um etwas mehr über ihren Weg zum Yoga, ihre Erfahrungen damit und ihre Wünsche herauszufinden. Die Ergebnisse waren aufschlussreich, obwohl die Umfrage mangels Größe nicht als repräsentativ angesehen werden kann. Von den Antwortenden waren gut 60% Frauen und fast 40% Männer. Das ganze Altersspektrum war vertreten von unter 20 bis über 70 Jahre, mit einem Schwergewicht von rund 30% in der Gruppe zwischen 40 und 49 Jahren. Knapp die Hälfte waren Anfänger, ein Drittel übt schon 3–10 Jahre lang Yoga, und 20% über 10 Jahre lang, darunter zwei Teilnehmerinnen schon seit den 1970er Jahren.

Meine erste Frage lautete: »Wie bin ich zum Yoga gekommen?« Hier standen private Kontakte zu Freunden, Bekannten oder Familienangehörigen an erster Stelle, gefolgt von öffentlichen Bekanntmachungen wie VHS-Programmen, Aushängen usw. Yoga-Bücher wurden nur von zwei Personen erwähnt. Einige sind aufgrund ihrer speziellen Interessen an *Ayurveda* oder an Indien und asiatischer Kultur zum Yoga gekommen, andere wegen gesundheitlicher Probleme und eine Frau über den Wunsch nach einer sanften Geburtsvorbereitung.

Die nächste Frage hieß: »Was bringt mir das Üben von Yoga in der Gruppe?« Hier stand an erster Stelle die Motivation zum Üben, die Regelmäßigkeit und stärkere Durchhaltekraft. Dies ging oft einher mit dem Eingeständnis, zu Hause nicht oder nur sehr selten zu üben. An zweiter Stelle stand das positiv gefühlte Gruppenerlebnis, die familiäre Atmosphäre und der Wunsch, Gleichgesinnte zu treffen. Erst an dritter Stelle wurde die kompetente Anleitung durch einen Lehrer und das Erlernen neuer Techniken genannt. Ich möchte dazu einen Teilnehmer zitieren, der seit vier Jahren bei mir Yoga übt:

> »Besonders während der Meditationsphase empfinde ich ein sehr gruppendynamisches Gefühl. Es kommt mir vor, als würden alle Teilnehmer auf einer bestimmten Ebene miteinander in Verbindung treten und verschmelzen. Diese Empfindung tritt bei mir besonders dann auf, wenn die Meditation sehr lang andauert (max. 10–15 Minuten – Anm. T. M.). Außerdem mag ich die Erfahrung, in einer Gruppe einfach einmal für längere Zeit zu schweigen und zu wissen, dass neben mir auch jeder Andere versucht, etwas Gutes für sich zu tun. Diese Erfahrung habe ich bisher bei keiner anderen Freizeitaktivität und natürlich nicht im Alltag gemacht.«

Bei der Frage nach besonders einprägsamen Erfahrungen durch Yoga wurde zwischen der Körperwahrnehmung und den mental-emotionalen Wirkungen unterschieden. Zum ersten Aspekt wurden häufig eine immer bessere Beweglichkeit, die Entspannung und Lockerung des ganzen Körpers, die immer bewusstere Wahrnehmung von Energieströmen und ein leibliches Wohlbefinden allgemein genannt. Einige Teilnehmer nannten auch Problemaspekte wie das Fühlen von inneren Blockaden, Schwierigkeiten mit der Koordination und den Muskelkater am folgenden Tag. Als weitere Wirkungen wurden ein tieferer Schlaf nach dem Yoga, eine vertiefte Atmung, ein verbesserter Stoffwechsel, die Regulierung des Blutkreislaufs, Hilfe gegen Rückenbeschwerden, gesteigerte Abwehrkräfte und das Gefühl von zunehmender innerer Weite genannt. Eine Teilnehmerin betonte, dass sie sich beim Yoga schneller entspannen kann als durch Sport, eine andere möchte sich ihre Bewegungsfähigkeit im Alter möglichst lange erhalten.

Bei den mentalen und emotionalen Wirkungen von Yoga wurden zahlreiche Aspekte genannt, die sich gegenseitig ergänzen und nicht immer genau zu differenzieren waren. Tiefe Entspannung und innere Ruhe bilden einen solchen Aspekt, innerer Frieden und Ausgeglichenheit einen anderen, Freude, gute Laune und Gelassenheit einen dritten. Auch hier wurden einige problematische Aspekte erwähnt wie die Konfrontation mit Traurigkeit und anderen verdrängten Gefühlen. Einige Teilnehmende nannten sehr konkrete Wirkungen wie: seelisches Wohlbefinden, Glücksgefühle, besseres Abschalten (nichts denken), geistige Frische, ein sich öffnendes Herz sowie den Kontakt zu inneren Heilkräften und zur inneren Quelle.

Die Frage nach den Lieblingsübungen wurde unterteilt in Körperübungen, Atemtechniken und Meditationen. Sie brachte ebenso wie die Frage nach den problematischen Übungen kein klares Resultat, da die Antworten etwa so weit gestreut waren, wie es individuelle Unterschiede bei Menschen gibt. Dennoch lassen sich ein paar Tendenzen beschreiben: Die dynamischen Übungen, insbesondere für die Wirbelsäule (z. B. Katze-Kuh und Kamelreiten), sind etwas beliebter als die statischen. Eine positive Häufung gab es auch beim langen, tiefen Atmen und bei der Wechselatmung, ebenso wie beim gemeinsamen Singen von *Mantras,* speziell in Verbindung mit Bewegungen. Umgekehrte Stellungen (z. B. der Schulterstand), das Hochhalten von Armen oder Beinen, Dehnpositionen, Feueratem, langes Sitzen und auch das *Mantra*-Singen wurden von einigen Teilnehmenden als unangenehm empfunden. Die Mehrheit hatte jedoch keine Probleme damit, und einige schätzten gerade diese Übungen ganz besonders.

Zwei Teilnehmerinnen möchten auf Yoga als Morgenroutine und bewusste Zeit für sich selbst nicht mehr verzichten, eine von ihnen fand mit Hilfe von Yoga zu einer klareren Tagesstruktur. Auf die Frage: »Was möchte ich gern mehr lernen über Yoga?« gab es wiederum eine breite Palette von Antworten. Mehrfach wurde der Wunsch geäußert, mehr über die philosophischen und spirituellen Hintergründe sowie über die konkrete Wirkungsweise einzelner Übungen zu erfahren. Diesen Fragen bin ich nachgegangen und habe sie in das vorliegende Buch mit integriert.

8.2. Fragen und Antworten

Yoga hilft langfristig die Gesundheit zu stabilisieren und das seelische Gleichgewicht zu fördern. Wie das im einzelnen Fall vonstatten geht, hängt davon ab, was wir an physischen und psychischen Problemen mitbringen, wenn wir mit dem Üben beginnen. Dass z. B. ein starker Raucher mehr Probleme beim Atmen hat als andere oder eine Teilnehmerin mit mehreren Operationen (am Rücken und an der Hüfte) sich schwerer tut mit Körperübungen, das ist selbstredend. Deshalb ist jede Yoga-Gruppe auch immer ein Kompromiss zwischen denjenigen, die länger und mehr üben wollen, und denen, für die schon kürzere Übungen eine Herausforderung darstellen. Trotz aller Motivationsprobleme ist daher das eigenständige Üben mit dem aktuell perfekten Trainingsprogramm für sich selbst die ideale Ergänzung zur Gruppe.

Wer chronische Erkrankungen hat, sollte in jedem Fall einen Arzt oder Therapeuten seines Vertrauens zu Rate ziehen. Am besten wäre eine Person, die selber elementare Vorstellungen von Yoga oder eigene Erfahrungen damit hat. Bei akuten Krankheiten sollten Sie mit dem Üben solange pausieren, bis der Körper wieder belastungsfähiger geworden ist. Bei leichten Erkrankungen wie z. B. Erkältungen mit Husten reduzieren Sie Ihr Übungsprogramm einfach. Hören Sie immer auf Ihren Körper und fragen Sie ihn, was ihm gut tut. Wenn Sie krank sind, können Sie auch im Liegen meditieren. Stärken Sie den Gesundungsprozess durch entsprechende geistige Übungen. Im Folgenden soll auf ein paar typische Probleme eingegangen werden, die häufiger in Yoga-Klassen genannt werden.

Was kann ich tun, wenn mein unterer Rücken, meine Hüfte oder meine Knie beim Sitzen auf dem Boden schmerzen?

Benutzen Sie ein Sitzkissen, ein Bänkchen oder eine zusammengerollte Decke, um die Gelenke zu entlasten und das aufrechte Sitzen zu erleichtern, so wie in Kapitel 4.5 beschrieben. Wenn die Schmerzen zu stark sind, können Sie sich für längere Atemübungen oder Meditationen auf einen Stuhl setzen. Durch regelmäßiges Üben werden Sie einen Zustand erreichen, bei dem der Körper sich an die ungewohnte Haltung angepasst hat und die Schmerzempfindungen nachlassen.

Meine Beine schlafen beim längeren Sitzen in der Meditation ein.

Das ist keineswegs ungewöhnlich und auch nicht gefährlich. Ändern Sie gegebenenfalls die Sitzhaltung (z. B. Schneidersitz – Fersensitz) oder strecken Sie die Beine kurz aus und bewegen Sie die Füße in den Fußgelenken.

Wenn ich auf den Fersen sitze, tun meine Fußgelenke weh. Dies tritt auch bei der Baby-Position auf, wo die Stirn am Boden liegt.

Sie können sich damit helfen, sich auf

eine mehrfach gefaltete Decke zu setzen, so dass die Füße hinten etwas herunterhängen.

Ich habe Krampfadern in den Beinen. Welche Sitzposition soll ich am besten einnehmen?

Das hängt davon ab, wie weit fortgeschritten das Problem ist. Grundsätzlich sind die Yoga-Sitzpositionen unbedenklich. Durch das häufige Wechseln von einer zur anderen wird die Gefäßmotorik trainiert. Falls Sie sich trotzdem unwohl fühlen, ist das Sitzen auf dem Stuhl, auf einem Bänkchen oder mit lang ausgestreckten Beinen am Boden den klassischen Yoga-Stellungen mit verschränkten Beinen oder auf den Fersen vorzuziehen.

Wenn ich die Arme hochhalte (z. B. bei der Übungsreihe im Stehen), schmerzen meine Schultern schnell. Ich kann diese Positionen nicht lange aushalten.

Lassen Sie in den Schultern los, ohne die Arme gleich sinken zu lassen. Machen Sie kleine Bewegungen im Schultergelenk, um die Spannungen zu lösen, aber halten Sie die Arme möglichst gestreckt bis in die Fingerspitzen, weil sonst der energetische Effekt der Übungen nicht wirksam wird. Nach einigen Wochen oder Monaten werden sich die Arme immer leichter anfühlen. Bei vielen Menschen sind Schultern und Nacken wie eingerostet. Der anfängliche Schmerz zeigt, dass etwas in Bewegung kommt, wenn Sie Yoga praktizieren. Eine gute Vorübung ist es, die Arme hängen zu lassen und die Schultern im Atemrhythmus abwechselnd zu heben und wieder locker fallen zu lassen (vgl. Kap. 5.2).

Ich habe Bandscheibenprobleme und hatte vor einem Jahr eine Operation an der Lendenwirbelsäule. Jetzt wurde mir Yoga empfohlen. Kann ich alle Übungen mitmachen?

Achten Sie bei allen Bewegungen darauf, das die Beugung aus der Hüfte erfolgt und nicht aus der unteren Wirbelsäule. Vermeiden Sie starke Dehnungen nach vorn und machen Sie stattdessen lieber sanfte Mobilisierungsübungen für die Wirbelsäule wie z. B. Katze-Kuh, Kamelreiten oder die Schulterbrücke mit einem langsamen Abrollen der Wirbel (vgl. Kap. 5.2, 5.3 und 5.6). Außerdem ist es wichtig, die Muskulatur zu stärken, die den

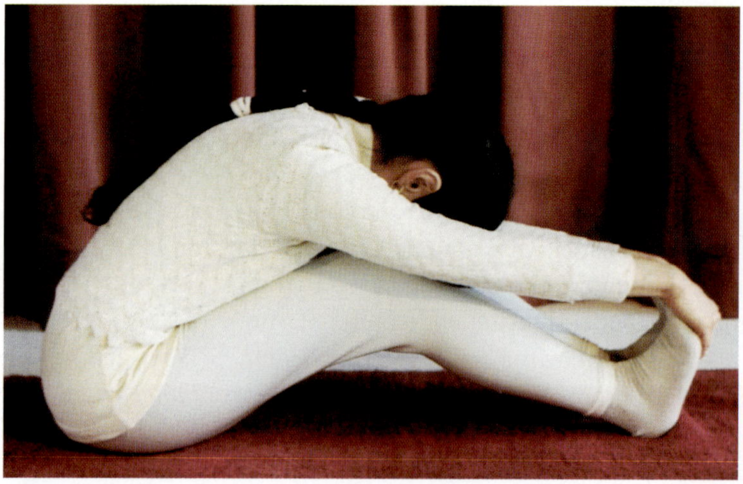

Zange – einfachere Variante

unteren Rücken stabilisiert, z.B. durch das Üben der Heuschrecke mit je einem Bein (vgl. Kap. 5.9). Üben Sie langsam und richten Sie Ihre Aufmerksamkeit auf den Problembereich. Für manche Übungen gibt es auch einfachere Varianten (siehe Foto). Bei akuten oder schweren chronischen Bandscheibenproblemen sollten Sie lieber kein Yoga üben, jedenfalls keine *Asanas*. Atemübungen und Meditationen sind dagegen unbedenklich.

Ich hatte vor ein paar Jahren einen Unfall mit einem Schleudertrauma. Seither habe ich immer wieder mal Nackenschmerzen. Was sollte ich beim Yoga beachten?

Bei Nackenproblemen sollten Sie alle Dehnungen von Kopf und Hals nach hinten unbedingt vermeiden. Achten Sie bei den anderen Übungen darauf, dass die Halswirbelsäule möglichst gerade gehalten wird, speziell bei Drehbewegungen des Kopfes. Die Anwendung der Nackenschleuse wirkt stabilisierend.

Ich bekomme öfter Kopfschmerzen, manchmal auch beim Yoga. Was kann ich dagegen tun?

Kopfschmerzen hängen häufig mit Verspannungen im Nacken zusammen, mit falscher Atmung oder einer Überanstrengung der Augen. Im letzten Fall dürfte Yoga schnell Linderung bringen, da die Augen beim Üben meistens geschlossen sind. Seien Sie vorsichtig mit allen Arten von forcierter Atmung wie dem Feueratem oder der rhythmischen Intervall-Atmung. Die Energie kann dadurch leicht zum Kopf aufsteigen. Lassen Sie die Ausatmung länger werden als die Einatmung und stellen Sie sich vor, dass alle Spannung aus dem Kopf abfließt. Langsames horizontales Kopfdrehen oder leichte Nackendehnungen zu beiden Seiten hin dürften sich förderlich auswirken. Außerdem hilft die *Ksepana-Mudra* mit nach unten zeigenden Zeigefingern (vgl. Kap. 7.1).

Ich habe hohen Blutdruck. Welche Übungen sind förderlich und welche sind schädlich für mich?

Vermeiden Sie unbedingt alle umgekehrten Stellungen, bei denen der Kopf tiefer als der Rumpf ist, so dass mehr Blut zum Kopf fließt. Das sind neben dem Schulterstand auch dynamische Übungen wie der Sonnengruß oder die Frosch-Übung. Ebenso sollten Sie den Feueratem meiden und stattdessen lang und tief atmen oder die Wechselatmung ausführen. Halten Sie die Arme möglichst nicht zu lange nach oben. Die meisten Körperübungen im Sitzen oder Liegen und in anderen Positionen, die in diesem Buch beschrieben sind, dürften für Sie kein Problem sein.

Mir ist beim langen, tiefen Atmen schwindelig geworden. Was kann ich dagegen tun?

Das kann damit zusammenhängen, dass Sie gewohnheitsmäßig mehr mit dem oberen Teil der Lunge atmen (vor allem bei Frauen zu beobachten) oder dass Ihr Blutdruck eher niedrig ist. Beim tiefen Atmen entsteht eine Art von Sogeffekt, bei dem venöses Blut aus dem Kopf abgezogen wird. Dies ist ein positiver Übungseffekt, kann aber bei Menschen mit niedrigem Blutdruck leicht zu einem vorübergehenden Schwindelgefühl führen. Wenn Sie sich auf den Boden legen und die Beine etwas höher lagern, wird das unangenehme Gefühl schnell verschwinden. Mit einiger Übung wird sich der Körper an die vertiefte Atmung gewöhnen. Vermeiden Sie alle Extreme und lassen Sie die tiefe Atmung ganz natürlich werden.

Sollte ich während der Menstruation auf bestimmte Übungen verzichten?

Vermeiden Sie alle umgekehrten Stellungen und alles, was Ihre Blutung verstärkt, insbesondere starke Kontraktionen im Bauch und den rhythmischen Feueratem. Frauen erleben ihre Periode ganz unterschiedlich, hören Sie also auf Ihren Körper. Ein leichtes Halten der angezogenen Wurzelschleuse stärkt den Beckenboden, und es kann in der Regel weiter geübt werden. Diese Übung ist für Frauen besonders wichtig, um einer Absenkung der Unterleibsorgane entgegenzuwirken.

Kann ich während der Schwangerschaft weiter Yoga üben? Zu welchem Zeitpunkt sollte ich lieber damit aufhören?

Es gibt Frauen, die bis kurz vor der Entbindung noch *Yoga-Asanas* praktiziert haben und sich so auf eine natürliche Geburt vorbereitet haben. Zahlreiche Übungen können allerdings nicht mehr oder nur in abgewandelter Form praktiziert werden, z. B. alle Übungen in der Bauchlage. Die Übungszeit für die einzelnen Bewegungen und Stellungen sollte verkürzt werden. Übungen mit einem sanften Bewegungs- und Atemrhythmus wirken sich sehr positiv auf die Entwicklung des Embryos aus. Nach der Geburt braucht die Frau eine Zeit der Ruhe, in der anstrengende Körperübungen für ein bis zwei Monate ausgesetzt werden sollten. Zu empfehlen sind dagegen alle Übungen zur Stärkung des Beckenbodens und der Bauchmuskeln, damit diese sich wieder stabilisieren können (vgl. Kap. 9.1). Im Anhang finden Sie Literaturhinweise zum Thema Yoga und Schwangerschaft (F. Leboyer, T. T. K. Khalsa und S. K. Khalsa).

Während der Tiefenentspannung schlafe ich regelmäßig ein. Ist das schlimm?

Wenn Sie nach einem langen Arbeitstag in der Rückenlage leicht einschlafen, zeigt das, dass Yoga Ihnen zu einer tiefen Entspannung verholfen hat. Schlafen ist zwar nicht das eigentliche Ziel, aber es ist oft die erste Reaktion des Körpers in dieser Situation. Wenn Sie morgens oder am Wochenende üben, machen Sie vielleicht ganz andere Erfahrungen wie z. B. eine stärkere Präsenz, eine entspannte Wachheit im Hier und Jetzt.

Während der Meditation fangen meine Gedanken oft an, um ganz andere Dinge zu kreisen. Wie kann ich meine Konzentration verbessern?

Im Yoga gibt es zahlreiche Techniken, um die Aufmerksamkeit fokussiert zu halten, wie z. B. *Mudras, Mantras* und Visualisierungen (vgl. Kap. 7). Eine einfache Methode ist es, den Atem zu beobachten und so immer wieder in den Moment zurückzukommen, wenn die Gedanken beginnen abzuschweifen. Ärgern Sie sich nicht darüber, wenn es nicht gleich klappt wie gewünscht, sondern begleiten Sie Ihre Meditation mit einem inneren Lächeln, was auch immer geschieht.

Das Mantra »Sa Ta Na Ma« erinnert mich an das Wort »Satan«, darum widerstrebt es mir.

Probieren Sie es mal mit »Santa Nama« – das heißt »heiliger Name«. Vielleicht hilft Ihnen das dabei, von negativen Assoziationen zum positiven Wesenskern zu kommen. Das *Sanskrit*-Wort *Dev* oder *Deva* (= göttlich) ist ja auch mit dem lateinischen Deus (= Gott) und zugleich mit dem englischen Devil (= Teufel) verwandt. Dies ist ein Hinweis auf die ursprüngliche Einheit aller Dinge, jenseits der menschlichen Kategorien von Gut und Böse.

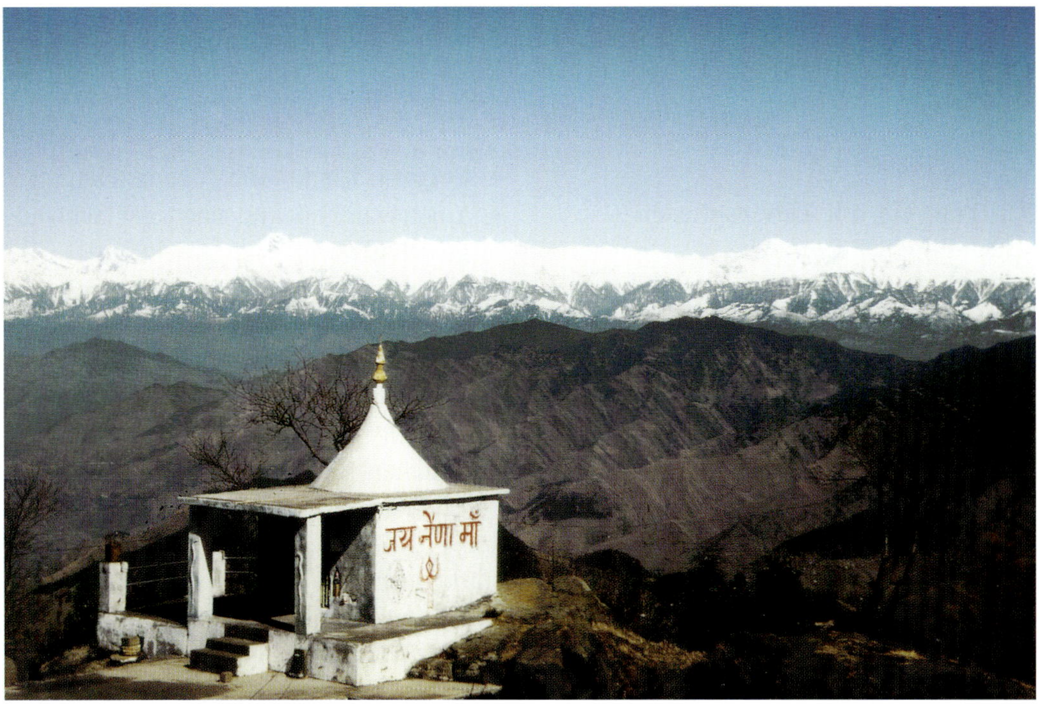

Tempelchen am Rand des Himalaya

9. Yoga – ein ganzheitlicher Weg

Im letzten Kapitel soll auf die konkreten Möglichkeiten eingegangen werden, wie wir mit Hilfe von Yoga Körper, Geist und Seele in allen Aspekten des Lebens unterstützen können. Yoga ist dann mehr als eine Freizeitbeschäftigung und ein Ausgleich zum Alltag – es wird zu einer bewussteren Art, sich selbst und das Leben zu erfahren.

9.1. Yoga für alle Lebensphasen

In etwas abgewandelter Form könnte man das traditionelle indische Modell von den vier Lebensphasen (Schüler, Haushälter, Waldeinsiedler und Entsager) auch auf den Menschen im Westen anwenden. Die erste Phase ist geprägt vom Lernen, sich in der Welt zurechtzufinden, zuerst als Kleinkind, später in der Grund- und Oberschule. Die zweite Phase beinhaltet den Aufbau einer eigenständigen Existenz mit Studium und Berufsausbildung, Familiengründung, beruflicher Karriere und dem Bau eines angemessenen eigenen Heims. Die dritte Phase ist eine Art von Erntezeit, wo in der materiellen Welt schon vieles erreicht ist. Der Mensch kann sich dann mehr auf seine physische Gesundheit und seine geistige Entwicklung besinnen und vielleicht soziale Projekte unterstützen. Die vierte Phase ist davon gekennzeichnet, von den Früchten des Lebens zu zehren, die Weisheit des Alters mit anderen zu teilen und den körperlichen und geistigen Verfall möglichst lange hinauszuzögern.

In all diesen Lebensphasen kann uns Yoga dabei unterstützen, die Kräfte von Körper, Verstand und Seele auf passende Weise zu entwickeln und zu nähren. So gibt es:

- Yoga für Kinder und Jugendliche
- Yoga während und nach der Schwangerschaft
- Yoga für das Familienleben
- Yoga im Geschäftsleben
- Yoga für ältere Menschen

Kinder üben gern Yoga, weil es ihrem natürlichen Bewegungsdrang entgegenkommt und ihnen neue Möglichkeiten zur körperlichen Selbsterfahrung bietet. Es stärkt ihre Ausdauer, Konzentration und Koordinationsfähigkeit und lässt sich je nach Altersgruppe sehr spielerisch gestalten. So können sich Kinder z. B. mit Tieren über deren Haltung identifizieren und deren Kräfte in sich aufnehmen (stark wie ein Löwe, geschmeidig wie eine Katze oder auch verwurzelt wie ein Baum). Außerdem können sie gut die Wirkung ihrer Atmung spüren lernen, verschiedene Laute intonieren und mit anderen im Kreis um eine Kerze herum ein paar Minuten lang still sitzen. Hier hilft ein fähiger Pädagoge, der es versteht, die Kinder in eine bunte Fantasiewelt des Yoga mitzunehmen. So angeleitet, lassen sich unterschiedliche Probleme körperlicher, emotionaler und sozialer Art, die im Schulalter oder sogar schon im Kindergarten sichtbar werden, positiv beeinflussen. Ältere Kinder und Jugendliche können durch Yoga lernen, typischen Haltungsschäden vorzubeugen und Prüfungsängsten entspannter zu begegnen. Zum Thema »Yoga und Kinder« sind zahlreiche Bücher in deutscher Sprache erschienen, z. B. von Maheshvarananda und Rank (siehe Literatur). Neuerdings zeigen sogar einige Krankenkassen Interesse daran, Yoga im Rahmen des Projekts »Gesunde Schule« zu fördern (nach: Yoga Aktuell, Heft 6/2004).

Während der **Schwangerschaft** helfen Yoga-Übungen der Frau, ihre körperliche Kraft und Stabilität ebenso wie ihre Weichheit und Flexibilität zu trainieren. Muskeln und Bänder werden angenehm gedehnt, die Wirbelsäule wird unterstützt, die Atmung vertieft und das Nervensystem stabilisiert. Die inneren Organe werden sanft massiert, und die Blutzufuhr zu ihnen wird verbessert. Eine durch Yoga-Übungen gestärkte Konstitution ist während der Geburt genauso förderlich wie die Beherrschung von Atem-, Entspannungs- und Meditationstechniken. Mit dem Singen von *Mantras* kann schon vor der Geburt eine Art von fühlbarer Kommunikation zwischen Mutter und Kind hergestellt werden. Es ist ratsam, nicht erst während der Schwangerschaft mit dem Üben zu beginnen, sondern möglichst schon vorher. Nach der Geburt bildet Yoga einen integralen Teil der Rückbildungsgymnastik, vor allem zur Stärkung des Beckenbodens und der Bauchmuskulatur. In jedem Fall sollten Sie sich nach einer passenden Kleingruppe umsehen, die Sie mit yogischen Elementen in dieser Lebensphase begleitet.

Die Verbindung von **Familien**, Freunden, Nachbarn und Kollegen kann durch passende Rituale gestärkt werden. So wird sich zum Beispiel eine schöne und inspirierende Hochzeitsfeier sehr förderlich auf das Paar und seine Zukunft auswirken. In unserer Kultur werden die materiellen Aspekte häufig gegenüber den geistig-seelischen überbewertet. Nach dem *Karma-Yoga* können Mann und Frau ebenso wie die Kinder lernen, sich liebevoll gegenseitig zu unterstützen. Die Personen aus dem erweiterten Familien- und Freundeskreis können freiwillig Aufgaben übernehmen, deren Erfüllung für sie selbst inneres Wachstum ermöglicht. Regelmäßige und bewusste Rituale helfen dabei, dieses Bündnis immer wieder zu erneuern und bösartige Angriffe in Gedanken, Wort und Handlung zu vermeiden. So könnte zum Beispiel öfter eine kleine Zeremonie veranstaltet werden, in der man gemeinsam Mutter Erde und Vater Himmel als Ursprungsfamilie seinen Dank erweist. Diese Art von geistiger Ausrichtung schafft eine bessere Atmosphäre als der Ehrgeiz, immer mehr erreichen oder haben zu wollen, und das Klagen und Jammern darüber, was alles nicht klappt. Ein gemeinsames Üben von Körper-Yoga und Meditation wäre die optimale Unterstützung für das Familienleben, das setzt jedoch eine gewisse geistig-spirituelle Übereinstimmung voraus.

Im **Geschäftsleben** geht es vor allem um Ziele, Leistung und Erfolg. Yoga dient dem üblichen Verständnis gemäß dazu, sich vom Stress des Arbeitsalltags zu regenerieren. Wenn Yoga aber nun Verbindung von Körper und Seele, von Mensch und Gott bedeutet, soll dann das Berufsleben gänzlich unberührt davon bleiben? Heute werden bei Manager-Schulungen alte Meditationstechniken mit modernen Begriffen unterrichtet, namhafte Schauspieler und Pop-Musiker sind Yoga-Fans geworden, und immer mehr Leistungssportler bereiten sich mit Yoga auf ihre Wettkämpfe vor. 1991 erschien in London ein sehr praktisches Buch mit dem Titel »Office Yoga«. Es enthält viele einfache Dehn-, Atem- und Augenübungen für den Arbeitsplatz und heißt in deutscher Übersetzung »Locker auf dem Hocker« (siehe Literatur). Darüber hinaus leitet uns Yoga zu einer ständigen inneren Weiterentwicklung an. Wenn wir uns über alle äußeren Zwänge erheben und unsere Situation von einer anderen Ebene aus betrachten, ergeben sich oft ganz unerwartete Lösungen. Dann sind wir mit unserer unbegrenzten Kreativität und unserem inneren Meister in Kontakt gekommen.

Ältere Menschen, die schon seit vielen Jahren Yoga praktizieren, profitieren davon, weil sie ihre physischen und mentalen Kräfte in der Regel länger bewahren können. Hier sind vor allem die positiven Wirkungen von *Pranayama, Mudras* und *Mantras* auf die Gehirnfunktionen zu erwähnen. Wer erst im Alter einen Zugang zum Yoga findet, sollte sich eher auf die geistigen Disziplinen des *Jnana-Yoga* und *Raja-Yoga* ausrichten und es bei den körperlichen Übungen des *Hatha-Yoga* vorsichtig angehen lassen. Die vitalisierende Energie der *Chakren* kann man auch durch sehr sanfte, eher meditative Praktiken erfahren und sich nutzbar machen. Eine bewusste Atemführung hilft dabei, alle inneren Funktionen des Körpers zu unterstützen. Eine 84-jährige Dame aus einem meiner Kurse, die sich in Yoga und Tai Chi übt, regelmäßig schwimmt, Vorlesungen an der Universität besucht und noch immer gern in fremde Länder reist, ist das positive Beispiel, das ich gern jüngeren Menschen vor Augen halte, wenn diese mit sich selbst, ihrer Gesundheit und ihrem Leben hadern.

9.2. Gesundheit und Lebensfreude mit Yoga

Wohlstand wird in unserer Gesellschaft vor allem als etwas Materielles angesehen. Im Vergleich zu Indien und vielen anderen Ländern auf der Welt haben wir relativ viel davon. Trotzdem ist die Unzufriedenheit hoch, und viele Menschen klagen über Stressprobleme oder Depressionen. Die Gewalttätigkeit nimmt erschreckend zu, und der allgemeine Gesundheitszustand ist alles andere als gut. Das Bedürfnis nach Psychologen scheint mit dieser Art von Wohlstand eher größer zu werden. Auf meinen längeren Reisen nach Indien und in andere asiatische Länder habe ich viel Armut gesehen, zum Teil so schlimm, dass wir es uns kaum vorstellen können. Trotzdem fand ich dort vielerorts eine spontane Freundlichkeit und Lebensfreude, die ich hier bei uns oft vermisse.

So verwundert es nicht, wenn ab Mitte der 1960er Jahre viele junge Menschen aus den vergleichsweise reichen Ländern des Westens nach Indien oder Nepal aufgebrochen sind, um sich mit deren alten Kulturen zu befassen und dort etwas für ihre Seele zu finden.

Im 3. Kapitel bin ich auf die gesundheitlichen Wirkungen von Yoga eingegangen. Ich erwähnte dort bereits, dass nach der Yoga-Lehre der Körper als Tempel der Seele angesehen wird und jede Krankheit eine seelische Wurzel hat. In diesem Sinne ist körperliches und seelisches Wohlergehen wichtiger als materieller Wohlstand. In einem Körper aus Fleisch und Blut zu leben, bietet uns eine wunderbare Chance, etwas über das Leben zu lernen und uns dabei immer weiter zu entwickeln hin zu gereiften und bewussten Persönlichkeiten. Wenn wir es jedoch zulassen, dass unser Körper zu einer Sammelstätte von Krankheiten wird, nehmen wir nicht nur physisches Leiden in Kauf, sondern auch mentale Unausgeglichenheit und finanzielle Belastungen. Vor allem aber verlieren wir kostbare Energie und Zeit, um das Geschenk des Lebens anderweitig sinnvoll zu nutzen.

Yoga ist für viele Menschen in Europa zu einem ganzheitlichen Mittel geworden, um aus körperlichen, seelischen oder sozialen Krisen herauszukommen und das Leben wieder mit mehr Energie meistern zu können. In einer Zeitschrift fand ich den schönen Satz: »Der Yoga-Übende begleitet sich quasi selbst therapeutisch.« Der enge Zusammenhang von Atmung und emotionalen Bewusstseinszuständen ist auch von der westlichen Psychotherapie erkannt worden. Wer regelmäßig Yoga übt, ein maßvolles Leben führt und seinen Geist bewusst positiv ausrichtet, kann in sich Frieden, Harmonie, Lebensfreude und Glück erfahren und die Schönheit der Welt um sich herum jeden Tag aufs neue entdecken. Das heißt nicht, dass man zum Sonderling werden muss, der sich von seiner Umgebung ganz zurückzieht. Es erfordert jedoch immer wieder neue Entscheidungen darüber, mit welchen Menschen ich Kontakt pflege, was und wie ich esse und trinke, ob ich mich gewohnheitsmäßig dem Radio und Fernsehen aussetze und welche Art von Gedanken und Emotionen ich in mir bewege.

Oft kommen Menschen erstmalig zu einem Yoga-Kurs, wenn sich in ihrem Leben gerade etwas ändert. Dann sind sie eher bereit dazu, sich auf etwas Neues einzulassen. Doch es ist nicht so leicht, alte Gewohnheiten einfach aufzugeben, selbst wenn wir erkannt haben, dass uns diese schaden. Dazu braucht es viel Achtsamkeit mit sich selbst, Willenskraft und das Erlebnis einer wertvollen und angenehmen neuen Erfahrung. Wer Yoga anfangs mehr als körperliche Übung versteht, wird bald seine förderlichen Auswirkungen auf den Geisteszustand kennenlernen. Beides zusammen hilft dabei, den Alltag positiv zu beeinflussen.

9.3. Yoga als spirituelle Praxis

In den alten Yoga-Schriften finden sich viele grundlegende ethische Werte, von denen ich die folgenden vier hervorheben möchte:

- Innere Achtsamkeit *(Svadhyaya)*
- Nicht-Verhaftet-Sein *(Vairagya)*
- Nicht-Verletzen, Gewaltlosigkeit *(Ahimsa)*
- Wahrhaftigkeit oder Echtheit *(Satya)*

Auf die innere **Achtsamkeit** im Alltag bin ich gerade am Ende von Kapitel 9.2 eingegangen. *Svadhyaya* bedeutet wörtlich übersetzt: »die Seele suchen«. Nicht-Verhaftet-Sein oder **Nicht-Identifikation** hat etwas mit Begierden zu tun. Das kann sich auf Besitz, Macht, Sex oder Essen beziehen, genauso wie auf ein übertriebenes Streben nach Anerkennung in den unterschiedlichen Rollen, die wir im Leben einnehmen. **Nicht-Verletzen** bezieht sich vor allem auf Worte und Handlungen, beginnt aber schon in den Gedanken. Das innere Urteil führt zum kränkenden Wort, und dieses ist oft die Vorstufe zur verletzenden Handlung, nicht nur auf der körperlichen Ebene. Das Prinzip der Gewaltlosigkeit ist durch Mahatma Gandhi, den großen Führer der indischen Unabhängigkeitsbewegung, weltweit bekannt geworden. Der indische *Jainismus* hat eine besonders strenge Form von *Ahimsa* hervorgebracht, wobei peinlichst darauf geachtet wird, nicht einmal dem kleinsten Insekt etwas zuleide zu tun. **Wahrhaftigkeit** heißt authentisch sein, sich nicht verstellen, nicht lügen, nicht betrügen, entspricht also unserer christlichen Moral im Westen. Im der hinduistischen Geschichtsauffassung gibt es das *Satya Yuga,* auch »Goldenes Zeitalter« genannt, in dem die Menschen hohen ethischen Prinzipien folgen.

Sich an diese Lebensregeln zu halten, ist eine Art von Yoga-Weg, der sich nicht auf eine halbe Stunde täglicher Übungszeit beschränkt. Yoga verhilft uns zu der Erkenntnis, dass wir mit jedem Atemzug nicht nur unseren Körper, sondern auch unseren Verstand und unsere Seele nähren. Sobald sich unsere Gedanken nicht mehr ständig mit der Vergangenheit oder der Zukunft beschäftigen, sondern unser Bewusstsein auf den gegenwärtigen Moment gerichtet wird, erschließt sich eine neue Qualität von Lebensgefühl. Sie können sich in jedem Moment selbst fragen, was gerade in Ihnen vorgeht, was Ihnen fehlt und wie Sie sich fühlen. Gerade dann, wenn Herausforderungen in Ihrem Alltag auftreten, wenn Sie sich z. B. über etwas ärgern, sollten Sie sich sofort auf die Wahrnehmung Ihres Körpers konzentrieren, ihn bewusst entspannen und den Verstand zur Ruhe bringen. Dann können Sie sich fragen, ob Sie diese negative Energie wirklich in sich haben wollen. Nicht die äußere Erfahrung ist entscheidend, sondern unsere Reaktion auf diese.

Sehen wir dies nun in einem größeren Zusammenhang: Alles was wir durch unsere Sinnesorgane wahrnehmen, haben die alten Yogis als *Maya,* als Illusion bezeichnet. Im *Jnana-Yoga* wird deshalb immer wiederholt: »Ich bin nicht mein Körper, ich bin nicht meine Gefühle, ich bin nicht meine Gedanken ...« Das entspricht der oben erwähnten Nicht-Identifikation mit etwas. Erst wenn sich Körper und Seele in jedem Moment miteinander verbinden, kann der Zustand von *Maya* durch bewusstes Ausüben von *Yoga* (= Vereinigung) überwunden werden. Dann wird es möglich, *Moksha* (= Befreiung) zu erreichen, als eine höhere Stufe von Selbstverwirklichung. Ich zitiere dazu eine längere Passage aus dem inspirierenden Buch »Jetzt« von Eckhart Tolle:

> »Wahre Erlösung bedeutet Erfüllung, Frieden, das Leben in all seiner Fülle. Sie bedeutet, zu sein, wer du wirklich bist, und in dir das Gute zu fühlen, zu dem es kein Gegenteil gibt, eine Daseinsfreude, die von nichts im Außen abhängt. Sie wird nicht als vergängliche Erfahrung empfunden, sondern als eine bleibende Präsenz. ... Wahre Erlösung bedeutet, dass du dich selbst als untrennbaren Teil des zeitlosen und formlosen Einen Lebens erkennst, aus dem alles, was es gibt, seine Existenz bezieht. ... Du glaubst, dass du in diesem Moment nicht dorthin gelangen kannst, weil du noch nicht vollkommen genug bist, noch nicht gut genug. Aber die Wahrheit ist, dass hier und jetzt der einzige Punkt ist, von dem aus du dorthin gelangen kannst. Du *kommst* dort *an,* wenn du einsiehst, dass du schon dort *bist.* Du findest Gott in dem Moment, wo du einsiehst, dass du Gott nicht zu suchen brauchst. ... Nirgendwo anders als in diesem Moment kann es Erlösung geben.« (E. Tolle, S. 156 f.)

Der Verstand sagt uns immer wieder, wir müssten erst noch dieses oder jenes erreichen oder irgendetwas ganz Neues müsse eintreten, ehe wir uns wirklich frei und glücklich fühlen können. Unsere Probleme in der Außenwelt scheinen uns aber stets daran zu hindern. Dabei bieten gerade sie uns die Gelegenheit, mehr bei uns selbst anzukommen. Wir sollten darum jedes Hindernis wie ein Geschenk ansehen, das einen Wachstumsimpuls für uns bereithält. Oft bildet eine schwere Krankheit, die Trennung von einem Partner oder der Verlust von materiellem Besitz einen Wendepunkt im Leben hin zu mehr Aufmerksamkeit für sich selbst und die eigene Lebensgestaltung. Erlösung von Leiden wird dann zum Resultat einer bewussten Entscheidung für einen Weg nach innen, für Qualitäten wie Harmonie, Stille, innere Freude, friedvolles Sein und echtes Mitgefühl.

Wenn wir uns auf solche positiven Gedanken und Gefühle ausrichten, dann werden wir immer weniger Negatives erleben. Wenn wir mit Hilfe von Yoga unsere Schwingungsfrequenz schrittweise erhöhen, dann werden wir neue Erfahrungen anziehen, welche der höheren Energieebene entsprechen. Als konkrete Anleitung finden Sie nachfolgend ein Kurzprogramm in zehn Schritten für den Weg zur Selbstverwirklichung.

Manchmal müssen wir auf diesem Weg alte Grenzen überschreiten, um in einen neuen Raum zu gelangen. Das ist im Großen wie im Kleinen so, bei wichtigen Lebensentscheidungen wie in einer einzelnen Yoga-Übung, sei es mehr körperlich oder mehr geistig. Jeden Tag können wir mit Hilfe von Yoga trainieren, durch einen nicht immer einfachen Prozess hindurchzugehen, ihn mit voller Aufmerksamkeit zu begleiten und so einen Zustand zu erfahren, der die Mühe gelohnt hat. Ein alter Yoga-Meister sagte einmal,

• Selbstbeobachtung	Was geht gerade in mir vor?
• Selbstwahrnehmung	Wie fühle ich mich damit?
• Selbstakzeptanz	Kann ich mich so annehmen, wie ich bin?
• Selbstvergebung	Wo fühle ich mich noch schuldig?
• Selbstverantwortung	Sind andere Schuld daran, wie es mir geht?
• Selbstüberwindung	Kann ich mich dazu aufraffen, etwas zu ändern?
• Selbstdisziplin	Wie kann ich meinen Zustand positiv verändern?
• Selbstläuterung	Ich entwickle mich Schritt für Schritt weiter.
• Selbstverwirklichung	Ich erreiche mein seelisches Potenzial.
• Selbstbefreiung	Ich freue mich am Geschenk meines Lebens.

dass jede Stunde Yoga-Praxis hundertmal soviel wert sei wie das Lesen von Büchern darüber. In diesem Sinne wünsche ich Ihnen viel Erfolg und Freude beim eigenen Üben.

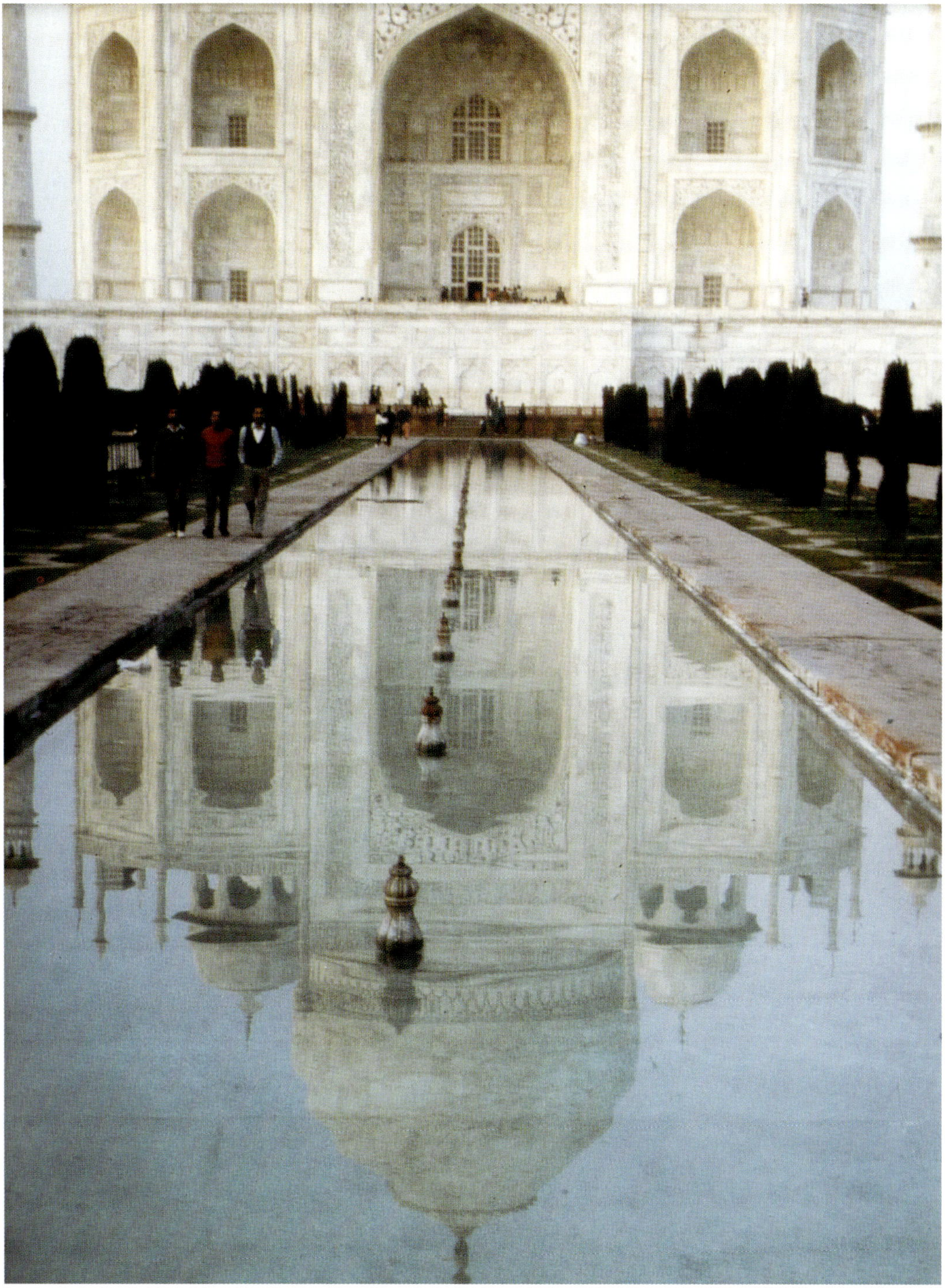

Taj Mahal in Agra - Symbol für äußere und innere Harmonie

Nachwort

Ich habe Sie in diesem Buch auf eine Reise zu verschiedenen Stationen und Aspekten des Yoga mitgenommen, ähnlich wie ich sie seit fast 30 Jahren selbst unternommen habe. Worin liegt nun die Essenz des Yoga? Für mich ist sie nicht in erster Linie in Entspannung und körperlicher Fitness zu finden und ebensowenig in einer zur Abkehr von der Welt in meditativer Versenkung. Vielmehr sehe ich die Essenz des Yoga in der Verbindung mit der inneren Quelle – das was die einen als Seele oder als Höheres Selbst bezeichnen und die anderen als Gott oder kosmisches Bewusstsein. Diese Verbindung ist in unserer heutigen, von materiellen Werten geprägten Welt des Westens zunehmend verloren gegangen. Viele Jahrhunderte lang sind die Menschen immer wieder durch Kirchen, weltliche Herrscher und deren Bürokratien entmündigt worden. In der modernen Zeit gibt es zahlreiche Möglichkeiten, um dem Leben durch außengerichtete Aktivitäten scheinbar einen Sinn zu geben. Die wirkliche Quelle des Seins liegt jedoch im Inneren – dies ist die verbindende Botschaft aller Religionen. Daher ist es das tiefere Bedürfnis vieler Menschen, wieder eine spirituelle Orientierung zu finden, ohne sich dafür erneut in Abhängigkeit von anderen Menschen oder machtvollen Institutionen zu begeben.

Um den Weg zu dieser inneren Quelle zu finden, gilt es still zu werden und nach innen zu lauschen. Alle großen Künstler waren mit ihr in Verbindung. Sie kann sich zuweilen äußern in Form von Musik, von Farben und Formen, von Bildern und Ideen oder von körperlichen Empfindungen und subtilen Gefühlen. Es sind nicht die groben, sondern eher die feineren Wahrnehmungen, die in der Stille hervortreten. Oft sind es innerlich gehörte Worte, die sich allmählich zu klaren Botschaften formen, so wie ich es selbst seit über 12 Jahren erlebe. Diese inneren Kommentare zu meinem Leben entstammen nicht dem rational denkenden Verstand, sondern kommen aus einer anderen Dimension. Zum Abschluss dieses Buches möchte ich Sie an einigen Textpassagen teilhaben lassen, die ich während meiner letzten Reise nach Asien notiert habe. Sie mögen Ihnen eine erweiterte Perspektive für Ihr Leben und Ihren Weg mit Yoga bieten.

»Sieh alles als eine große Chance zu deiner Erleuchtung, als Chance, zu innerem Frieden zu gelangen. Innerer Frieden ist unabhängig von den äußeren Bedingungen – du kannst ihn überall finden. Du musst nach innen lauschen, in die Stille hinein – jenseits des Raumes, der Dimension, in der sich die Gedanken austoben und die Emotionen. Du spürst die Wut, den Ärger, die Unzufriedenheit, die Unruhe in dir –

und du gehst einen Schritt weiter. Du spürst die Stelle im Körper, wo sie sich befinden – und du gehst noch einen Schritt weiter. Du gehst in die Tiefe der Zellen mit all ihren Erfahrungen und entspannst dich dort. Du zündest ein Licht an in allen Zellen – viele Lichter. Und du schaffst es, die Lichter zu beobachten und ihr Bild zu halten. Du wirst eins mit dem Bild und erkennst, dass es ein Teil von deiner Realität ist. Es ist egal, ob du etwas Inneres beobachtest oder etwas Äußeres. Bleibe zu 100 % bei der Beobachtung oder zu 90 % und spüre deinen Atem mit den restlichen 10 %. Und du wirst einen tieferen Raum finden. Er befindet sich irgendwo zwischen Wachsein und Schlaf und ist sehr angenehm. Er lädt dich ein zum Verweilen. Nutze die vielen Chancen, die das Leben dir bietet. Übe dich darin jetzt, wo du Zeit dafür hast. Übe es, eine neue Gewohnheit zu erschaffen und zu festigen.« (Januar 2004)

»Sei ganz du selbst. Du hast schon alles, was du suchst. Darum höre auf mit der Suche. Erkenne, dass du etwas sehr Wertvolles gefunden hast. Aber vergiss es nicht wieder. Dieses Wertvolle ist eine bestimmte Qualität – eine innere Qualität, die sich in einem äußeren Zustand, einer bestimmten Umgebung spiegelt. Du brauchst diese Umgebung nicht zu wechseln, aber du kannst sie wechseln. Du brauchst keine schöneren Orte mehr zu suchen, aber du kannst deine Qualität an andere Orte mitnehmen, um sie dort zu trainieren. Vielleicht förderliche, vielleicht auch schwierigere Orte. Das macht nichts. Erkenne, dass du diese Qualität immer haben kannst. Und habe keine Angst vor einem Rückfall. Das wird noch eine ganze Weile so hin und hergehen, aber vergiss nicht diese Qualität und erkenne die Faktoren rechtzeitig, die dich dazu bringen, aus dem gewünschten Zustand herauszufallen.

Ein Dauerzustand ist nicht immer gleich, auch er unterliegt Schwankungen. Aber deren Mittellinie verkörpert einen Zustand von Harmonie, von Zufriedenheit, von einer grundlegenden Lebensfreude. Keine Überschwänglichkeit, sondern eher ein stiller Zustand, ein Gefühl, bei dir zu sein und gesund zu sein, körperlich, emotional und geistig. Du darfst ruhig Emotionen in dir spüren, du darfst ruhig auch mal emotional handeln – besser als zu kontrolliert. Aber sei echt, sei du selbst und erkenne, wie du bist. Verringere die Lücke zwischen deinem Sein und deinem gewünschten Selbst. Jeden Tag ein bisschen. Sei jede Stunde, jede Minute bewusst, immer bewusster. Erkenne dich selbst in den Menschen, denen du begegnest, in den Orten, zu denen du gelangst. Halte inne und fühle den Moment. Fühle die Intensität deiner Sinneswahrnehmungen, die Kraft deiner Gedanken, die Freude deines Körpers. Suche das Schöne in jedem Augenblick.

Transformiere dein Bewusstsein und damit die Welt, die du wahrnimmst. Habe Geduld mit anderen. Sei du selbst, aber verlange nicht, dass sie so sein sollen, wie du es dir wünschst. Pflege deine Neugier auf die Welt wie die eines Kindes, aber schaue zugleich nach innen mit dem Bewusstsein eines erwachten Meisters. Bring Licht in die dunklen Ecken deines inneren Erlebens. Lass sich auflösen, was dich belastet hat. Hilf anderen und dir wird Hilfe zuteil werden. Lebe im Licht, indem du es erschaffst, dort wo du bist. Gib die Leichtigkeit, die du dir wünschst, an andere weiter, so dass sie zu dir zurückkommt. Vertraue auf den Resonanzeffekt von allem, was du denkst, sagst und tust. Und so wird es sein – von Augenblick zu Augenblick.« (Februar 2004)

Ich verneige mich in Dankbarkeit vor der Weisheit der inneren Quelle. »Das Göttliche in mir sieht und ehrt das Göttliche in dir« – dies ist die tiefere Bedeutung von *Namaste*. So beende ich meine Yoga-Stunden, und in diesem Sinne verabschiede ich mich auch von Ihnen, werte Leserin, werter Leser.

NAMASTE – SATNAM

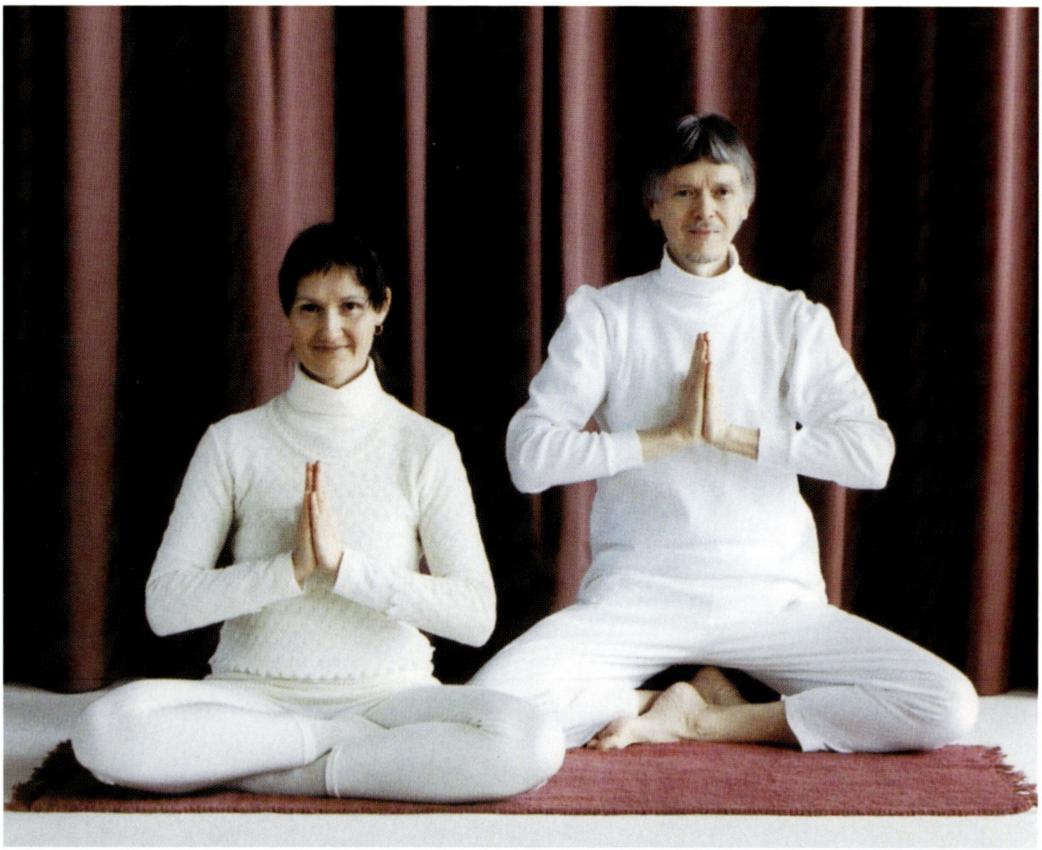

Namaste – Satnam

Anhang

1. Nützliche Adressen

Berufsverband der Yogalehrenden in Deutschland e.V. (BDY), Jüdenstr. 37, 37073 Göttingen, Tel. 0551 / 4883808, www.yoga.de

Berufsverband der Yogalehrenden in Österreich (BYO), Rathausstr. 6, A-1010 Wien, Tel. +43 (0)1 / 5053695, www.yoga.at

Europäisches College für Yoga und Therapie (ECYT) bei Weg der Mitte e.V., Kloster Gerode, 37345 Gerode, Tel. 036072 / 820-0, www.ecyt.de

Himalaya Institut e.V., Neue Straße 5, 22926 Ahrensburg, Tel. 04102 / 32835, www.himalaya-institut.de

Internationales Sivananda Yoga Seminarhaus, Am Birlachweg 40a, A-6370 Reith bei Kitzbühel, Tel. +43 (0) 5356 / 67404, www.sivananda.org/tyrol

Iyengar Yoga-Institut Rhein-Ahr e.V., Oberstr. 8, 53474 Bad Neuenahr, Tel. 02641 / 37182 und 78116, www.iyengar-yoga.org

Kundalini Yoga 3H-Organisation Deutschland e.V., Breitenfelder Str. 8, 20251 Hamburg, Tel. 040 / 479099, www.3ho.de

Mahindra-Institut, Forsthausstr. 6, 63633 Birstein, Tel. 06054 / 9131-0, www.mahindra-institut.de, Niederlassungen in Wien und Zürich

Satnam-Versand, Marie-Curie-Str. 6, 64823 Gross-Umstadt, Tel. 06078 / 789060, www.satnam.de

Satyananda Yoga Zentrum e.V., Kunibertskloster 7, 50668 Köln, Tel. 0221 / 1397750, www.satyananda-yoga.de

Schweizerische Yogagesellschaft (SYG), Aarbergergasse 21, CH-3011 Bern, Tel. +41 (0) 31 / 3110717, www.yoga.ch

Sivananda Yoga Vedanta Zentrum, Steinheilstr. 1, 80333 München, Tel. 089 / 524476, www.sivananda.org/munich

Skandinavische Yoga- und Meditationsschule, Sextrostr. 3, 30169 Hannover, Tel. 0511 / 8039941, www.yogaimzentrum.de, Kurszentrum in Schweden

Yoga-Verlag GmbH, Oberwies 46, 87439 Kempten/Mariaberg, Tel. 08370 / 9217863, www.yoga-aktuell.de (Zeitschrift Yoga Aktuell) und Tel. 08370 / 929819, www.yogishop24.de (Yoga-Versand)

Yoga Vidya e.V., Gut Hoffnungstal, 57641 Oberlahr, Tel. 02685 / 8002-0, www.yoga-vidya.de

Bei dieser Auswahl habe ich verschiedene Richtungen des Yoga und unterschiedliche Regionen berücksichtigt. Yoga-Angebote in Ihrer Nähe finden Sie in den lokalen VHS-Programmen, in Yoga-Zeitschriften oder über das Internet. Wenn Sie Fragen zu diesem Buch haben, können Sie sich gern an den Verfasser wenden:

Dr. Thomas Methfessel
Lilienstr. 8, 35043 Marburg
Tel. 06421 / 992718
E-Mail: tmethfessel@web.de
Internet: www.taichi-qigong-marburg.de

2. Literatur

Anderson, Bob: Stretching. Zürich 1991 (Oesch Verlag)

Aurobindo, Sri: Der integrale Yoga. Hamburg 1957 (Rowohlt Verlag)

Behrendt, Joachim-Ernst: Nada Brahma. Die Welt ist Klang. Reinbek 1985 (Rowohlt Verlag)

Brennan, Barbara Ann: Licht-Arbeit. Das große Handbuch der Heilung mit körpereigenen Energiefeldern. München 1989 (Goldmann Verlag)

Chia, Mantak: Tao Yoga. Praktisches Lehrbuch zur Erweckung der heilenden Urkraft Chi. Interlaken 1985 (Ansata Verlag)

Cornell, Judith: Amma. Das Leben umarmen. München 2004 (Knaur Verlag)

DAO-Sonderheft Yoga, Hamburg 1995 (Kolibri Verlag)

Devi, Indra: Ein neues Leben durch Yoga. München 1969 (Goldmann Verlag)

Dorje, Narayan Chöyin: Das Yoga-Neti Handbuch. Das traditionelle System der Nasenspülung. Aitrang 2004 (Windpferd Verlag)

Eggetsberger, Gerhard: Geheime Lebensenergie. Das PcE-Trainingsprogramm für mehr Lebenskraft und Gesundheit. München 1998 (Knaur Verlag)

Falloon-Goodhew, Peter: Jung bleiben, Reihe »Yoga for Life«, Starnberg 2003 (Dorling Kindersley Verlag)

Feuerabendt, Sigmund und Oscar Hammer: Yogatherapie. Der natürliche Weg zur Gesundheit. München 1987 (Knaur Verlag)

Fleiß, Otto u. a.: Unsere Wirbelsäule. Funktionsprogramm zum Schutz der Wirbelsäule. München 1990 (Ehrenwirth Verlag)

Friedeberger, Julie: Locker auf dem Hocker (engl. Originaltitel: Office Yoga). Bern, München, Wien 1992 (Scherz Verlag)

Harf, Anneliese: Yoga-Praxis. Ein Übungsweg für den Menschen im Westen. Freiburg, Basel, Wien 1986 (Herder Verlag)

Hariharananda, Paramahamsa: Kriya Yoga. Kreuzlingen, München 2004 (Hugendubel Verlag)

Heyn, Birgit: Die sanfte Kunst der indischen Naturheilkunst. Die Wissenschaft vom langen Leben. München 1987 (Goldmann Verlag)

Hirschi, Gertrud: Mudras – Yoga mit dem kleinen Finger. Freiburg 1998 (Bauer Verlag)

Dies.: Neue Mudras. Erfolg, Gesundheit und Lebensfreude durch Fingeryoga. Freiburg 2001 (Bauer Verlag)

Iyengar, B. K. S.: Licht auf Yoga. Yogastellungen und Atemübungen. Weilheim/Obb. 1969 (O.W. Barth Verlag)

Ders.: Licht auf Pranayama. Das grundlegende Lehrbuch der Atemschule des Yoga. Bern, München, Wien 2001 (O.W. Barth Verlag)

Jenny, Esther und Dasappa Keshava: Yoga – ein Grundkurs für Anfänger. München 2000 (Gräfe und Unzer Verlag)

Kelder, Peter: Die Fünf »Tibeter«. Das alte Geheimnis aus den Hochtälern des Himalaya. Wessobrunn 1989 (Integral Verlag)

Khalsa, Shakta Kaur: Yoga für Frauen, Starnberg 2003 (Dorling Kindersley Verlag)

Khalsa, Tarn Taran Kaur: Yoga für werdende Eltern. Vorbereitung auf die sanfte Geburt. München 1991 (Heyne Verlag)

Lad, Vasant: Das Ayurweda Heilbuch. Haldenwang 1986 (Edition Schangrila)

Leboyer, Frédérick: Weg des Lichts. Yoga für Schwangere. München 1980 (Kösel Verlag)

Lütge, Lothar-Rüdiger: Kundalini. Die Erweckung der Lebenskraft. Freiburg 1985 (Bauer Verlag)

Lysebeth, André van: Yoga für Menschen von heute. München 1982, 1990 (Mosaik Verlag)

Maheshvarananda, Swami Paramhans: Yoga mit Kindern. München 1992 (Hugendubel Verlag)

Methfessel, Thomas: Qigong für Anfänger. Zürich 2004 (Oesch Verlag)

Osho: Das Orangene Buch. Die Meditationstechniken. 7. Aufl., Zürich 1994

Ostrander, Sheila und Lynn Schroeder: Fitness für den Kopf mit Superlearning. München 1999 (Goldmann Verlag)

Petersen, Erling: Das Yoga Übungsbuch. München 1987 (Heyne Verlag)

Pflug, Gerhard: Das Yoga-Lehrbuch. Theorie und Praxis nach der ältesten Yoga-Schule der Welt. Darmstadt 2004 (Schirner Verlag)

Rank, Christine: Der kleine Yogi. Kinderleichtes Yoga. Münster 2003 (Menschenkinder Verlag)

Sacharow, Boris: Das große Geheimnis. Die verborgene Seite der Yoga-Übungen. München 1954 (Drei Eichen Verlag)

Seitz, Anand Kaur: Kundalini Yoga. Harmonie für Körper und Seele durch die Chakra-Energien. Reinbek 1999 (Rowohlt Verlag)

Selby, John und Zachary Zelig: Das Erwachen der Kundalini. Anleitung, Übung und Meditation. München 1996 (Heyne Verlag)

Singh, Satya: Das Kundalini Yoga Handbuch für Gesundheit von Körper, Geist und Seele. München 1990 (Heyne Verlag)

Tolle, Eckhart: Jetzt – Die Kraft der Gegenwart. Ein Leitfaden zum spirituellen Erwachen. Bielefeld 2003 (Kamphausen Verlag)

Trökes, Anna: Yoga. Ankommen in Körper, Geist und Atem. Stuttgart 2003 (Klett Verlag, VHS-Kursbuch)

Dies.: Yogameditation. Ein Handbuch. Berlin 2004 (Theseus Verlag)

Vollmar, Klausbernd: Fahrplan durch die Chakren. Ein Übungsbuch zur Aktivierung der Energiezentren. Reinbek 1988 (Rowohlt Verlag)

Waterstone, Richard: Indien. Götter und Kosmos, Karma und Erleuchtung, Meditation und Yoga. Köln 2001

Yogananda, Paramahansa: Autobiographie eines Yogi. 16. Aufl., München 1988 (O.W. Barth Verlag)

Yogi Deenbandhu (Detlef Uhle): Das rororo Yoga-Buch für Anfänger. Reinbek 1984 (Rowohlt Verlag)

Ders.: Das rororo Yoga-Buch für Fortgeschrittene. Reinbek 1985 (Rowohlt Verlag)

Zebroff, Kareen: Yoga – Übungen für jeden Tag. Frankfurt 2000 (Fischer Verlag)

Zeitschrift »Yoga Aktuell«. Kempten-Mariaberg, seit 2000

3. Glossar

Agni – Feuer, Verdauungsfeuer

Ahimsa – ethisches Prinzip der Gewaltlosigkeit, des Nicht-Verletzens, Bestandteil von *Yama*

Ajna – sechstes *Chakra* in der Kopfmitte, oft als »Drittes Auge« bezeichnet

Anahata – viertes *Chakra* auf Höhe des Herzens, zugehörig zum Element Luft

Ananda – Glückseligkeit, oft Bestandteil von spirituellen Namen

Anusara Yoga – modernes Yoga-System aus Amerika, begründet vom Iyengar-Schüler John Friend

Apana – ausscheidende Energie, Gegenstück zu *Prana*

Asana – Körperhaltung, Körperübung, drittes Glied im achtstufigen Pfad

Ashram – Ort einer spirituellen Gemeinschaft, wo gemeinsam gelebt und geübt wird

Ashtanga – achtstufiger Pfad des Yoga

Ashtanga Vinyasa Yoga – System mit dynamischen Übungsfolgen, das auf dem *Hatha-Yoga* basiert

Atman – das individuelle Selbst, die Einzelseele, Gegenpol zu *Brahman*

Avatar – göttliche Inkarnation als Mensch, z. B. *Krishna* oder Babaji

Ayurveda – altindische Wissenschaft vom Leben *(Ayur* = Leben und *Veda* = Wissen)

Bandha – Körperschleuse, Muskelkontraktion zur Steuerung der Lebensenergie, wortverwandt mit: Bindung, gebündelt

Bhagavad Gita – eine der wichtigsten religiösen Schriften des Hinduismus, rund 2300 Jahre alt, Teil des *Mahabharata,* wörtlich: Gesang des Erhabenen

Bhagawan – Gott, Herr, Ehrentitel

Bhajan – spiritueller Gesang, meistens in einer der altindischen Sprachen *Sanskrit* oder *Gurmukhi*

Bhakti Yoga – Yoga-Weg der liebevollen Hingabe

Bikram Yoga – moderne Yoga-Methode aus Amerika, begründet von Bikram Choudhury

Brahma – eine der drei Hauptmanifestationen Gottes im Hinduismus (neben *Vishnu* und *Shiva),* steht für die erschaffende, schöpferische Energie

Brahman – die göttliche Schöpferkraft als Gesamtheit, Gegenpol zu *Atman*

Brahmane – Angehöriger der Priester-Kaste, entspricht im Körper dem Kopf

Buddhismus – vor 2 500 Jahren von Shakyamuni Gautama, später bekannt als Buddha, in Nord-Indien begründete Religion, die sich später in viele Länder Asiens ausgebreitet hat

Chakra – feinstofflicher Energiewirbel im Körper, oft als Blüte mit einer bestimmten Zahl von Blütenblättern dargestellt, wörtlich: Rad

Chanten – Rezitieren von heiligen Silben

Dantian – Energiezentrum nach der daoistischen Lehre Chinas

Devi – Muttergöttin im Hinduismus, in Nordindien auch *Mata* und in Südindien *Amma* genannt

Dharana – Konzentration, Fokussierung des Geistes, sechstes Glied im achtstufigen Pfad

Dharma – spiritueller Weg, der rechte Lebenspfad, wörtlich: Gesetz, Pflicht

Dhauti – Reinigungsübungen für verschiedene Körperorgane im Yoga

Dhyana – Meditation, Versenkung, siebtes Glied im achtstufigen Pfad

Dhyani Mudra – Geste der Meditation, bei der die Hände wie zwei ineinander liegende Schalen vor dem Bauch gehalten werden

Ganesha Mudra – Geste der elefantenköpfigen Gottheit Ganesha, die alle Schwierigkeiten überwinden hilft, auch als »Bärengriff« bezeichnet

Gunas – die drei Grundeigenschaften der Schöpfung *(Sattva, Rajas* und *Tamas)*

Gurmukhi – alte religiöse Sprache der *Sikhs,* dem *Sanskrit* verwandt

Guru – spiritueller Führer, einer der anderen hilft, zur Erleuchtung zu finden, wörtlich: *Gu* = Dunkelheit, *Ru* = vertreiben

Gyan Mudra – Geste der Weisheit, häufig zur Meditation verwendete Handhaltung, bei der die Spitzen der Daumen und Zeigefinger einen Ring bilden, *Gyan* ist eine andere Schreibweise für *Jnana*

Hakini Mudra – Geste der Konzentration, bei der die zehn Fingerspitzen aufeinander liegen

Hatha Yoga – Yoga der Kraft, körperorientierter Yoga mit *Asanas, Pranayamas, Bandhas* und *Mudras,* wörtlich: Vereinigung *(Yoga)* von Sonnen- *(Ha)* und Mondenergie *(Tha)*

Hatha Yoga Pradipika – Grundlagentext des *Hatha-Yoga,* etwa 600 Jahre alt

Hinduismus – Haupt-Religion in Indien, nach welcher der eine Gott in vielen Manifestationen verehrt wird

Ida – einer der drei wichtigsten *Nadis,* linker Atemkanal, transportiert negativ geladene Mond-Energie

Jainismus – vor 2 500 Jahren von Vardhamana Mahavira begründete Religion, die für ihre strengen asketischen Regeln bekannt ist

Jalandhara Bandha – Nackenschleuse oder Kehlverschluss, reguliert den Energiestrom zum Kopf

Japa – häufiges Wiederholen eines *Mantras*

Jing – Essenz oder Samenkraft, gehört zu den drei Schätzen im *Qigong*

Jnana Yoga – Yoga des Wissens, der geistigen Erkenntnis, oft mit Hilfe eines erleuchteten Meisters

Kalesvara Mudra – Geste zur Beruhigung der Gedanken, von Buddha an seine Schüler weitergegeben

Kapalabhati – schnelle rhythmische Atmung, auch als Feueratem bezeichnet, zählt zu den Reinigungsübungen im Yoga, wörtlich: *Kapala* = Schädel, *Bhati* = Leuchten

Kapha – einer der drei Grundtypen nach dem *Ayurveda,* steht für die Elemente Erde und Wasser

Karma – Gesetz von Ursache und Wirkung, Folgen des Handelns in der Vergangenheit

Karma Yoga – Yoga der rechten Handlung, des selbstlosen Tuns

Kirtan – gemeinsames Singen und Tanzen zur Ehre des Göttlichen

Kirtan Kriya – Übung mit einer Abfolge von *Mudras* und *Mantras* aus dem *Kundalini-Yoga*

Koan – scheinbar paradoxer Satz zum Nachdenken, aus dem japanischen Zen-Buddhismus stammender Begriff

Koshas – unterschiedlich dichte Körperschichten, vom physischen Körper bis zum kausalen Körper hin, wörtlich: Hüllen

Krishna – Inkarnation von *Vishnu,* Hauptheld in der Hindu-Mythologie, wird in Indien vielerorts als wichtigste Gottheit verehrt, wörtlich: schwarz, dunkelblau

Kriya – Abfolge von Yoga-Übungen oder meditative Technik, wörtlich: Handlung der Seele

Kriya Yoga – traditionelle, mehr geistige Richtung des Yoga, im Westen vor allem bekannt geworden durch das Wirken von Yogananda

Ksepana Mudra – Geste des Loslassens, bei der die Hände gefaltet sind und die Zeigefinger gestreckt bleiben

Kshatriya – Kaste der Krieger und Herrscher, entspricht im Körper den Händen

Kubera Mudra – Geste der Wunscherfüllung, bei der die Spitzen von Daumen, Zeige-

und Mittelfinger gegeneinander drücken, *Kubera* = Gottheit des Reichtums

Kumbhaka – Technik des Atemanhaltens

Kundalini – latente Lebensenergie im Menschen, die vor ihrer Erweckung zusammengerollt wie eine Schlange am Steißbein ruht, wörtlich: Locke, Spirale

Kundalini Yoga – Yoga zur Erweckung der Energien der *Chakren*

Laya Yoga – Yoga der tiefen Versenkung, wörtlich: *Laya* = Auflösung

Luna Yoga – moderne europäische Yoga-Richtung, speziell für Frauen

Mahabharata – umfangreiches hinduistisches Götterepos, das die *Bhagavad Gita* enthält

Mahatma – Ehrentitel, wörtlich: große Seele

Mandala – Meditationsbild, oft mit einem komplexen symbolischen Muster, wörtlich: Kreis

Manipura – drittes *Chakra,* nahe am Nabel gelegen, zugehörig zum Element Feuer

Mantra – heilige Silben, die zur Meditation gesungen oder gesprochen werden, wörtlich: *Man* = denken, *Tra* = Instrument

Mata – Ehrentitel, heilige Mutter

Maya – Illusion, Verblendung, Täuschung, Bezeichnung für die materielle Scheinwelt

Moksha – Befreiung, Erlösung von *Maya*

Mudra – symbolische Geste oder Handhaltung, die in der Meditation benutzt wird, kann auch Körperhaltungen bezeichnen

Mula Bandha – Wurzelschleuse, Yoga-Technik mit einer Kontraktion am Beckenboden, um den Verlust von innerer Energie zu vermeiden und sie zum Aufsteigen zu bringen

Muladhara – erstes *Chakra,* am Beckenboden gelegen, zugehörig zum Element Erde

Nada Yoga – Yoga von Klang und Ton

Nadi – feinstofflicher Energiekanal im Körper, die drei wichtigsten sind *Ida, Pingala* und *Sushumna*

Namaste – traditioneller indischer Gruß mit zusammengelegten Händen vor der Brustmitte, wird oft zum Beginn und Abschluss einer Yoga-Stunde verwendet

Neti – Nasenspülung mit warmem Salzwasser (0,9%ige Lösung)

Niyama – innere und äußere Reinigung, innere Disziplin, zweites Glied im achtstufigen Pfad

Om (Aum) – Ur-Klang des Universums, Wurzel-*Mantra,* heiligstes Wort in den *Veden,* wortverwandt mit: lat. Omnis = Alles

Panchakarma – ayurvedische Kur der äußeren und inneren Reinigung

Pingala – einer der drei wichtigsten *Nadis,* rechter Atemkanal, transportiert positiv geladene Sonnen-Energie

Pitta – einer der drei Grundtypen nach dem *Ayurveda,* steht für das Element Feuer

Prakriti – Materie im Universum, weibliches Prinzip, Natur und körperlicher Aspekt als Gegenpol zu *Purusha*

Prana – feinstoffliche Lebensenergie, die wir über Atem, Nahrung und Licht aus der Umgebung in uns aufnehmen, Gegenstück zu *Apana*

Pranayama – bewusste Atemlenkung, viertes Glied im achtstufigen Pfad

Pratyahara – Zurückziehen der Sinne, fünftes Glied im achtstufigen Pfad

Purusha – reines und beobachtendes Bewusstsein, männliches Prinzip, geistig-seelischer Aspekt als Gegenpol zu *Prakriti*

Qi – Lebensenergie, auch Gas, Dampf, Luft oder Atem, gehört zu den drei Schätzen im *Qigong*

Qigong – körperliche und geistige Übungen für die Lebensenergie *Qi* aus der alten chinesischen Tradition

Raja – König, Herrscher

Raja Yoga – wörtlich: königlicher Weg, geistige Richtung des Yoga, später auch als Bezeichnung für das achtstufige Yoga-System des Patanjali benutzt

Rajas – Grundprinzip der Energie, der Kraft und Unruhe, gehört zu den drei *Gunas*

Rigveda – älteste Textsammlung der *Veden*, ca. 3 200 Jahre alt

Rishi – Prophet, weiser Seher, die *Rishis* des Altertums gelten als Verfasser der *Veden*

Sadhana – regelmäßige spirituelle Übungsdisziplin

Sadhu – Asket, bewusst der Welt entsagender Mensch

Sahaja Yoga – von der Inderin Shri Mataji Nirmala Devi begründete Yoga-Richtung der spontanen Erleuchtung

Sahasrara – siebtes *Chakra*, tausendblättriger Lotus, oben am Scheitel gelegen

Samadhi – Erleuchtung, Befreiung, Verwirklichung, achtes Glied im achtstufigen Pfad

Samsara – Kreislauf der Wiedergeburten in der Lehre des *Hinduismus* und *Buddhismus*

Sanskrit – altindische Sprache mit 50 Buchstaben, in der die klassischen Yoga-Texte abgefasst sind, gehört zur indogermanischen Sprachfamilie, wörtlich: vollkommen

Sat Nam – Haupt-*Mantra* in der *Sikh*-Tradition des *Kundalini-Yoga*, wörtlich: wahre Identität

Sattva – Grundprinzip des Lichts, der Klarheit und Ausgeglichenheit, gehört zu den drei *Gunas*

Satya – Wahrheit, Echtheit, die im *Satya Yuga*, dem »goldenen Zeitalter«, zur bestimmenden Kraft wird, gehört zu *Yama*

Satyagraha – yogisches Prinzip der Wahrhaftigkeit, durch Mahatma Gandhi bekannt geworden

Savasana – Tiefenentspannung im Liegen, wörtlich: Totenstellung

Shakti – weiblicher Gegenpol zu *Shiva*, manifestiert sich in der Schöpfung und wird oft mit *Kundalini* und der Körperenergie in Verbindung gebracht

Shen – Geist, Bewusstsein oder Seele, gehört zu den drei Schätzen im *Qigong*

Shiva – eine der drei Hauptmanifestationen Gottes im Hinduismus (neben *Brahma* und *Vishnu)*, steht für die zerstörerische und verwandelnde Energie, männlicher Gegenpol zu *Shakti* und Repräsentant des Bewusstseins

Shri – respektvoller Titel und Anrede

Shudra – Kaste der Arbeiter und Diener, entspricht im Körper den Füßen

Sikhismus - vor 500 Jahren von Guru Nanak in Nord-Indien begründete Reform-Religion, die Hindus und Muslims miteinander versöhnen wollte, wörtlich: *Sikh* = Suchender

Sitali Pranayama – kühlender Atem, der mit gewölbter Zunge praktiziert wird, eignet sich gut bei Fieber, Aufregung und hohem Blutdruck

Sufismus – mystische Richtung des Islam mit wichtigen Repräsentanten aus Indien

Surat Shabd Yoga – neuere meditative Richtung des Yoga mit der Konzentration auf Licht und Ton, wörtlich: *Surat* = Aufmerksamkeit, *Shabd* = Wort

Surya Mudra – symbolische Geste für Vitalität, bei der sich die Spitzen der Daumen und Ringfinger berühren

Surya Namaskar – Gruß an die Sonne, bekannte Bewegungsübung aus dem *Hatha-Yoga*, wörtlich: *Surya* = Sonne, *Namaskar* = Begrüßung

Sushumna – zentraler Energiekanal im Rückenmark, der die sieben *Chakren* zwischen Steißbein und Scheitel miteinander verbindet und die *Kundalini* aufsteigen lässt

Svadhyaya – ethisches Prinzip der inneren Achtsamkeit, gehört zu *Niyama*, wörtlich: die Seele suchen

Svadhisthana – zweites *Chakra*, im Bereich des Kreuzbeins gelegen, zugehörig zum Element Wasser

Swami – Ehrentitel für Mönche und spirituelle Lehrer

Tamas – Grundprinzip der Schwere, der Trägheit, gehört zu den drei *Gunas*

Tantrismus – religiöse Strömung in Indien, entstanden zwischen dem 5. und 8. Jh. u. Z., bezieht sich auf die polaren Energien von Mann und Frau *(Shiva* und *Shakti),* wörtlich: *Tantra* = Gewebe

Tapas – bewusste Anstrengung beim Üben von Yoga, Durchhaltekraft und Begeisterung, gehört zu *Niyama,* wörtlich: Hitze

Theosophische Gesellschaft – Organisation, deren Ziel das Studium der östlichen Weltanschauung und die Einheit von Naturwissenschaft und Religion war, 1875 in New York gegründet

Trataka – Konzentrationsübung, bei der mit den Augen auf ein Bild oder Objekt geschaut wird, ohne dabei zu blinzeln

Tri Doshas – die drei Kräfte, die nach der Lehre des Ayurveda alle biologischen Abläufe regeln *(Vata, Pitta, Kapha),* wörtlich: *Tri* = drei, *Doshas* = Bioenergien

Tri Yoga – moderne Yoga-Richtung aus Amerika, basiert auf dem *Hatha-Yoga*

Uddiyana Bandha – Zwerchfell-Schleuse, bei der das Zwerchfell hochgezogen wird, um Körperenergie vom Bauch in den Brustraum zu bringen

Upanishaden – Kommentare zu den *Veden,* auch als *Vedanta* bezeichnet, enthalten die Essenz aus den vedischen Schriften, ab 700 v. u. Z. aufgezeichnet

Vairagya – ethisches Prinzip des Nicht-Verhaftet-Seins, der Nicht-Identifikation mit den Dingen in der Außenwelt

Vaishiya – Kaste der Händler, entspricht im Körper den Beinen

Vata – einer der drei Grundtypen nach dem *Ayurveda,* steht für die Elemente Luft und Äther

Vedanta – Zusammenfassung der vedischen Lehren (vgl. *Upanishaden)*

Vedas – oder *Veden,* älteste Schriften des Hinduismus, bestehend aus vier umfangreichen Sammlungen von heiligen Gesängen und Kommentaren dazu für die Opferrituale der *Brahmanen*-Priester, etwa zwischen 1200 und 800 v. u. Z. entstanden, wörtlich: Wissen

Vidya – Wissen, im Gegensatz zu *Avidya* = Unwissenheit

Vini Yoga – Richtung des *Hatha-Yoga* nach Sri Krishnamacharya

Vipassana – Meditation aus der buddhistischen Schule, bei der die Aufmerksamkeit auf den Atem gerichtet wird, wörtlich: höhere Einsicht

Vishnu – eine der drei Hauptmanifestationen Gottes im Hinduismus (neben *Brahma* und *Shiva),* steht für die erhaltende Energie, die Evolution

Vishuddha – fünftes *Chakra* auf Höhe der Kehle, zugehörig zum Element Äther

Yama – ethische Gebote, äußere Disziplin, erstes Glied im achtstufigen Pfad

Yang – männliche, himmlische Polarität in der daoistischen Lehre Chinas, ursprünglich: Sonnenseite des Berges

Yin – weibliche, irdische Polarität, Gegenstück zu *Yang,* ursprünglich: Schattenseite des Berges

Yoga – traditionelles Übungssystem aus körperlichen und geistigen Praktiken, wörtlich: Verbindung oder Vereinigung, gemeint von Körper und Seele oder von Mensch und Gott, wortverwandt mit: Joch und Konjunktion

Yoga Mudra – bekannte Asana mit vorgeneigtem Oberkörper und der Stirn am Boden

Yoga Sutras – klassische Yoga-Schrift, die dem Gelehrten Patanjali zugeschrieben wird, etwa um 200 v. u. Z. entstanden, wörtlich: *Sutra* = Leitfaden

Yogi – Mensch, der den Weg des Yoga geht, meist als Bezeichnung für jemanden, der einen sehr fortgeschrittenen Zustand erreicht hat, für Frauen: *Yogini*

Yogiraj – Meister des Yoga

Yuga – Zeitalter innerhalb des Schöpfungszyklus, es gibt vier verschiedene *Yugas,* die sich im Laufe von rund 25000 Jahren wiederholen

4. Namensregister

Alfassa, Mira (1878–1973), genannt »die Mutter«, Mitbegründerin des »Integralen Yoga« und des Sri Aurobindo Ashrams in Pondicherry

Aurobindo Ghose, Sri (1872–1950), Begründer des »Integralen Yoga«

Babaji (19.–20. Jh. u. Z.), legendärer Avatar und Meister des Kriya-Yoga

Bhagwan Shree Rajneesh, genannt Osho (1931–1990), spiritueller Meister mit Ashram in Pune

Choudhuri, Bikram (*1946), Begründer von Bikram-Yoga in den USA

Friend, John, Schüler von Iyengar, Begründer von Anusara-Yoga in den USA

Gandhi, Mahatma (1869–1948), Führer der indischen Unabhängigkeitsbewegung

Goraknath (9.–10. Jh. u. Z.), berühmter Meister des Hatha-Yoga

Guru Nanak (1469–1538), Begründer der Sikh-Gemeinschaft

Iyengar, B. K. S. (*1922), Lehrer des Hatha-Yoga mit Schule in Pune, Schüler von Krishnamacharya

Krishnamacharya, Sri (1888–1989), Meister des Hatha-Yoga mit Schule in Mysore, Lehrer von Iyengar und Pattabhi Jois

Krishnamurti, Jiddu (1895–1986), bedeutender spiritueller Lehrer

Maharishi Mahesh Yogi (*1917), machte die »Transzendentale Meditation« im Westen bekannt

Mata Amritanandamayi, genannt Amma (*1953), Meisterin des Bhakti-Yoga

Mataji Nirmala Devi, Shri (*1923), Begründerin von Sahaja-Yoga, Schülerin von Mahatma Gandhi

Matsyendranath (9. Jh. u. Z.), Meister von Gorakhnath

Nehru, Jawaharlal (1889–1964), erster indischer Ministerpräsident

Patanjali (ca. 2. Jh. v. u. Z.), vermutlicher Autor der Yoga-Sutras

Pattabhi Jois (*1915), Lehrer des Hatha-Yoga in Mysore, Schüler von Krishnamacharya

Ramakrishna (1834–1886), indischer Heiliger aus Bengalen

Ramana Maharshi (1879–1950), Meister des Jnana-Yoga in Tamil Nadu

Ray, Kali, Begründerin von Tri-Yoga in den USA

Sacharow, Boris (1899–1959), Gründer der ersten deutschen Yoga-Schule in Berlin, Schüler von Sivananda

Sant Kirpal Singh (†1974), brachte Surat-Shabd-Yoga in den Westen

Sant Rajinder Singh (*1946), Lehrer des Surat-Shabd-Yoga

Satya Sai Baba (*1926), spiritueller Meister mit Ashram bei Bangalore

Satyananda Saraswati, Swami (*1923), Begründer der Bihar Yoga-University, Schüler von Sivananda

Schultz, Johannes Heinrich (1884–1970), Begründer des »Autogenen Trainings«

Shakyamuni Gautama, genannt Buddha (6.–5. Jh. v. u. Z.), Begründer der Buddhismus

Sivananda, Swami (1887–1963), Lehrer des Hatha-Yoga mit Ashram in Rishikesh, Schüler von Ramakrishna und Gründer der »Divine Life Society«

Vardhamana Mahavira (6.–5. Jh. v. u. Z.), Begründer des Jainismus

Vivekananda, Swami (1863–1902), Schüler von Ramakrishna und Gründer der »Ramakrishna-Mission«

Yogananda, Paramahamsa (1893–1952), Meister des Kriya-Yoga nach Babaji, Gründer der »Self-Realization Fellowship«

Yogendra, Shri (1897–1987), indischer Yogi mit Yoga-Insitut bei Bombay

Yogi Bhajan (1929–2004), Meister des Kundalini-Yoga und religiöses Oberhaupt der Sikhs im Westen

5. Musik-Tipps

Da ich oft nach passender Yoga-Musik gefragt werde, führe ich hier einige meiner Lieblings-CD's auf, die ich teilweise in meinem Yoga-Unterricht verwende.

- Aeoliah: »Angel Music« (instrumentale Entspannungsmusik)
- Deva Premal: »Embrace« und »Love is Space« (Mantras)
- Hariprasad Chaurasia: »Flying« (indische Flöten-Musik)
- Khalsa Jetta: »Akhan Jor« und »Jio Bhavai« (Kundalini-Yoga-Mantras)
- Lex van Someren: »Aum Mantras«
- Martin Buntrock: »Meer« (instrumentale Musik mit Naturgeräuschen)
- Mata Mandir Singh: »Sadhana for the Aquarian Age« (Kundalini-Yoga-Mantras)
- Nirinjan Kaur: »Musical Affirmations« (Kundalini-Yoga-Mantras)
- »Sacred Sounds« 1 & 2 (Kundalini-Yoga-Mantras)
- Sai Baba: »Embodiment of love« 1 & 2 (Mantras)
- Shantiprem: »Klangfelder von Orten der Kraft – Die Elemente« (instrumentale Musik mit Naturgeräuschen)
- »White Tantra Yoga« 1 & 2 (Kundalini-Yoga-Mantras)

Beim Satnam-Versand (siehe Anhang 1) bekommen Sie eine große Zahl von schönen Musik-Produktionen aus dem Kundalini-Yoga. Da der Musik-Geschmack individuell recht unterschiedlich sein kann, finden Sie bitte selbst die Musik, die Ihnen am meisten zusagt.